EINSICHTEN UND WEITBLICKE

WOLF
DIETER
STORL

EINSICHTEN UND WEITBLICKE

Das Wolf-Dieter-Storl-Lesebuch

at VERLAG

INHALTSVERZEICHNIS

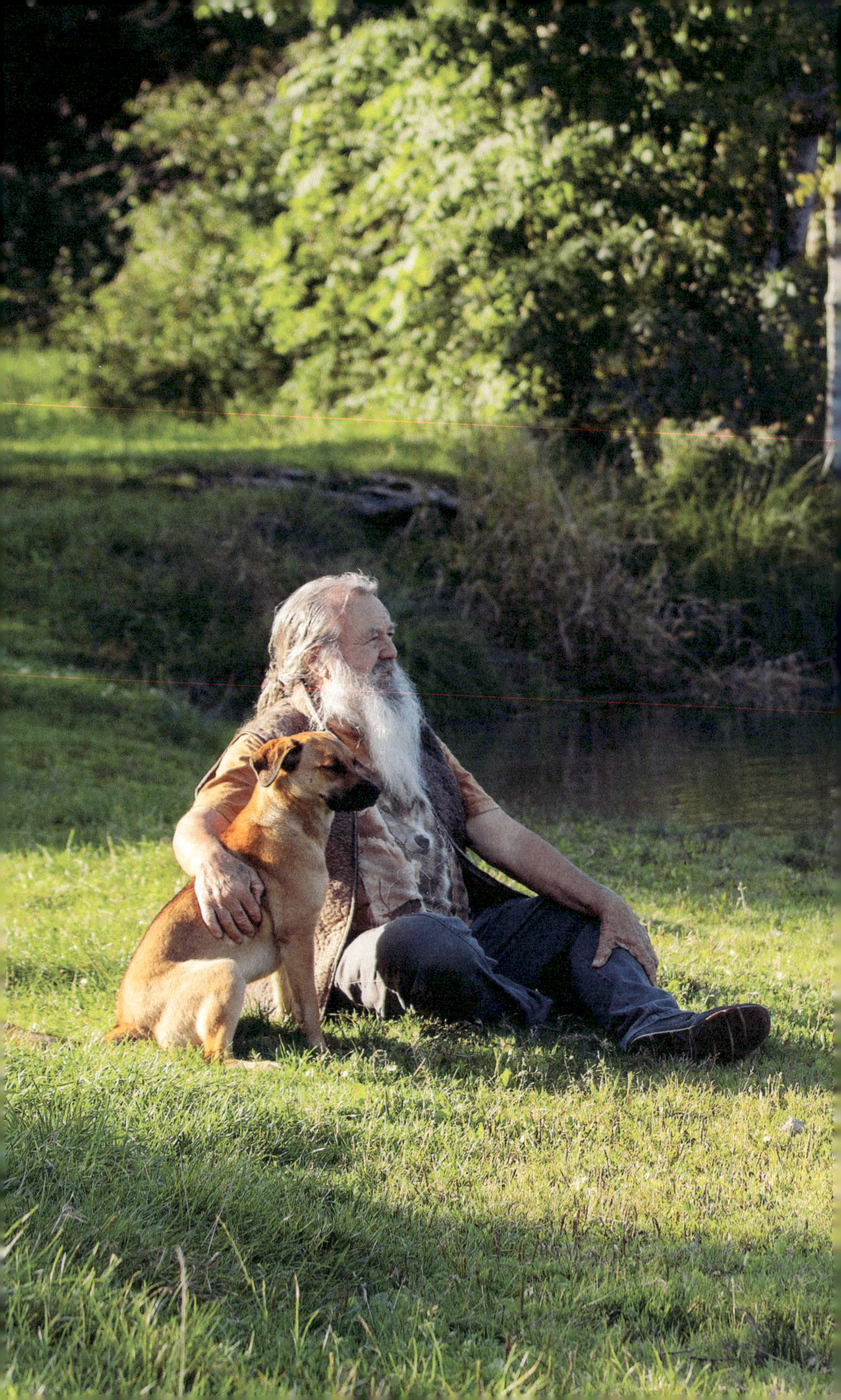

EINFÜHRUNG

Wer den Himmel im Wasser sieht,
sieht die Fische auf den Bäumen.

Chinesisches Sprichwort

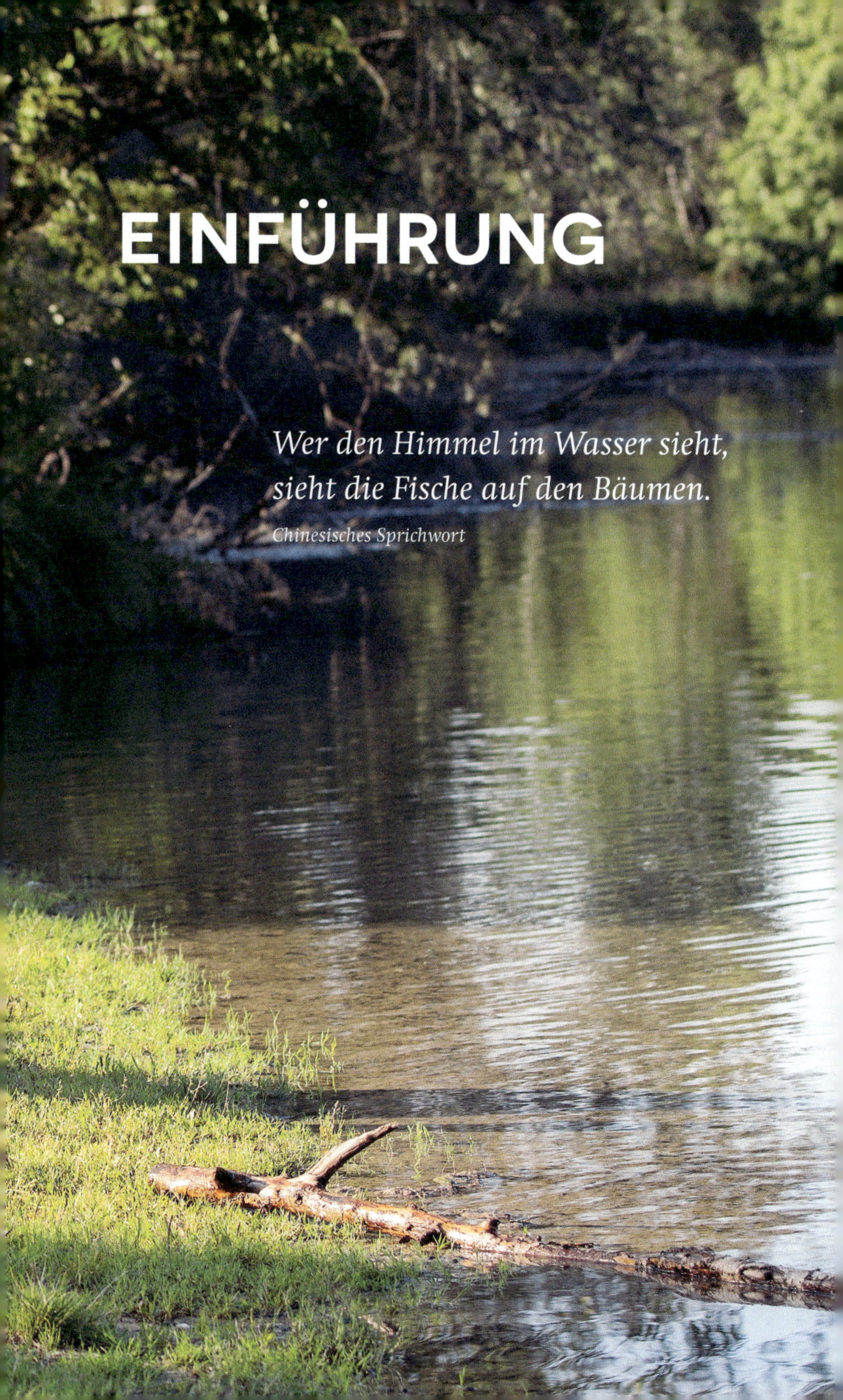

WIE GOLDENE FISCHE ZIEHEN DIE GEDANKEN IM STROM DES BEWUSSTSEINS

Beim Gärtnern, egal ob beim Pflanzen, Säen, Hacken oder Jäten, kommt man leicht in einen meditativen Zustand. Besonders wenn es sich um einen großen Garten handelt, wie den biologisch-dynamischen Garten von Aigues Vertes an der Rhone südlich von Genf, wo ich einst fünf Jahre verbrachte. Auf zwei Hektar versorgten wir eine Gemeinschaft von rund hundertfünfzig Leuten das ganze Jahr über mit Gemüse und Obst aller Art.

Wenn man stundenlang mit der Pendelhacke die wachstumsfreudigen Begleitkräuter zwischen den Reihen hackt, dann geschehen manchmal merkwürdige Dinge mit dem Bewusstsein. Es ist dann, als ob man wie ein Angler am Ufer eines Flusses sitzt und die Gedanken wie Fische vor dem geistigen Auge vorbeischwimmen sieht. Normalerweise sind die Menschen unmittelbar mit ihren Gedanken verstrickt, sodass sie glauben, dass sie ihnen gehören oder dass sie sie selber hervorbringen. Beim Nachsinnen aber wird man gewahr, dass die Gedanken zu einem kommen; es ist, wie man einst sagte, »es dünkt mich«. So betrachtet man die Gedankengebilde, wie sie spontan auftauchen, vorbeischwimmen und dann wieder verschwinden. Das rhythmische Hacken gleicht dem beständigen Schlagen einer Schamanentrommel; jeder Schlag trägt die Seele einen Schritt weiter über das alltägliche Bewusstsein hinaus. Die Rosetten der Wildkräuter, die man heraushackt, gleichen in ihrer geometrischen Form oft einem Mandala und wirken zentrierend auf den Geist. Auch der Duft, der dabei der Erde entströmt, wirkt auf die Seelenverfassung des Gärtners ein.

Die Gedanken – tiefschürfende und oberflächliche, bunte und blasse, freundliche und unfreundliche, erschreckende und beruhigende – flitzen wie Fischlein vorbei. Meistens lässt man sie ziehen und engagiert sich nicht. Manchmal aber sind es goldene Gedanken; diese zieht man aus dem Strom heraus, hält sie fest und betrachtet oder bewundert sie, ehe man sie wieder freilässt. Einige aber landen sozusagen in der »Bratpfanne« und werden Teil eines Artikels oder eines Buches.

In diesem Buch wollen wir einige der »Fische«, die ich im Laufe der Zeit aus dem Fluss des Bewusstseinsstroms geangelt habe, näher anschauen. Auf Papier festgehalten und fixiert, will ich diese Eindrücke und Eingebungen hier zum Besten geben. Einige der kleinen Geschichten, Reisebeschreibungen und jahreszeitlichen Eindrücke sind in meinem Internet-Newsletter oder anderswo erschienen. Es sind sozusagen geräucherte, filetierte, gebratene, eingesäuerte, getrocknete oder gepökelte Gedankenfische, ein *Smörgåsbord* für die hungrigen Seelen unserer Zeitgenossen.

Eine wissenschaftliche Basis

Was ich da eben geschrieben habe, mag esoterisch klingen. Auch wenn ich mich gerne auf Streifzüge am Rande Midgards begebe oder anders gesagt, an die Grenzen der alltäglichen Wirklichkeit, käme es mir nie in den Sinn, die naturwissenschaftliche Erkenntnismethode zu verwerfen. Es gibt keine bessere Art und Weise, die Gesetze der materiellen Natur zu erkunden, als durch genaue Beobachtung und das Ziehen logischer Schlussfolgerungen. Das Ergebnis dieser Methode darf jedoch niemals endgültiges Dogma sein, sondern sollte immer wieder überprüft und eventuell widerlegt werden können – ein Vorgang, den der Philosoph Karl Popper als die Möglichkeit der *Falsifikation* (Widerlegung) bezeichnete. Auch sollte eine wissenschaftliche Erkenntnis nicht auf Konsens (Übereinstimmung) beruhen. Denn, wie es im tschechischen Sprichwort heißt: »Hundert Dummköpfe sind nicht klüger als einer.« In der echten Wissenschaft kann – wie es Einstein formulierte – eine neue Erkenntnis den Konsensus der Dogmatiker zunichtemachen.

Mir persönlich ist die wissenschaftliche Methode nicht fremd. Primatologie, hominide Evolution, Anatomie, physikalische Anthropologie, auch einige Semester Organische Chemie und Geologie gehörten mit zu meinem Grund- und Aufbaustudium. Als Universitätsdozent für physikalische und kulturelle Anthropologie war ich immer der empirischen Methode verpflichtet, lernte jedoch durch sogenannte »teilnehmende Beobachtung« *(participant observation)* bei meinen Feldforschungen unter nicht-westlichen, indigenen Völkern, dass es auch andere Wege der Erkenntnis gibt, die nicht zu verachten sind und die wahre Einsichten vermitteln: Es gibt eben – wie es Shakespeare in *Hamlet* so treffend sagt – »mehr Ding' im Himmel und auf Erden, als eure Schulweisheit sich träumt«.

Das Problem, das den Esoterikern häufig ein Bein stellt, ist, dass sie die genaue Empirie und schlüssige Logik überspringen und unmittelbar ins Metaphysische gelangen wollen. Sie gleichen somit Bäumen ohne Wurzeln. Ihre Metaphysik besteht dann vor allem aus Fantasien,

Wunschdenken, Übertragungen (Projektionen) und ist oft vom Ego getrieben, das sich mit Schlauheit und Raffinesse zu behaupten versucht. Auch auf diesen Fall trifft ein weiteres Zitat aus Shakespeares *Hamlet* zu: »Im Schwachen wirkt die Einbildung am stärksten.«

Bilder, die die Welt uns schenkt

Nicht allein die Natur – die Vegetation, die Tierwelt, der jahreszeitliche Rhythmus der Wiesen und Wälder –, wie sie sich den Sinnen offenbart, interessiert mich. Ebenso interessant ist es zu sehen, wie die verschiedenen menschlichen Kulturen in ihrer natürlichen Umwelt eingebettet sind, wie sie ihre Welt sehen und erleben.

Dazu gehören auch die Aspekte, die über unsere fünf Sinne hinausgehen und die wir lediglich mit unserem »inneren Auge«, im »Spiegel der Seele«, wahrnehmen. Es sind, wie die Kelten sagten, Erscheinungen der sogenannten Zwischenwelt. Sie tun sich an der Schnittstelle zwischen unserer Seele und den nicht-materiellen inneren Dimensionen der Natur kund. Als wahre Imaginationen werden sie von Dichtern, Sehern und Schamanen, aber auch von einfachen Menschen wie Hirten, Handwerkern oder Bauern am ehesten wahrgenommen und in die vorhandenen Gestaltungsmuster der tradierten Kultur eingepasst. Überall, in jeder Kultur, zeigen Pflanzengeister, lichtverbundene *Devas,* Naturgeister, Elfen, Zwerge und Götter ihr Gesicht. Sie tun das jeweils auf andere Art und Weise.

Die Moderne hat Schwierigkeiten, das zu verstehen. Psychologen und Philosophen fragen sich, worauf sich Imaginationen beziehen. Sind das nur, wie etwa Yuval Harari behauptet, Produkte der menschlichen Fantasie, die es in Wirklichkeit nicht gibt? Sind es »kulturelle Konstruktionen«, die erfunden, weitererzählt und geglaubt werden, um die Menschen zu unterhalten oder gar, um sie gefügig zu machen? Sind es mentale Projektionen auf eine an sich seelenlose Welt, eine, die durch Zufall entstanden ist und die vor allem aus Materie und Energie besteht?

Oder haben wir es mit echten Wahrnehmungen zu tun? Wahrnehmungen von Wesenheiten, die sich nicht auf wissenschaftliche analytische Daten reduzieren lassen, aber dennoch Teil des Seins sind, und die die Natur und unsere Welt beseelen, beeinflussen und tragen? Wesenheiten, die sich gelegentlich in der Tiefenmeditation, im Traum, in der Vision oder in der Ekstase offenbaren und die wir unserem Verstand zugänglich machen, indem wir ihnen eine kulturspezifische Gestalt geben?

Das sind fundamentale Fragen. Sie sind schicksalsträchtig und führen uns hinein in den Bereich der Religionen, Mythen und Weltbilder. Im gegenwärtigen, postfaktischen Zeitalter, in dem überlieferte Weltbilder zusammenbrechen und vieles durcheinandergewirbelt wird und die Menschen ihre Bodenhaftung und ihren Naturbezug verlieren, ist es wichtig, sich damit auseinanderzusetzen. Wir leben in einer Zeit, in der »alternative Fakten« miteinander konkurrieren und in der sich Grenzen auflösen: Erbgutlinien werden durch genetische Manipulation überwunden, Körperorgane werden hemmungslos transplantiert[1], Genderrollen relativiert, und traditionelle Kulturen werden von einer globalisierten Wirtschaft, einer Unterhaltungsindustrie und auch durch Massenmigration aufgelöst.

Was mir bei meinen kulturanthropologischen Forschungen die Naturvölker – die Indianer, Inder, mongolische Hirten und die himalayischen Bergvölker wie auch traditionelle Bauern im Alpenraum – erzählt haben, hat mir manche Tür geöffnet. Die Beschäftigung mit unseren Ahnen, den alteuropäischen Waldvölkern, den Bauern und mit den Pflanzen selbst hat mir Dinge gezeigt, die man nicht einfach nach-googeln kann. Diese und andere Themen werden in diesem Buch angesprochen – mit vielen Geschichten, persönlichen Erfahrungen und einer Fülle an Hintergrundinformationen. Es sind kleine silberne, goldene oder regenbogenfarbige Gedankenfischlein, die wir aus dem nimmer endenden Bewusstseinsstrom herausfischen wollen.

---

1 Siehe Storl, W.-D.: *Das Herz und seine heilenden Pflanzen*, Aarau und München: AT Verlag, 2009, Neuauflage 2020

BIOGRAFISCHES

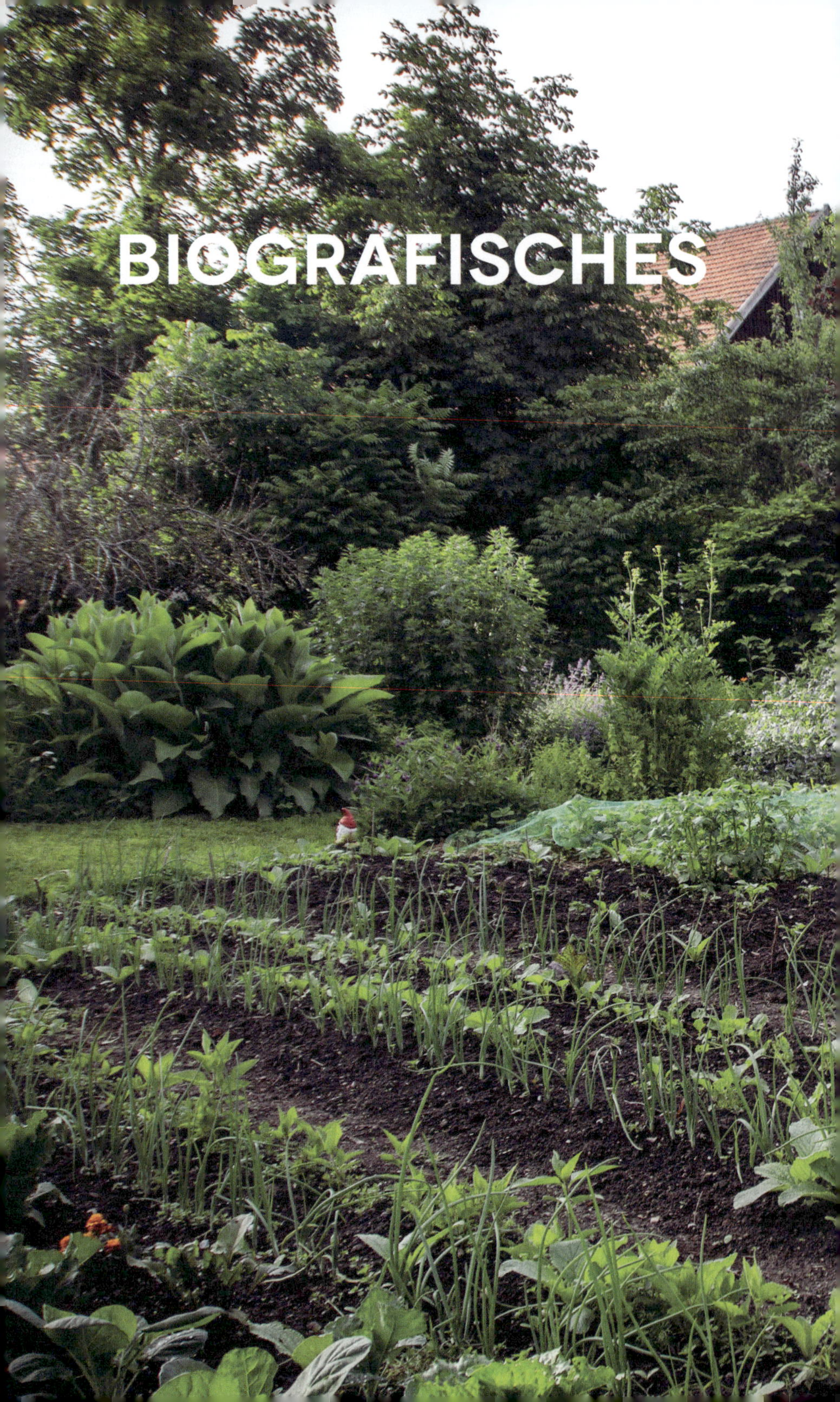

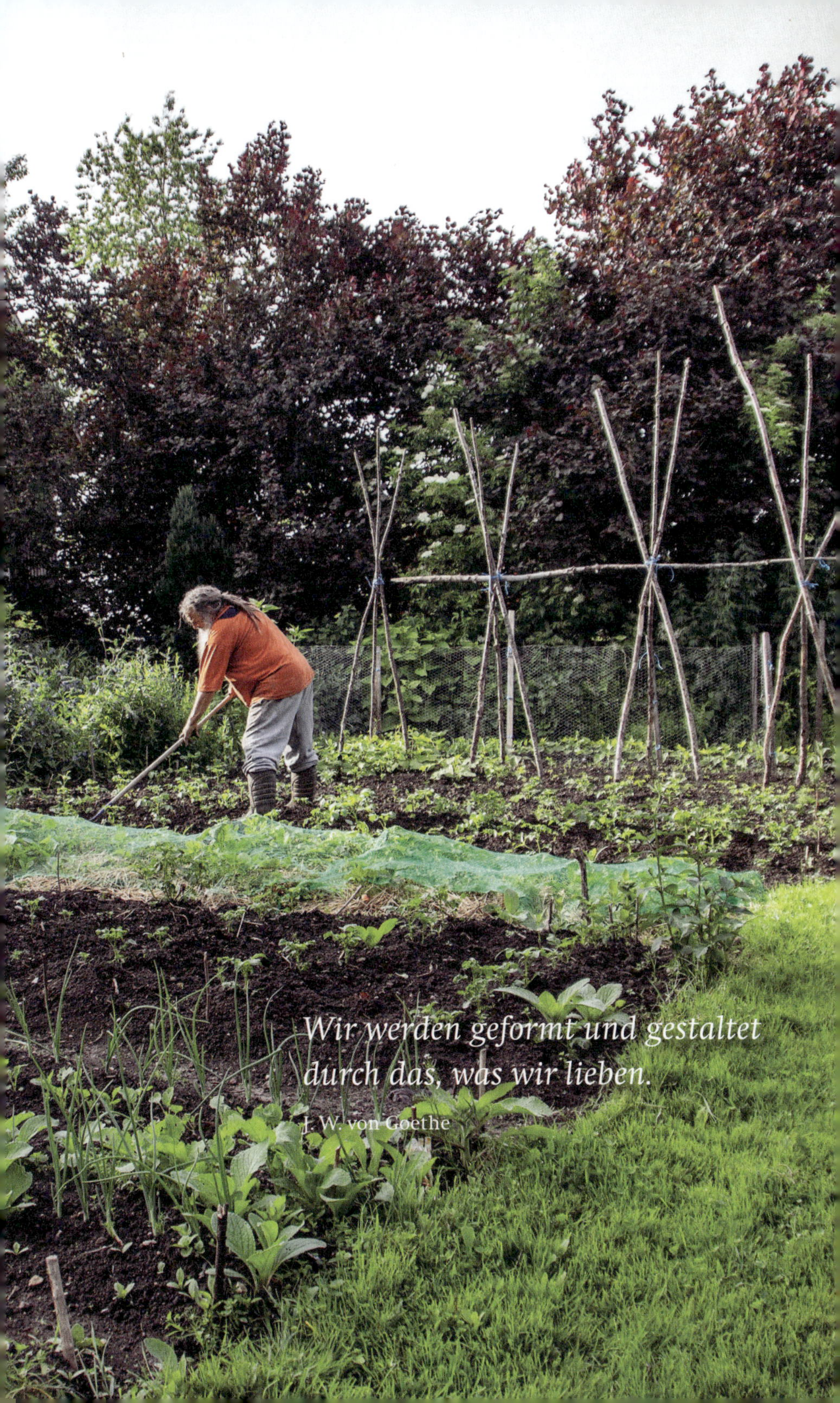

Wir werden geformt und gestaltet durch das, was wir lieben.

J. W. von Goethe

LEBENSERNTE[2]

Der Sturm hat einige alte Fichten umgehauen. Das ist Holz für den Herd. Da muss man sägen, spalten und aufstapeln. Rund drei Jahre lang muss es gelagert werden, damit es gut trocknet, ehe es die Stube wärmen und den Herd einheizen kann. Der Garten muss umgegraben, der Kompost umgesetzt und die Saaten gepflegt werden. Alles gute, harte Arbeit, die in der hellen Jahreszeit den Körper kräftigt, die Seele mit wahren Bildern nährt und schließlich Erdäpfel und Gemüse auf den Teller bringt.

Wer diese Arbeitsgänge schon oft gemacht hat, weiß, dass man nicht viel darüber nachdenken muss. Es fließt einfach, in einem natürlichen Rhythmus. Der Kopf kann sich dabei ausruhen, leer werden. Man kann sagen, es ist Meditation. Das arme Hirn hat es auch nötig, denn im Winter beim Schreiben läuft es auf Hochtouren, voller Gedanken und Formulierungen, die einen bis in den Schlaf hinein verfolgen und die Nerven anspannen.

Nun aber merke ich mit dem Überschreiten des siebten Lebensjahrzehnts, dass die körperliche Arbeit schwerer fällt. Hier und da zwickt und zwackt es, die Knochen meutern, die Zähne beißen nicht mehr die harte Brotkruste. Mögen amerikanische Wissenschaftler von der Ausschaltung eines sogenannten Altersgens träumen, die Ärzte eine Anti-Aging-Diät verschreiben oder Wissenschaftsgläubige gar ihre Hoffnung auf die Kryokonservierung des Leichnams in flüssigem Stickstoff bei minus 196 Grad Celsius setzen, um von einer zukünftigen Wissenschaft zu neuem Leben erweckt zu werden – für mich ist das alles Wahnsinn. Unser Leben verläuft wie die Jahreszeiten der Natur. Herbst und Winter lassen sich ebenso wenig aufhalten wie das Erstarken der Sonne im Frühling. Geburt und Tod sind ein natürliches Geschehen. Götterkräfte sind da am Werk, unerbittliche, mit denen wir uns in Einklang bringen sollten.

Wie die Kräuter und die Blumen im Feld kommen wir ins Leben hinein, blühen dem Himmel entgegen, versamen im Herbst und verschwinden wieder. Der göttliche Geist, der uns durchweht, sich in uns verkörpert und unser eigentliches Selbst darstellt, ist Zeuge dieses Wer-

---

2 Eva Rosenfelder, Poetin, Autorin und Insidern als begabte Redakteurin des Schweizer Magazins *Spuren* bekannt, hat mich in einem Interview bezüglich meiner Lebensernte befragt (*Spuren*, Nr. 116, Sommer 2015).

dens und Vergehens in dieser Raum-Zeit-Dimension. Es ist seine wilde, ekstatische Fahrt auf der Achterbahn des Daseins. Unser Leben ist das Abenteuer des Göttlichen in uns, ein Wagnis und Berserkergang mit unvorhersehbarem Ausgang. Es ist der Tanz Shivas, dem Selbst aller Wesen, mit seiner verführerischen, bezaubernden, schrecklichen, betörend schönen, grausamen, lieblichen, sanften, täuschenden Maya.

Es ist der Tanz, der dem Ego Angst macht, vor dem es sich zu schützen sucht, vor dem es Rettung in der Religion oder als angepasster Gutmensch erhofft. Es ist der Tanz, den das Ego durch diese oder jene Ideologie auszublenden oder von dem es sich durch Alkohol, Sexsucht oder virtuelle Spielwelten abzulenken versucht. Aber, *sorry*, es gibt keine Rettung für das Ego! Und dennoch, ehe man das Ego verflucht oder ins Nirwana verdammt, sollte man wissen, dass auch es dazugehört, dass auch es Teil des Abenteuers ist: Es ist die Plattform, auf welcher der göttliche Tanz im Dasein stattfindet und sich manifestiert. Diese Sicht der Dinge – auch das ist ein Teil der Lebensernte – habe ich übrigens den indischen Sadhus, den wild aussehenden Wandermönchen, zu verdanken.

Die lebendige Erde unter unseren Füßen, die Materie (von lateinisch *mater*, »Mutter«), die uns unseren physischen Körper geliehen hat, bleibt uns treu. Der Himmel, der die Welt und auch unsere Seele mit seinem Licht erleuchtet, die Nacht, die uns Tiefe schenkt und mit den Sternen verbindet, die Pflanzen, die uns nähren, kleiden, behausen, heilen und uns sogar die Luft zum Atmen geben, die Tiere, die verkörperten Seelen, die unsere Gefährten sind und mit unserer Seele reden, damit wir nicht zu einsam werden, die Steine, die uns die Stille lehren – sie alle sind uns treu. Sie geben uns wahre Inspiration, sie reden mit unserem Wesen. Daher ehren wir sie, achten sie und lieben sie alle. Das habe ich von den Cheyenne-Indianern gelernt; auch das ist Teil der Lebensernte.

Viele Lehrer – nicht nur Menschen, sondern auch Tiere und Geistwesen – kamen des Weges und bereicherten mich. Sie alle aufzulisten, würde ein ganzes Buch füllen. Unter ihnen die Grundschullehrerin, Fräulein Caesar, die uns Kinder immer mit in die Natur nahm und uns zeigte, was vor unseren Augen liegt, damit wir es wirklich sehen. Auch der alte Hufschmied, unser Nachbar in Ohio, der mich in die Geheimnisse des Gärtnerns einweihte; die Bauern im Emmental, die mir das Melken von Hand, das Pflügen mit Rossen und vor allem das *Dürrehebe* (Durchhalten) beibrachten; die Indianer in Montana und der Bergbauer

Arthur Hermes aus dem Waadtland, die mir die Natur als Erscheinung des göttlichen Mysteriums nahebrachten – sie alle haben mich bereichert.

Vor allem aber war mein Großvater mein Guru. Als ich noch in der Schweiz lebte, besuchte ich ihn jedes Jahr in der DDR, wo er wie ein Einsiedler in der Garderobe der vom Staat enteigneten Villa hauste, dort wo einst die Herrschaften ihre Mäntel, Spazierstöcke und Regenschirme ablegten. Der Raum war so klein, dass er ihn gut mit einem Elektrostrahler heizen konnte. Das ganze Jahr verbrachte er mehr oder weniger in Meditation, und dann, bei meinem Besuch, philosophierten wir.

»Alles Schwindel, was in den Zeitungen und Geschichtsbüchern steht«, sagte er. Er musste es wissen, er hatte Kaiserzeit, Kriege, Hitlerdiktatur und den sogenannten Arbeiter-und-Bauern-Staat durchgemacht. Ich dachte, das sei seine Lebensbilanz. Aber ich irrte. Im folgenden Jahr fragte er mich, ob ich wisse, wie alles entstanden sei, die Welt, die Natur, der Mensch. Da erklärte ich ihm die neuste wissenschaftliche Sicht der Dinge. Er schmauchte seine Pfeife und winkte ab: »Das sind lediglich Theorien, Einbildungen, alles *imaginaire*!«[3]

Ich versuchte es mit der christlichen Version der Schöpfung und mit der anthroposophischen Geisteswissenschaft.

Er schüttelte den Kopf: »Auch das ist erdacht, erdichtet, *imaginaire*!«

Nun kam ich mit der buddhistischen Sicht der Dinge. Er hörte gespannt zu und sann nach. »Ja«, sagte er schließlich, »da ist was dran, aber letzten Endes ist auch das Einbildung, auch das ist *imaginaire*. Was wissen wir wirklich? Das Leben ist ein Rätsel; unser Dasein besteht aus Rätsel über Rätsel.«

Gut, das war also seine Lebensbilanz, dachte ich. Als ich ihn im darauffolgenden Jahr besuchte, wurde mir klar, dass es noch nicht die endgültige Bilanz gewesen war.

»Das Leben und unser Dasein besteht aus Wunder über Wunder«, erklärte er mit leuchtenden Augen.

»Egal, ob du reich bist oder arm, gesellschaftlich angesehen oder unbedeutend – das alles hat keine Bedeutung, klammere dich nicht an solche Dinge; auch das ist lediglich *imaginaire*.« Das gab er mir als Rat mit. Ich habe mich daran gehalten.

---

3 Aus einer Zeit kommend, in der französische Ausdrucksweisen als kultiviert galten, benutzte mein 1887 geborener Großvater gern solche Fremdworte.

Ich fragte ihn noch, wie ihm nach sechsundneunzig langen Jahren auf Erden das Leben vorkam.

»Wie ein Windhauch! Im Nu verfliegt unser Dasein«, gab er zur Antwort. Irgendwie begriff ich, dass man in diesem kurzen Dasein wahrhaftig und rechtschaffen leben sollte, um – wie die Inder sagen – nicht ein schlechtes Karma in die Ewigkeit mitzuschleppen.

Es sollte der letzte Besuch gewesen sein. Die Behörden entdeckten den allein lebenden Alten und steckten ihn in ein Altersheim. Da entschied er ganz bewusst, die Welt zu verlassen; er hörte auf zu essen und zu trinken, und nach wenigen Tagen war er tot. Sein Leben war bis zum Schluss selbstbestimmt.

WIE DIE GRÜNEN KRÄUTER UNS DEN WEG IN DIE GESELLSCHAFT EBNETEN

Wenn kurz vor Wintereinbruch der Garten abgeerntet ist und die Beete mit altem Stroh oder vergammeltem Heu zugedeckt sind, die Gemüse getrocknet oder im kühlen, feuchten Wurzelkeller untergebracht sind, das Holz gesägt und trocken verstaut ist, dann ist es für mich Zeit zum Schreiben. So war es damals, und so ist es noch heute.

Heute sitze ich beim Schreiben am PC. Damals, vor inzwischen mehr als dreißig Jahren, musste ich mich zuerst auf den langen Weg durch den Wald in die Stadt machen, um mir einen Vorrat an Farbbandspulen und Schreibmaschinenpapier zu holen. Mit einer kleinen Reiseschreibmaschine, einer »Hermes Baby«, die ich aus der Schweiz mitgebracht hatte, hämmerte ich die Buchstaben auf das Papier. Das Zimmer zum Schreiben konnte nicht beheizt werden. In der dunklen Jahreshälfte war es darin meistens so kalt, dass man den eigenen Atem sehen konnte. Also zog ich den langen Filzmantel an, den ich aus dem tibetanischen Ladakh mitgebracht hatte, und kochte mir einen Pott heißen Tee. Zusätzlich erhitzte ich auf dem Kochherd in der Küche eine Pfanne voller faustgroßer Steine und stellte mir den heiß abstrahlenden Behälter unter den weiten Filzmantel. Die aufsteigende angenehme Wärme hielt lange an. Wenn die Steine wieder kalt geworden waren und der Tee längst ausgetrunken, ging es mir wie den Insekten im Spätherbst: Die Finger wurden steif und ihre Bewegungen langsamer. Zeit, sich zu strecken, die Steine wieder aufzuheizen und frischen heißen Tee zu brauen.

Das Buch, an dem ich arbeitete, hatte mit der Ethnobotanik jener Blütenpflanzen zu tun, die der Arzt Edward Bach zur Herstellung seiner Blütenessenzen verwendet hatte. Wie kommt man auf ein solches Thema? Nun, kurz nachdem wir nach Deutschland[4] gekommen waren, lud mich eine esoterische Seminarorganisation ein, im Schwarzwald ein Kräuterseminar zu veranstalten. Ich wusste nicht, was auf mich zukommt, da ich Seminare nur von der Universität her kannte. Dort liest jemand ein Themenpapier vor, worauf heftig diskutiert und gestritten wird, um anschließend mit dem Professor und den Assistenten in eine verrauchte Studentenkneipe zu gehen und das Ganze kräftig zu begießen. Dieses »Seminar« war anders. Ich wurde gebeten, auf einem erhöhten, mit Pfauenfedern geschmückten Bhagwan-Thron Platz zu nehmen; ein riesiger tibetanischer Gong kündete den Beginn an. Das war mir zu bunt, da ging ich lieber gleich mit der Gruppe hinaus ins Grüne, um mit ihnen in die Pflanzenwelt einzutauchen.

Eine Frau war dabei, die sich mir als Mechthild Scheffer vorstellte. Ich hatte keine Ahnung, wer sie war, wusste nicht, dass sie eine international bekannte Fachautorität für die Therapie mit Blütenessenzen war. Sie fragte mich, ob ich die Bach-Blütenessenzen kenne? Sie sei sozusagen zuständig für diese Heilmittel im deutschsprachigen Raum und würde gerne mehr über die Botanik und ethnobotanische Anwendung dieser Pflanzen wissen. Ob wir nicht diesbezüglich zusammenarbeiten könnten?

Nun ja, ich hatte von den Blütenessenzen gehört. Da wird eine Blüte in eine Schale mit Wasser gelegt und dann in die Sonne gestellt. Auf diese Weise soll die »Information« von der Blüte auf das Wasser übertragen werden. Das Blütenwasser wird dann homöopathisch verdünnt und tropfenweise vom Patienten eingenommen, um seelische Disharmonien, die zu körperlichen Krankheiten führen können, wieder ins Lot zu bringen. Ehrlich gesagt, ich hielt nicht viel davon, ich war schließlich als Naturwissenschaftler geschult worden, und das kam mir wie esoterische Spinnerei vor. Das sagte ich Mechthild aber nicht, sondern sagte zu. Ich nahm es als einen Fingerzeig der geistigen Führung, denn mir war noch nicht klar, was meine Aufgabe in Europa sein sollte.

---

4 Nachdem ich als Elfjähriger mit meinen Eltern nach Amerika ausgewandert war, kehrte ich nun über Indien nach Deutschland zurück, wo ich seither nicht mehr gelebt hatte.

Ohne weiteren Kontakt mit Mechthild Scheffer aufzunehmen, machte ich mich in diesem ersten Winter an die Arbeit. Eine Bibliothek stand mir nicht zur Verfügung, also zog ich vieles aus den Tiefen des Gedächtnisses und aus der Meditation. Wenn ich genaue Daten brauchte, nahm ich den mühsamen Weg den Berg hinunter auf mich und fuhr mit einem alten Drahtesel in die Stadtbücherei. Das war aufwendig und kostete Zeit. Hätte ich ein Auto gehabt, wäre es leichter gewesen, aber das hatten wir nicht.

Auf den Schreibtisch hatte ich mir ein Foto von Edward Bach gestellt, und ich hatte das Gefühl, als ob der verstorbene Arzt mir irgendwie Inspirationen zukommen ließ, als ob er sagte: »Beschreibe die Pflanzen in der Reihenfolge, in der ich sie gefunden habe, und du wirst den tieferen Sinn erfahren.« So war es auch. Es war, als ob Edward Bach seinen Lebens- und Initiationsweg in Form eines Blütenpfades beschrieben hätte. In den Sommermonaten suchte und fand ich die meisten der Blumen, die dieser ungewöhnliche Arzt für seine Elixiere verwendete. Ich vertiefte mich in die schönen Pflanzen, betrachtete sie sorgfältig und meditierte mit ihnen.

Nach anderthalb Jahren war das Manuskript »Die Seelenpflanzen des Edward Bach« fertig. Ich schickte es Mechthild Scheffer. Sie rief an und sagte, sie sei von dem Werk begeistert, und wir sollten es unbedingt in einem großen Verlag unterbringen. Dann fügte sie etwas verlegen hinzu: »Ich muss gestehen, Wolf, ich habe gar nicht damit gerechnet; ich hatte gedacht, du seist so ein abgehalfterter Junkie.« Das konnte ich gut verstehen, denn ich hatte damals, als wir einander begegneten, gerade eine schwere Gelbsucht hinter mir und war recht dünn und ausgemergelt, hatte lange Haare und, was die Kleidung betraf, nun ja, die war nicht gerade von modischer Eleganz.

Mechthild arrangierte ein Treffen in München mit dem Verlagsleiter eines der größten Verlage Deutschlands. Das stellte für mich ein Problem dar: Ich konnte mir kaum die Fahrkarte für den Zug in die bayrische Hauptstadt leisten. Mein Gegenvorschlag war, dass wir uns genauso gut in unserem Haus auf dem Berg treffen könnten. Das wurde vom Verleger wie auch von Mechthild gerne angenommen. Es bot ihr die Gelegenheit, einmal aus dem Büro herauszukommen und einen Ausflug zu machen.

Im Wohnzimmer stand eine lange Tafel, die der Fürst, der Besitzer des Hofes, da abgestellt hatte, und entlang der Wand befand sich eine

Holzbank. Sitzmöglichkeiten waren also vorhanden. Blieb die Frage: Was sollten wir dem Besuch zu essen und zu trinken anbieten? Sie kamen ja über Mittag. Wir hatten kein richtiges Geschirr und Besteck, nur bunt zusammengewürfelte Teller vom Flohmarkt oder solche, die uns jemand geschenkt hatte. Auch Fleisch konnten wir uns nicht leisten. Wir borgten etwas Geld, um eine einfache Geschirrgarnitur zu kaufen. Dann überlegten wir, was wir kochen könnten. Ich hatte meine Bedenken, denn dieser Besuch war sicherlich feinste Küche gewohnt.

Es war gerade Frühling, draußen wuchsen saftige Wildkräuter. An dem Morgen sammelte meine Frau das frische Grünzeug. Als Appetitanreger kochte sie eine Bärlauchsuppe. Dazu gab es Wildkräutersalat aus zartem Giersch, Löwenzahn, Wasserkresse, Schafgarbenblättchen, Vogelmiere, Wegerich und allem, was man sonst zu der Jahreszeit so findet. Gänseblümchen, blaue Gundermannblüten und einige gelbe Himmelsschlüsselblüten garnierten den Salat. Als Hauptspeise folgten Brennnesselspinat mit Ei und Kartoffelpuffer. Dazu gab es einen würzigen Kräutertee. Die Gäste, der Verlagsleiter und seine Sekretärin sowie Mechthild, langten kräftig zu. An ihren Gesichtern konnte man ablesen, dass es ihnen außerordentlich gut schmeckte. Es bestand kein Zweifel, sie würden das Buch veröffentlichen und die mächtige Werbemaschinerie, die einem großen Verlag zur Verfügung steht, in Gang setzen. Sie löffelten das Buch förmlich in sich hinein.

Das Buch wurde dann auch zu einem Erfolg. Mechthild übernahm die Aufgabe, es mit hervorragendem Bildmaterial zu illustrieren. Als anerkannte Bestsellerautorin stellte sie ihren Namen als Ko-Autorin zur Verfügung, denn wenn es nur unter meinem, damals völlig unbekannten Namen erschienen wäre, wäre es bestimmt ein Flop geworden. Ich bin Mechthild für diese Chance, die sie mir gegeben hatte, sehr dankbar. Das Buch war für mich der Eintritt in den Club der Schriftsteller. Durch Mechthilds Anregung kam ich auch dem Wesen der Blüten näher; ich konnte erkennen, wie sich die Pflanzenseele am deutlichsten in der Blüte manifestiert und warum Blumen unsere menschliche Seele berühren und heilen können. Selbstverständlich bin ich auch den frischen grünen Frühlingskräutern dankbar, denn sie haben mir damals die Tür zu einem neuen Lebensabschnitt geöffnet.

ZAUBERFETISCH: SCHAFGARBENKRAUT IN EINER HIRSCHBLASE

Genau betrachtet, verändert jeder unserer Gedanken, jedes Wort und jede Tat unser Leben. Diese Veränderungen mögen minimal sein, aber so wird die eingeschlagene Richtung unseres Lebensschiffes auf der Reise über das Meer des Daseins auf Kurs gehalten und immer wieder von Neuem korrigiert. Manchmal jedoch kommt ein einschneidendes Erlebnis, das diesen Kurs völlig verändert und dem Leben eine ganz neue Richtung gibt. Es kann ein dramatischer Schicksalsschlag sein, der Blitz plötzlicher Einsicht, ein *Satori*, eine Offenbarung göttlicher Mächte (*Darshan*) oder auch eine stille Intuition. Letzteres widerfuhr dem großen Anthropologen Claude Lévi-Strauss (1908–2009). Als er in der Vorkriegszeit als Rekrut gelangweilt seinen Dienst an der Maginot-Linie schob, erweckte eine Pusteblume seine Aufmerksamkeit. Als er sich in das wunderschöne kristalline Gebilde des verblühten Löwenzahns vertiefte, erkannte er: Die Darwinisten liegen falsch; so etwas kann unmöglich durch blinden Zufall entstanden sein. Eine derart komplizierte harmonische Gliederung muss Ausdruck einer tief liegenden strukturellen Gesetzmäßigkeit sein, die der Natur und – wie er später folgerte – auch der menschlichen Kultur von Anfang an innewohnt. Diese Erkenntnis war der Anfang des »Strukturalismus«, der Schule der strukturellen Anthropologie, der er sein langes Leben widmete.

Mir ging es ähnlich, auch bei mir war es eine Pflanze, die Schafgarbe, die meinen Lebenslauf radikal veränderte. Genau genommen war es nicht das Kraut an sich, das mich in seinen Bann schlug, sondern eine mit Schafgarbe ausgestopfte Hirschblase, die am Dach eines Gartenhauses hing. Wie ich auf sie kam und welche Veränderung sie in meinem Leben bewirkte, will ich hier erzählen.

Es war in der zweiten Hälfte der sechziger Jahre. Ich hatte eine feste Anstellung als Soziologie- und Anthropologiedozent an der Kent State University in Ohio. Der Campus glich derzeit einem Karneval. Hippies und Blumenkinder lagerten auf dem Rasen, rauchten »Dope« und zupften ihre Gitarren. Hare Krishnas chanteten das Krishna-Mantra, Mädchen mit Blumen, mit langen offenen Haaren und in fließende bunte Gewänder gehüllt, tanzten, junge Träumer träumten von der »Blumenkraft« (*flower power*) und einem Zeitalter des Wassermanns voller Liebe und Frieden. Ich selber gehörte zu einer neuen Generation von

Dozenten, die sich lautstark für Toleranz und Öffnung gegenüber anderen Kulturen einsetzte und sich gegen Rassenvorurteile, Kolonialismus, soziale Ungerechtigkeiten und selbstverständlich gegen den Krieg in Vietnam engagierte. Ein Revolutionär war ich nicht; ich glaubte, dem Zeitgeist huldigend, an *Love and Peace,* an die wissenschaftliche Vernunft und die natürliche Güte des Menschen, glaubte, dass das Fahrzeug des *American Way of Life* lediglich eine Inspektion und etwas Wartung benötigte. Dann würde der amerikanische Traum auch für Minderheiten und Unterprivilegierte funktionieren.[5]

Die Vorlesungen, die ich hielt, machten mir Spaß. Den Studenten anscheinend auch, denn es schrieben sich so viele in meine Kurse ein, dass ein normales Unterrichtszimmer nicht ausreichte und ich meine Vorlesungen – es waren eher schamanische Performances – in der Aula abhalten musste. Die Fakultät war froh, mich als Kollegen zu haben, denn auf dem Campus brodelte und gärte es. Wenn wieder mal die Besetzung eines Gebäudes oder eine Studentendemo angekündigt war, schickten sie mich vor. Ich war jung und *hip* und kannte die Anliegen und die Umgangssprache der Studenten, sodass es mir jedes Mal gelang, den wilden Haufen zu beruhigen. Auf eine blutige Revolution hatte ich sowieso keinen Bock. Für mich war die Welt in Ordnung und der monatliche Gehaltsscheck auch.

Für die einfachen Bürger der Stadt jedoch, die sich von dem rapiden gesellschaftlichen Wandel bedroht fühlten, war ich alles andere als in Ordnung. »Was ist er, Soziologe? Wie heißt das, Sozio... was? Sozialist? Ist das nicht so was wie ein Kommunist, jemand wie in der Sowjetunion, der den Leuten ihr Haus und Privateigentum wegnehmen will, das sauer verdiente Geld wegsteuern und es den faulen Schwarzen und anderem Gesindel in den Rachen werfen will. Ja, und an Gott und die Bibel glaubt er auch nicht. Er erzählt den Studenten, dass der Mensch vom Affen abstammt!«

Im Sommer 1968 machte ich mit meiner damaligen Frau Faye eine dreimonatige Reise durch Europa. Besonders Wien hatte es ihr angetan. Wiener Charme, »Küss die Hand, gnädige Frau«, und Sachertorte – das gab es im Mittleren Westen nicht. »Ach, wie schön wäre es, mal in Wien zu leben!«, seufzte sie. Als wir wieder zurück waren, luden uns

5 Näheres dazu in: Storl, W.-D.: *Mein amerikanischer Kulturschock,* München: Kailash Verlag, 2017

die Nachbarn auf eine Tasse Kaffee ein, ganz locker, wie man es in den Staaten eben so macht. Sie waren neugierig, zu erfahren, wie es denn »da drüben«, in Europa, so gewesen sei.

»Wunderbar«, sprudelte es aus Faye heraus, und sie erzählte, wie sehr es ihr gefallen habe. Das war natürlich die falsche Antwort. Sie hätte die schablonenartige Standardantwort geben sollen, dass es schon okay war, aber nichts über die *good old* USA gehe. Das Lächeln erstarrte in den Gesichtern unserer Gastgeber. Wir wurden nie wieder zum informellen Kaffee eingeladen, und kein freundliches Wort wurde mehr gewechselt.

Faye war ein geselliger Mensch. Gern lud sie Studenten ein und ließ sie bei uns übernachten, wenn sie gerade mal ein Dach über dem Kopf oder eine warme Mahlzeit brauchten. Manche lungerten tagelang bei uns herum, hörten sich die neusten Platten an – Steve Miller, Beatles, Doors, Stones, David Peel and the Lower East Side – rauchten, tranken und taten alles, was Studenten damals in den Zeiten des *Flower Power* so taten. Einmal war sogar ein schwarzer Student dabei, was den bigotten Nachbarn nicht entging. Es dauerte nicht lange, da kam das Gerücht auf, dass es sich bei uns um eine kommunistische Zelle handle, deren Aufgabe es sei, die Jugend mit Sex, Drogen und Ideologie zu verführen und ihren Patriotismus und ihre Sittlichkeit zu verderben. Die Lage spitzte sich zu. Schläger schlugen mich krankenhausreif. Eine bewaffnete »Bürgerwehr« (*vigilantees*) formierte sich, um uns auszuräuchern. Sogar Mitglieder der lokalen Polizei gehörten ihr an. Zur Abschreckung luden wir einen Studenten, einen ehemaligen Armee-Leutnant ein, mitsamt seinen halbautomatischen Waffen bei uns zu wohnen. Damit sie die Ausräucherungsaktion erst einmal gründlich überlegten, feuerte er als Erstes, noch ehe er sein Zimmer bezog, ein paar Schüsse in die Luft.

»Wir sollten abhauen«, sagte Faye, »ich kenne diesen Menschenschlag. Die werden dich umbringen!«

Ich war einverstanden. Es war sowieso an der Zeit, einen Doktorhut aufzusetzen, damit ich Anthropologieprofessor werden konnte und nicht dazu verdammt wäre, als Dozent mit nur einem Master-Abschluss für immer und ewig die unteren Semester zu unterrichten. Zudem wäre das *year abroad*, das für eine akademische Karriere so wichtige Auslandsjahr, die nächste wichtige Stufe auf der Karriereleiter. Also meldete ich mich zum Post-Graduate-Studium am Völkerkundeinstitut der Universität Wien an.

Wir verkauften oder verschenkten Möbel, Schallplattensammlung, das Auto und vieles mehr. Freunde übernahmen unsere Ersatzkinder, die Katzen und den Hund. In der Nacht vor der Abreise entdeckten wir, dass in den Wagen eingebrochen worden war und unsere Koffer fehlten. Also reisten wir ohne Gepäck ab.

Der Flug mit dem Propellerflugzeug der Islandic Air verlief nicht problemlos. Mitten über dem Atlantik platzte das Fenster des Cockpits heraus. Der Kabinenluftdruck sackte ab. Nur einige Meter über der Wasseroberfläche fliegend – man sah den Wellengang – ging es zurück nach New York. Der nächste Tag brachte einen Sturm mit Notlandung in Labrador. Am dritten Tag wurde in Shannon Airport aufgetankt – das Flugzeug mit Sprit, die Passagiere mit Guinness Stout. Erst am vierten Tag erreichten wir endlich den Zielflughafen in Luxemburg.

Im kalten, neblig feuchten Dezember zeigt Wien kaum mehr das charmante Gesicht, das Faye so verzaubert hatte. Da raunzen, schimpfen, schubsen und murren die Wiener eher. Eine auf Amerikaner spezialisierte Wohnungsagentur ließ uns kräftig zur Ader. Aber es dauerte nicht lange, da fühlten wir uns wohl in unserer neuen Umgebung. Ich mehr, Faye weniger. Die andersartige Mentalität machte ihr zu schaffen. Bald besuchte ich Vorlesungen, Seminare, gesellschaftliche Anlässe mit Studenten und Fakultät, besuchte Museen und hielt Referate zu Themen wie »Afrikanismen im amerikanischen Großstadtghetto« oder »Neue Entwicklungen in der amerikanischen Anthropologie«. Ich genoss den in Europa gepflegten akademischen Lebensstil und seine Privilegien. Der Morgen begann entspannt im Kaffeehaus mit einer Schale »Braunen« und der Lektüre der *Herald Tribune*, und der Tag endete abends in geselliger weinseliger Runde. Das Leben lief wieder rund. Am Institute for International Studies nahm ich einen Lehrauftrag an, der darin bestand, amerikanischen College-Studenten, die zwecks Horizonterweiterung ein Studienjahr in Wien verbrachten, die Scheu vor dem Kontakt mit der Lokalbevölkerung zu nehmen und sie in die Lokalsitten einzuführen. Das war auch nötig, denn meistens hielten sich die *Kids* im Innenhof des Palais auf, wo ohrenbetäubender Rock'n'Roll plärrte und es nach Hamburger und Pommes frites roch.

Die Sommerpause rollte an, eine gute Gelegenheit, sich nach einem Ort umzuschauen, an dem man eine lohnende ethnologische Feldforschung betreiben könnte. Meine Wahl fiel auf Ifny in Westafrika, eine ehemalige spanische Enklave, wo es sicherlich interessante Akkulturationsphänomene zu erforschen gäbe. Faye wollte eine Woche später nachreisen. Wir könnten uns dann in Tarifa, an der Südspitze Spaniens, treffen. Falls wir uns da verpassen sollten, würde sie auf jeden Fall eine Botschaft im American Express Office in Tanger hinterlassen.

Die Woche verging. Kein Zeichen von ihr. Noch eine Woche verflog und immer noch keine Nachricht. Besorgt rief ich in Wien an. Ja, sie sei abgereist. Auf, nach Tanger also, zum amerikanischen Konsulat. Eine junge blonde Frau vermisst, das sei äußerst beunruhigend! In letzter Zeit seien einige junge Frauen verschwunden, sagte der Konsul, wahrscheinlich als »weiße Sklavinnen« in irgendeinem arabischen Harem.

Die nächsten zwei Wochen lief ich den schier endlosen, windigen, menschenleeren Strand des Atlantiks ab. Bald fing ich an, mit den Wellen zu reden, und es fehlte nicht viel, da hätten sie mir geantwortet. Dann, eines Tages beim *café con leche* an der Plaza von Tarifa, sah ich zwei junge blonde Frauen die Straße entlang schlendern. Eine sagte zur anderen: »Könnte das nicht dein Mann sein, so wie du ihn beschrie ben hast?« Erst da erkannte ich sie und sie mich. Auf die Frage, wo sie so lange gewesen war, antwortete sie, sie hätte sich einfach Zeit genommen und einige Abenteuer erlebt.

Der Sommer war inzwischen vorangeschritten. Für Ifny war es zu spät. Also blieben wir in Tarifa. Da erreichte uns ein Brief meines Studienfreundes Gary. Er arbeite in einer Dorfgemeinschaft für geistig Behinderte in der Nähe von Genf. Ein ungewöhnliches Dorf sei es, von einer merkwürdigen Sekte geleitet, die geistig Behinderte betreue. Wir sollten auf dem Rückweg aus Spanien unbedingt dort vorbeikommen. Für einen Ethnologen wäre das sicherlich interessant. Ich schrieb zurück, gerne würden wir vorbeischauen, aber das ginge leider nicht. Unsere Zeit sei knapp bemessen. Wir würden von Madrid nach Zürich fliegen und gleich in den Nachtzug nach Wien umsteigen, da das neue Semester schon am nächsten Tag wieder beginne.

Noch ehe wir unser Gepäck im Zürcher Flughafen in Empfang nehmen konnten, sahen wir Gary hinter der Glaswand winken. Wie besessen redete er auf uns ein: »Ihr könnt nicht weiterfahren! Ihr müsst das sehen! Ich weiß nicht, was die treiben, in diesem Dorf. Irgendwelche Zauberei. Das kannst du dir als Anthropologe nicht entgehen lassen!« Er ließ unseren Einwand, dass morgen das Semester beginne, nicht gelten und lief, einen unserer Koffer in der Hand, Richtung Ausgang: »Ich bin mit dem Auto da. Es ist jetzt elf Uhr, wenn wir zügig durchfahren, sind wir am Morgen früh da. Da könnt ihr euch ein paar Stunden umsehen und dann von Genf aus den Schnellzug nach Wien nehmen.« Na gut. Ich war zwar nicht ganz einverstanden, dennoch freute ich mich, einige Stunden mit einem alten Sauf- und Raufkumpanen zu verbringen. Sein Fahrzeug war eine klapprige »Ente«, ein *Deux Chevaux,* die Koffer passten kaum hinein, eine lange holprige Fahrt erwartete uns. Allmählich wurde es hell. In Pastellfarben leuchtete die Landschaft auf, rechts der Jura mit satten grünen Wiesen und vergilbenden Laubwäldern, links Weinberge mit reifen Trauben. Wir umfuhren Genf Richtung Süden. Gerade als die Sonne aufging, hielten wir in einem Weiler am Rande der Rhone.

»Wir sind da«, sagte Gary, griff meinen Arm und zog mich Richtung Gemüsegarten. Beim Geräteschuppen hielt er an und zeigte auf die Dachrinne an der Südwestecke des Gebäudes. »Schau mal«, sagte er ganz aufgeregt, »das ist eine Hirschblase, ausgestopft mit irgendeinem Kraut. Hast du eine Ahnung, was das sein könnte? Ist das ein Zauberfetisch? Du kennst dich doch mit solchen Sachen aus, du bist doch Ethnologe!«

Ich hatte nicht die geringste Ahnung, was der mysteriöse Gegenstand für eine Bedeutung haben könnte.

»Da sind noch andere solche Sachen«, fügte Gary hinzu, »da unter der Traufe haben sie einen Schafsschädel mit irgendwas darin begraben. Meditieren tun die hier auch und führen irgendwelche Rituale auf, aber ich verstehe nichts, weil ich, verdammt noch mal, kein Französisch spreche. Die glauben an irgend so einen abgefahrenen Propheten namens Rudolf Steiner.«

Steiner? Rudolf Steiner. Den Namen hatte ich schon mal gehört. Ach ja, das war doch einer von denen, die an die wissenschaftlich längst widerlegte Atlantis-These glauben, diese Geschichte von jenem versunkenen Kontinent, auf dem einst eine hochentwickelte magische Zivilisation geherrscht haben soll. Über den war ich bei meiner Feldforschung bei den Spiritualisten[6] gestolpert.

Er reichte mir einige Broschüren. »Schau mal her, was die hier schreiben! Wahnsinnig, oder?« Ich überflog sie, las von Ätherleibern, Elementar- und Astralwesen und dem kosmischen Christus. Ein Satz blieb mir im Gedächtnis: »Die Engel arbeiten nachts, während des

6 Die Sekte der Geisterbeschwörer, die sich als Spiritualisten (*spiritualists*) bezeichnete, ist nicht identisch mit Spiritisten.

Schlafs, am Ätherleib des Menschen.« Mit Ätherleibern und dergleichen konnte ich damals nichts anfangen. Und Engel existierten höchstens als Projektionen der menschlichen Psyche. Oder?

Das Dorf begann sich zu regen. Beim Frühstück, nach einer Zeremonie mit Kerzen und erhabenen Worten, fand ich mich umringt von neugierigen geistig Behinderten. Einen Augenblick lang kam ich mir vor wie ein Völkerkundler, der auf einer Kannibaleninsel gestrandet ist. Gary scherzte und lachte mit ihnen, und es dauerte nicht lange, bis wir uns entspannten.

Nach dem Frühstück traf ich den Gärtnermeister. Der ältere Herr war dünn, braungebrannt, trug nichts als eine Badehose und sah mit seiner Nickelbrille wie ein Klon von Mahatma Gandhi aus. Was es mit der Hirschblase auf sich habe? Nun, das sei Medizin für den Garten beziehungsweise den Kompost. Der Haufen sei schließlich ein Lebewesen, ein Organismus, und damit er gesund bleibe, gebe man ihm dieses Kräuterpräparat. »Die Schafgarbe ist eine starke Heilpflanze, und in der Blase, der Sonne und der Luft ausgesetzt, wird ihre Wirkung potenziert ...« Ich hörte zu, verstand aber nur Bahnhof. Und dann war es höchste Zeit zu gehen. Den Zug nach Wien wollten wir nicht verpassen.

Als wir wieder in Wien waren, konnte ich die mit Schafgarbe gefüllte Hirschblase nicht vergessen, auch wenn ich sie nur kurz zu Gesicht bekommen hatte. Jeden Tag musste ich daran denken. Nachts träumte ich sogar von ihr. Meistens weiß man neue Phänomene einzuordnen. Für alles gibt es eine Schublade. Das ist ja sowieso die Begabung eines Dozenten: Er kann seinen Studenten die Welt erklären. Er kennt sich aus in der gesellschaftlich sanktionierten kulturellen Konstruktion der Wirklichkeit. Dieses Ding aber, diese schafgarbengefüllte Harnblase, konnte ich einfach nicht einordnen. Was hatte sie mitten in der technokratisch orientierten, wissenschaftlich aufgeklärten westlichen Welt des 20. Jahrhunderts zu suchen? Hätte ich so etwas bei den Indianern gesehen, etwa bei den Cheyenne oder den Quinault, mit denen ich flüchtigen Kontakt hatte, hätte ich kein Problem damit gehabt.

Kurz und gut, wir schrieben die Kommune an und erklärten, dass wir gerne dort mitarbeiten würden. Im Sinn hatte ich eigentlich eine Art Undercover-Datenerhebung, eine sogenannt »teilnehmende Beobachtung«. Ein lohnendes Forschungsprojekt. Ein Jahr später machten wir uns auf den Weg in die Siedlung an der Rhone. Ich half im Gemüsegarten, und Faye leitete das Batikatelier. Jeden Abend machte ich fleißig

Notizen über das soziale Beziehungsnetzwerk, Glaubenssystem, Weltbild und den Wirtschaftskreislauf. Wie in einem Kibbuz leistete jedes Gemeindemitglied so viel an Arbeit, wie es konnte, nahm aber nur in Anspruch, was es brauchte. Einmal pro Woche fuhr ich nach Bern zum Ethnologischen Institut der Universität, wo ich auch schon meine Dissertation eingereicht hatte.

Allmählich wurden Garten und Landwirtschaft immer interessanter für mich, während der Reiz des Universitätsbetriebes zunehmend verblasste. Am Morgen half ich die Schweine füttern und Kühe melken und badete dabei meine ausgehungerte Seele in der riesigen, warmen Animalität dieser Tiere. Bis Sonnenuntergang nahm uns dann der Gemüsegarten in Anspruch. Über zwei Hektar erstreckte sich der Garten; jede Art von Gemüse gab es da, allein zwanzig Sorten Salat. Ich begann, barfuß zu laufen, erlebte, wie der sanfte, feuchte Humusboden mit den Füßen kommuniziert, und erkannte, wie uns Schuhe, Asphalt und Zement vom Herzschlag der Mutter Erde trennen. Das stundenlange Hacken glich einer Meditation. Die meisten unerwünschten Begleitpflanzen bilden Rosetten, die wie Mandalas aussehen. Auch wenn man sie weghackt, wirken sie dennoch zentrierend auf Geist und Seele. Man jätet nicht nur »Unkräuter«, sondern es scheint, als jäte man bei der Arbeit zugleich all die unnötigen Gedanken, Hirngespinste und den überflüssigen intellektuellen Kram, mit dem man sich über die Jahre vollgestopft hat.

Der Komposthaufen, der Tiermist, Küchenabfälle, Altpapier und Unrat schluckte und in gut riechenden dunkelbraunen Humus verwandelte, war ein stiller Lehrer. Ohne abstrakte Worte lehrte er einen, das Mysterium der Verwandlungen des Lebens und des Todes zu verstehen. Für »Gandhi«, den alten Gärtnermeister, war jeder seiner Komposte ein Lebewesen. Jedem Haufen pflanzte er, wie der liebe Gott selbst, mit einer weihevollen Geste verschiedene Kräuterpräparate ein – auch das Hirschblasen-Schafgarbenpräparat war dabei. Organanlagen seien das, die man diesen Proto-Lebewesen einpflanze, Organe, die mit den Planetenkräften in Resonanz stehen, erklärte er. So würde der Kompost vernünftig, würde die ordnenden Kräfte des Kosmos aufnehmen und schließlich den Pflanzenwurzeln vermitteln. Mir öffnete sich eine völlig neue faszinierende Denkweise.

Auch gegenüber der Natur öffnete ich mich, schaute den Krabbelkäfern zu, lauschte dem Vogelgesang, sog die Düfte und Aromen der frischen Erde und der Blüten ein und merkte dabei: Das ist nach jahrelangem Wandern durch Wüsten trockener, quantifizierter Daten und Fakten Nahrung und Stärkung für die Seele. Jeden Morgen schwebte ein Bussard, vom Wald jenseits der Rhone kommend, heran und drehte über dem Garten einige Kreise. Er schien uns Gärtner zu kennen. Es war wie der Gruß einer Gottheit.

Meine ethnografischen Notizen wurden immer spärlicher. Immer seltener erschien ich am Ethnologischen Seminar in Bern. Ich hatte eine tiefgründigere Welt entdeckt oder, genauer gesagt, wiederentdeckt. Auf einmal konnte ich wie einst in der Kindheit und Jugend die Natur wieder spüren und riechen, Tiere und Pflanzen wirklich sehen. Unmittelbar, ohne den Filter von Worten, Zahlen und theoretischen Modellen. Meine graue Welt wurde wieder bunt. Die Folie, in die ich eingeschweißt war, der Kokon, gesponnen aus Milliarden abstrakten Gedankenfäden, fiel ab. Die Seele konnte wieder atmen und fliegen.

Höchstens einmal im Monat fuhr ich nun nach Bern. Die theoretischen Auseinandersetzungen beflügelten mich nicht mehr so wie einst. Wenn ich dann am folgenden Morgen gegen drei oder vier Uhr früh wieder ins Dorf kam, brannte noch Licht in unserem Zimmer. Gerald, ein fahrender Künstler aus Irland, leistete meiner Frau Gesellschaft. Ganz harmlos, beteuerten sie. Sie würden nur gemeinsam Tolkiens »Herr der Ringe« lesen. Aber bald merkte ich, dass es nicht ganz so harmlos war. Eines Tages verschwand sie mit ihm.

Ich war erschüttert. Die Universität vergaß ich nun vollends. In die Stadt, ins Kino, Theater oder Restaurant ging ich gar nicht mehr. Ich war nur noch im Garten. Meine Sinne derweil wurden immer feiner, Haare und Bart immer länger. Als ich sie dennoch einmal schnitt, kam es mir vor, als schneide ich mir Antennen ab. Seither ließ ich sie wachsen. Immer mehr gelang es mir, mit den Tieren telepathisch zu kommunizieren. Sogar mit Fliegen. Konnte sie herabrufen, sich auf meine Hand zu setzen, oder konnte sie, wenn sie im Zimmer verirrt umherschwirrten, gedanklich zur Fensteröffnung lotsen. In den Gewitterstürmen, die gelegentlich über das Tal hinwegfegten, nahm ich Gottheiten wahr. Und manchmal am Abend, wenn man nach getaner Arbeit erschöpft, aber entspannt auf der Gartenbank saß und den Blick über Beete und Äcker schweifen ließ, sah ich – im Zwischenraum zwischen Wachen und Träumen, zwischen dieser und der »anderen« Welt – ätherische Naturgeister schwebend tanzen und Heinzelmännchen über die Erdkrume stapfen. Früher, in meinen Vorlesungen, hatte ich solche Zustände als Halluzinationen, als Ausdruck von gestörtem Hirnzellstoffwechsel, als Persönlichkeitsspaltung oder als psychische Projektionen bezeichnet. Nun wusste ich aber, dass das nicht zutrifft. Das sind keine Halluzinationen oder geistige Verwirrungen. Es sind Wahrnehmungen, die eher auf einer Erweiterung der Sinne und des Bewusstseins beruhen, auf dem Wegschmelzen kultureller Filter. Diese Erfahrung half mir später, andere nichtwestlich geprägte Kulturen besser zu verstehen – von innen her sozusagen. Für die Indianer oder Schamanen der Naturvölker etwa sind Götter und Naturgeister nicht etwas, woran man glaubt, sondern Erfahrungen der anderen Art. Auch die Pflanzen begannen mit mir zu »sprechen«.

Dieser Garten war mir zur Universität geworden. Ich war nun im Kolleg der Natur immatrikuliert. Meine Bibliothek waren Pflanzen, Tiere, der Erdboden, Wälder und Wiesen, Felder, Berge und Flüsse. Diese Universität befreite mich von dem zum Pessimismus neigenden Nihilismus, der – trotz seiner Hybris – der reduktionistisch-materialistischen Sichtweise innewohnt.

Zweieinhalb Jahre vergingen, und ich war immer noch im Garten in der Nähe von Genf. Da erschien eines Tages der Assistent des Ethnologischen Seminars. Der Professor, sagte er, wolle wissen, wo ich stecke. Er wolle unbedingt, dass ich die vor langer Zeit abgegebene Dissertation noch etwas ausfeile und endlich die Prüfung ablege. Er hätte ein Fulbright Stipendium (*American Exchange Scholarship*) für mich bereitliegen, wenn ich dazu bereit wäre. Ich war es. Es war also Zeit für einen neuen Lebensabschnitt. Zwar habe ich später noch an verschiedenen Universitäten und Colleges gelehrt, fand aber den akademischen Betrieb immer etwas einengend. Geblieben ist, was ich in der Universität der Natur gelernt habe; geblieben ist die Skepsis gegenüber all den allzu klugen intellektuellen Modellen, Computersimulationen und theoretischen Systemen. Die Wirklichkeit ist tiefer; sie kann nicht vom Verstand ausgelotet werden, eher vom Herzen.

»Was ist das? Ein Zauberfetisch?«, hatte mich mein Freund Gary gefragt. Für mich war es das bestimmt. Ein kurzer Blick auf die ausgestopfte Hirschblase hat mein Leben verwandelt. Allein die Symbolik ist stark. Sie berührt archaische Schichten der europäischen Seele. Die Kelten erlebten den Hirsch als Erscheinung des geweihtragenden Cernunnos. Diese Hirschgottheit galt als Sonne in der Tiefe der Erde, als die Kraft, die die Pflanzen nach oben wachsen lässt. Und die Schafgarbe, dieser heilkräftige aromatische Korbblütler, wurde – wie einst auch in China für das I Ging – als Orakelpflanze verwendet. Im germanischen Kulturkreis wurde das Kraut der holden Freya, der Göttin des Lebens und der Liebe, geweiht. Auch für mich stimmte die Symbolik: Dank dieses Fetischs, der da am Dach des Gartenhauses hing, konnte ich die Liebe zur Erde wiederfinden. Der Fetisch war der Schlüssel, der mich aus der Enge des Elfenbeinturms befreite.

ANGREIFENDE HARPYIEN

Verfluchungen und ungute Gedanken können einen einholen, das erfuhr ich in Marokko. Immer wieder mal fuhr ich nach Tanger, um im American-Express-Büro nachzuschauen, ob Faye mir eine Botschaft hinterlassen hatte (siehe Seite 25). Um den Hals trug ich eine Kette mit einem kleinen Kreuz, denn damals war Jesus *in:* Für die Hippies war klar, dass Jesus einer von ihnen war und dass er im Marihuana-Rausch mit dem himmlischen Vater kommunizierte; George Harrison hatte gerade *My sweet Lord* veröffentlicht; die Jesus People schickten Mädchen auf die Straße, um Sünder mit »freier Liebe« zu Gott zu bekehren, und sogar in den von Rucksacktouristen besuchten marokkanischen Bazaren hörte man aus den Boxen immer wieder den Hit *Jesus, come to us in Marihuana.* Ein Straßenjunge fragte mich, was es mit dem Kreuz auf sich habe. Als ich zu erklären versuchte, dass Gott in Jesus Mensch geworden war und sich geopfert habe, um uns von unseren Sünden zu erlösen, stürmte ein älterer, in ein Dschellaba-Gewand gekleideter Mann auf mich zu, schrie mich hasserfüllt an und fuchtelte mir mit dem Zeigefinger ins Gesicht. Die dunkle Schwiele auf seiner Stirn deutete an, dass er es mit dem fünfmal täglichen Niederwerfen zum Gebet ernst meinte. Anscheinend war ich für ihn ein verfluchter Ungläubiger, den er, wenn es erlaubt wäre, auf der Stelle umbringen würde. Nun, ich machte mir nichts weiter daraus und ging fort.

Als ich einige Wochen später in einem Straßencafé in Tarifa an der Südspitze Spaniens saß, kam Faye angeschlendert. Mit ihr war eine junge blonde Reisegefährtin, eine Studentin aus Amerika, die sich ihr angeschlossen hatte. Tarifa ist windig, das Meer unruhig, richtig Baden kann man nicht. Heute ist es ein Ziel für Windsurfer, aber damals war in der Stadt nicht viel los außer *Tapas, Cerveza* und ab und zu Flamenco. Wir entschieden uns, zu dritt einen Ausflug in das naheliegende exotische Land der Berber zu machen.

Auf der Fähre sprach uns ein Marokkaner mittleren Alters freundlich an und sagte in gebrochenem Spanisch, er würde uns gerne zu sich einladen, er habe ein Haus mit Gästezimmern. Nebenbei bemerkte er, die Hand über den Mund haltend, dass er etwas Alkohol als Schmuggelgut dabeihabe. Wir dachten uns nichts weiter und nahmen die Einladung an.

Im Hafen bestiegen wir einen Landbus. Während er redete, sah ich, wie eine ältere Frau, die hinter uns saß, mich mit ihrem Blick fixierte und heftig mit dem Kopf nickte. Als Ethnologe hätte ich verstehen sollen, dass die Geste bedeutete: »Macht das auf keinen Fall, dem ist nicht zu trauen!« Hätte sie keine Bedenken signalisieren wollen, dann hätte sie ihren Kopf leicht hin und her gewiegt und nicht so streng geblickt. Dieses Nicken war als Warnung gedacht. Leider habe ich sie nicht verstanden.

In einem staubigen Kaff, irgendwo im entlegenen Nirgendwo, stiegen wir aus dem Bus. Ein klappriger alter Wagen hielt und nahm uns mit. Wir fuhren eine Strecke durch eine wüstenhafte Landschaft, bis das Auto in einem trostlos aussehenden Dorf vor einem unspektakulären viereckigen, fensterlosen Gebäude hielt, dessen Wände mit braunem Lehm verputzt waren.

»Das ist mein Haus«, sagte unser Gastgeber. Ein jüngerer Mann öffnete die Tür von innen; er machte große, eher erschrockene Augen und ließ uns ein. Kaum waren wir in den düsteren Raum eingetreten, sprang der Junge hinaus und verschloss die Tür von außen mit einem Schlüssel. Das kam uns merkwürdig vor. Faye und ihre Freundin hatten ein mulmiges Gefühl.

»Nehmt Platz, da auf den Kissen«, sagte unser Gastgeber und verschwand in ein anderes Zimmer. Man hörte das Geräusch von Messerwetzen. »Der wetzt Messer!«, flüsterte die junge Amerikanerin beunruhigt. »Hoffentlich will er uns nicht abschlachten!«

Kurz darauf erschien er schon wieder mit einem großen Tablett, angehäuft mit Fleisch, Fladenbrot, Tomaten und Obst. Er hatte lediglich das Messer geschärft, um das Fleisch aufzuschneiden. Auch mehrere Flaschen Rum und Whisky hatte er dabei. Wir sollten essen und es uns gemütlich machen, sagte er breit lächelnd, während er große Saftgläser mit dem Fusel füllte. Er selbst becherte eifrig mit, wurde immer lauter und war bald angetrunken. Mit ungutem Gefühl merkte ich, wie sich bei ihm allmählich die Hemmungen lösten; immer ungenierter starrte er die blonde junge Frau an, versuchte ungeschickt mit ihr zu flirten und sie schließlich zu berühren. Wahrscheinlich waren wir für ihn die typischen »Hippies«, jene sittenverdorbenen jungen Europäer, die damals das Land überfluteten, sich mit allem, was »high« macht, berauschten und – dank der Pille und dem Dogma der »freien Liebe« – hemmungslos herumvögelten. Er hatte sich vermutlich eine tolle Vierernummer, eine geile Orgie vorgestellt.

Es dauerte nicht lange, da griff er nach der verängstigten jungen Frau und wollte sich auf sie legen. Ehe es so weit kam, packte ich ihn an den Schultern und versuchte ihm klar zu machen, dass das nicht gehe. Das Manöver artete in einen wilden Ringkampf aus. Keuchend und schweißtriefend rollten wir auf den Boden, wobei einige der spärlichen Möbel und Behälter in Brüche gingen. Er glich einem brunftigen Stier. Alle rationalen Funktionen seines Gehirns schienen ausgeschaltet. Nach einer Weile kam es zu einer Pause. Die Frauen reichten ihm randvoll gefüllte Gläser mit Rum und versuchten ihn betrunkener zu machen. Er trank sie hastig aus. Nachdem die Frauen ihm immer wieder Alkohol eingeflößt hatten, rollte er schließlich in eine Ecke und schlief schnarchend ein. Das war unsere Chance auszubrechen. Sein Kumpan hatte zwar den Raum von außen abgeschlossen, aber mit heftigen Tritten splitterte die Holztür auf.

Es war noch dunkel draußen, aber der Morgen schien nicht weit, denn hier und da krähten schon Hähne. Köter bellten und heulten ununterbrochen, Esel wieherten heiser, und irgendwelche andere Tiere – vielleicht waren es Kamele – machten unheimliche Geräusche. Hinter einigen Gebäuden zog eine seltsame Prozession mit Fackeln, Trommeln, schrillen Hörnern und lautem Geschrei vorbei. Vielleicht ein Hochzeitszug.

Was sollten wir machen, wohin sollten wir gehen? Da draußen war man noch unsicherer als drinnen. Also blieben wir in dem ziemlich verwüsteten Zimmer.

Bei Sonnenaufgang stand unser Gastgeber auf und verschwand in einem Raum, der wohl eine Art Badezimmer war. Auf jeden Fall kam er frisch rasiert, gewaschen und mit einem sauberen weißen Hemd, aber sichtlich verkatert, wieder zum Vorschein. Er sagte kein Wort und würdigte uns keines Blickes. Kurze Zeit später hielt das zerbeulte Auto, mit dem wir gekommen waren, vor dem Haus. Der ängstlich blickende Fahrer machte die Hintertür des Wagens auf; unser Gastgeber sagte in kaltem Tonfall: »Steigt ein.« Eine Staubwolke aufwirbelnd, fuhren wir auf holpriger Piste in eine nahegelegene Stadt.

Dort, vor einem Friseurladen, wo mehrere Männer Tee tranken und Wasserpfeife rauchten, hielt das Fahrzeug. Wir sollten aussteigen. Unser Gastgeber deutete an, dass wir in dem Laden, dessen Chef er offensichtlich war, mit ihm eine Tasse Tee trinken sollten. Wir tranken, wie es eben Brauch war, den Tee. Er sagte kein weiteres Wort, hatte wohl einen schrecklichen Brummschädel und verfluchte uns mit eiskaltem Blick. Nach dieser qualvollen Tasse Tee waren wir mehr als froh, uns schließlich wieder auf den Weg zurück nach Spanien zu machen.

Ein paar Jahre später – ich war schon Gärtner geworden, und das Schicksal hatte Faye und mich getrennt – lernte ich ein nettes Hippiemädchen kennen. Ich wollte ihr Marokko zeigen, jenes exotische Land, das von Europa aus am leichtesten zu erreichen ist und das man sich mit geringem Einkommen noch leisten konnte. Mit Autostopp ging es ohne Probleme durch Frankreich und Spanien. Als wir in Tanger landeten, kam ein in traditionelle Tracht gekleideter Wasserverkäufer auf uns zu. Als er mir den Krug reichte, war es plötzlich, als befinde ich mich in der *twilight zone*, jenem unheimlichen Raum jenseits des gewöhnlichen Alltags. Ich trank, und es kam mir vor, als trinke ich vom Kelch des Schicksals.

Wir waren junge Träumer auf den Pfaden von Flower Power, Love and Peace. Wir wollten ans Meer, an einen menschenleeren Strand, wo wir Sonne, Wellen und nachts den Sternenhimmel genießen konnten. Einen solchen Strand fanden wir auch in der Nähe von Larache, einem ehemaligen Seeräubernest mit schöner Altstadt. Auf dem Weg entlang des Meeresufers griff uns unvermittelt eine Schar krächzender, dunkel gefiederter Vögel an. Wie Harpyien, die geflügelten Rachegeister der griechischen Mythologie, stürzten sie im Sturzflug immer wieder auf uns herab, ehe sie unmittelbar über unseren Köpfen wieder abbogen und unerbittlich erneut Anlauf nahmen. Mit vorgestreckten Krallen und in der Luft hackenden Schnäbeln versuchten sie uns zu vertreiben. So etwas hatte weder meine Freundin noch ich je erlebt. Vielleicht haben sie ihre Nester hier und versuchen diese zu verteidigen, dachte ich.

Bei Sonnenuntergang fanden wir schließlich ein ruhiges Plätzchen in den Dünen, wo wir unsere Schlafsäcke ausrollten. Die aggressiven Vögel waren verschwunden. Der Strand war in das helle Licht des Vollmonds getaucht, und der Rhythmus der Wellen klang wie das Atmen eines riesigen Tieres. Nach einer Weile bemerkten wir einen Hirten, der uns von einem Hügel aus beobachtete.

»Mir ist nicht wohl bei dem Anblick«, sagte meine Freundin, »vielleicht sollten wir lieber gehen.«

»Ach was! Der sucht wohl nur eine verlorene Ziege«, antwortete ich.

Es dauerte nicht lange, da erschien eine Gruppe Männer, fünf, sechs, vielleicht sieben waren es – ich habe sie nicht gezählt. Sie trugen Knüppel und umringten uns, während wir dort lagen. Als spontane Friedensgeste reichte ich ihnen Brot. Das wollten sie nicht. Sie wollten die Frau. Sie standen über mir, die Knüppel schlagbereit über meinem Kopf, während einer nach dem anderen die junge Frau vergewaltigte. Ich saß wie gelähmt da. In solchen Situationen erwacht manchmal der Berserkergeist, und man wirft sich wie besessen auf die Gegner. Aber diesmal war das nicht der Fall. Sie hätten mich wahrscheinlich totgeprügelt.

Es war, als ob in diesem Moment die gebündelten Flüche, die mir folgten, ihr Ziel erreicht hätten. Wäre ich klarer im Geist gewesen, hätte ich die Sprache der Vögel verstanden, dann hätten wir nicht am Strand übernachtet. Vögel – das wusste man im Altertum und bei den meisten Naturvölkern – sind dem Himmel und den Göttern nahe, sie können Zukünftiges vermitteln. In Rom gab es sogar ein staatliches Priesteramt, die *Auspicien,* deren Aufgabe es war, den Flug der Vögel zu deuten.

Flüche wirken. Aber nur, wenn sie sich an etwas heften können. Seelen, die rein und geläutert sind, bilden keine Angriffsfläche für solche negativen Energien. Aber das war mir damals nicht bewusst.

Die Indianer, die ich kenne, meiden Orte, wo ihnen etwas Ungutes geschehen ist. Da gehen sie nicht wieder hin. Für viele ist Marokko ein aufregendes und wunderbares Reiseziel, aber für mich hat es seinen Reiz verloren.

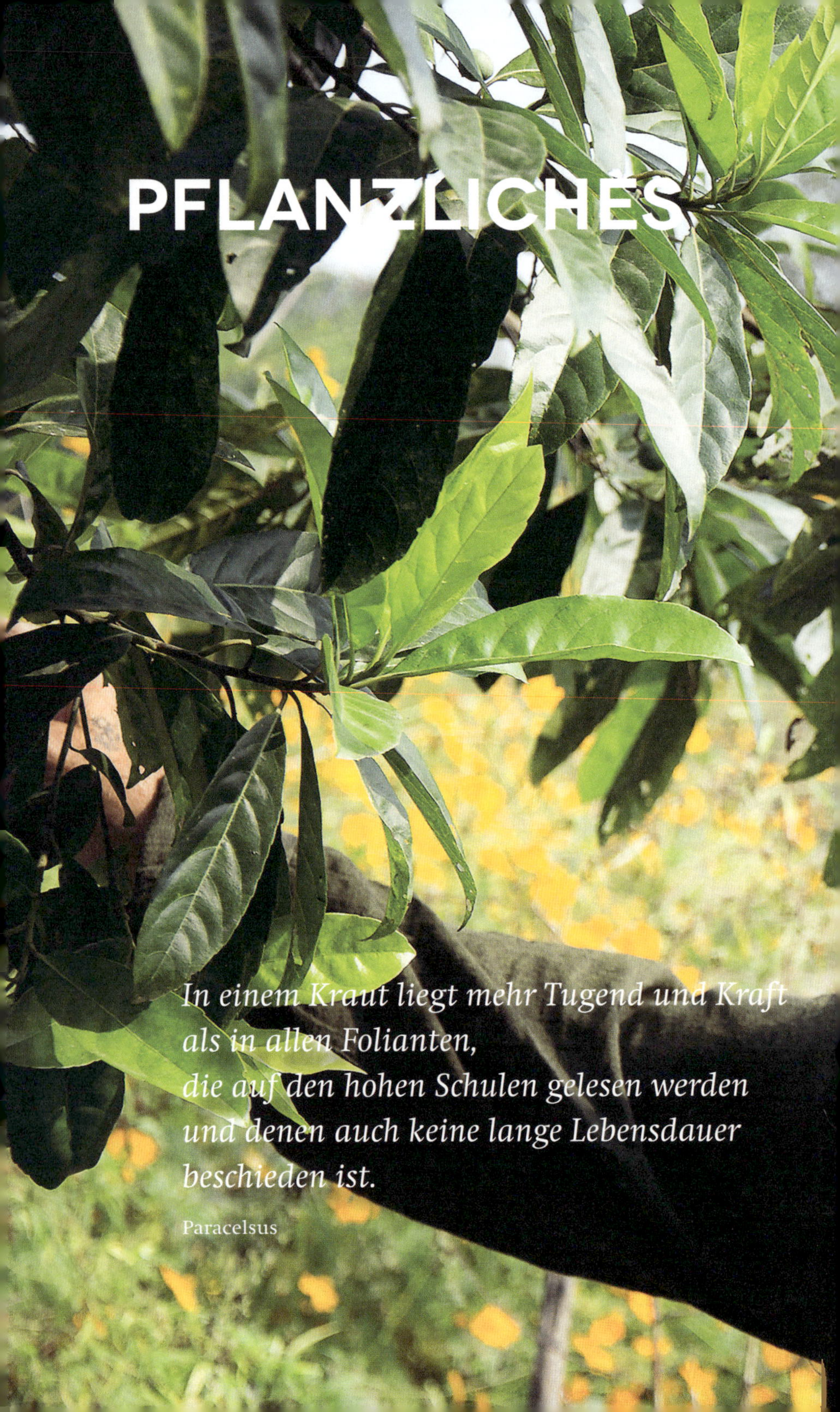

PFLANZLICHES

In einem Kraut liegt mehr Tugend und Kraft
als in allen Folianten,
die auf den hohen Schulen gelesen werden
und denen auch keine lange Lebensdauer
beschieden ist.

Paracelsus

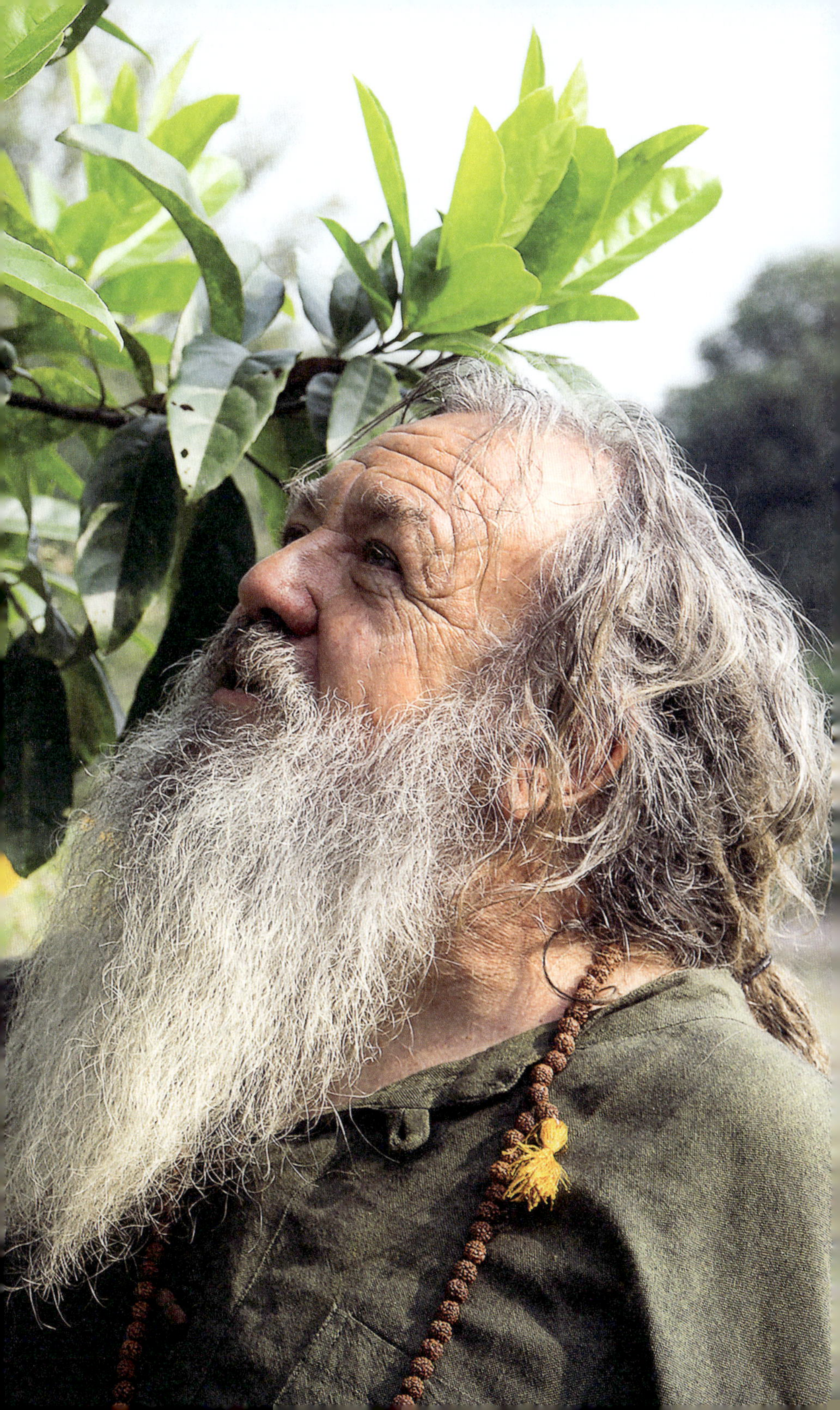

Der weise Tschuang-tse, der vor ungefähr 2400 Jahren in China lebte, sagte einmal in Bezug auf die Anmaßungen vieler Gelehrter: »Was weiß ein Frosch im Brunnen über das Meer? Was weiß die Libelle über Eis und Schnee?« Ebenso könnte man unverschämt fragen: »Was wissen die Botanik-Professoren über die Pflanzen?« Im Vergleich zu einigen indianischen Medizinleuten, begabten Kräuterfrauen oder oft analphabetischen Hirten wissen sie eigentlich recht wenig, denn sie sind an eine Methode der Erlangung von Wissen gebunden, die nur das materiell Messbare und Wägbare zulässt. Zu Recht nennt man diese Methode »reduktionistisch«. Genau wie der Mensch ist auch die Pflanze mehr als die Summe von Elementen, Wirkstoffen und messbaren physiologischen und chemischen Reaktionen. Das habe ich vor allem von den Medizinmännern der Cheyenne gelernt: Mit den alltäglichen Augen sehen wir nur die lebenden Körper der Pflanze; mit den Augen der Seele nehmen wir ihr Seelen-Geistwesen wahr. Diese Pflanzenwesen sind mächtig; sie können uns inspirieren, in unseren Träumen erscheinen und – da sie selber heil sind – uns heilen. In der indischen Tradition sind Pflanzen nicht nur von Göttern bewohnt, sie sind selbst *Devas*, göttliche, mit Licht verbundene Wesen. Das mag esoterisch klingen. Aber genau betrachtet, sind Pflanzen kosmisch offene Wesenheiten, verbunden mit Sonne, Mond und Sternen. Zugleich nehmen sie die Kraft der Erde auf. Sie geben uns den Sauerstoff, den wir atmen, und sie nähren Mensch, Tier und Pilz. Was sie als himmlische Lichtkräfte und Rhythmen aufnehmen, vermitteln sie anderen Geschöpfen als heilende und nährende Informationen.

Man begegnet den Pflanzen zuerst durch das Tor der Sinne, durch Sehen, Riechen, Fühlen, Schmecken; indem man bei diesen Eindrücken verweilt, mit ihnen meditiert, beginnt man ihre feinstofflichen Energien wahrzunehmen und zuletzt ihre seelischen und geistigen Aspekte. In Indien heißt es, der wahre Pflanzenkundige sollte ein Yogi sein. Oder ein Schamane oder ein Medizinmann, eine Medizinfrau.

SEIDENPFLANZE UND SCHMETTERLINGE

Vor einigen Jahren entdeckte ich in Daniel Rühlemanns fabelhaftem Katalog *Kräuter und Duftpflanzen* (2015) die Gewöhnliche Seidenpflanze (*Asclepias syriaca*). Ich habe mir gleich ein Pflänzchen bestellt und in meinen Garten gesetzt, denn dieses Schwalbenwurzgewächs (*Asclepidaceae*) erweckte in mir schöne Erinnerungen, es war ein ständiger Begleiter meiner Jugend im ländlichen Ohio. Die mannshohe Pflanze wuchs als *weed*, als Unkraut, in dichten Horsten entlang der Landstraßen und an den Rändern der Maisfelder. Was uns Kinder an ihr faszinierte, war der weiße Milchsaft, der üppig aus den eiförmig elliptischen Blättern floss, wenn man diese knickte – deswegen heißt diese in Amerika heimische Pflanze auch *milkweed* (Milchwurz). Die nach Honig duftenden, hell rosafarbenen doldig-runden Blütenstände werden von unzähligen Schmetterlingen und Bienen umflattert und umschwirrt.

Kein Unkraut, sondern wertvolle Nutzpflanze

Was ich damals nicht wusste und erst später durch meine ethnobotanischen Studien erfuhr, war, dass die Seidenpflanze für die indianischen Ureinwohner eine wichtige Nahrungs- und Nutzpflanze war:

- **Wildgemüse:** Die jungen Schösslinge kann man im Frühling wie Spargel essen. Auch die grünen, noch unreifen Schoten (Balgfrüchte) eignen sich, ehe die Samen reifen, gut als Gemüse. Wir haben es probiert. Die gekochten Schoten, paniert und frittiert, haben mir dermaßen gut geschmeckt, dass es mich bewegt, darüber zu berichten.
  Ganz wichtig ist das Kochen, denn der Milchsaft der Pflanze ist eher giftig; er enthält Herzglykoside, die zu Herzrhythmusstörungen führen können. Das gründliche Erhitzen jedoch zersetzt diese Verbindungen vollkommen. Also – ebenso wie bei grünen Bohnen oder Kartoffeln – nicht roh essen!
  Bei den Indianern, den Algonkin und den Irokesen, galten nicht nur die grünen Schösslinge oder unreifen Früchte als beliebte Speise, sondern auch die Blütenknospen; diese wurden als Zutat in Fleischsuppen oder in Maisgrütze gekocht. Es heißt, sie machen das Fleisch zarter. Die Blütenstände wurden für den Winter gesammelt, getrocknet und aufbewahrt.
- **Heilpflanze:** Die Indianer kannten vielfältige Anwendungen der Seidenpflanze als Heilpflanze. Die Milch wurde bei Ringelflechte (Scherpilzflechte, engl. *ringworm*), Verbrennungen und Ausschlag auf die betroffenen Stellen aufgetragen. Die getrocknete, pulverisierte und anschließend gekochte Wurzel wurde bei Husten und Lungenproblemen eingenommen; sie wirkt auch beru-

higend bei Bauchweh und Asthma. In höheren Dosierungen wirkt die Wurzel purgierend, schweiß- und harntreibend sowie menstruationsfördernd (Emmenagogum). Schwangere sollten dieses Mittel unbedingt meiden.

- **Faserpflanze:** Wenn die Fruchtschoten voll ausgereift sind, sind sie ungenießbar. Sie platzen dann auf und entlassen die mit einem seidigen, weißen Haarschopf versehenen linsengroßen, braunen Samen, die der Wind fortträgt. Es sind diese feinen seidigen Fasern, der die Gattung ihren Namen verdankt.
  Aus den Fasern drehten die Indianer Stricke, knüpften und woben daraus Netze, Taschen und Schlingen. Die europäischen Siedler zwirbelten die Seide zu Kerzendochten, die viel sauberer brennen als jeder Docht aus Baumwolle oder anderen Fasern. Auch wattierten sie mit der Seide Winterjacken und Hosen, denn die Seidenpflanzenseide hält wärmer als Wolle und ist sechsmal leichter. Aufgrund dieser Eigenschaft sammelten die Amerikaner im Zweiten Weltkrieg, als die tropischen Kapok-Fasern kaum mehr erhältlich waren, die wildwachsende einheimische Asklepias-Seide. Damit wurden die Jacken der Flieger gefüttert, die nicht nur warm hielten, sondern dank ihrer Leichtigkeit im Notfall auch als Schwimmwesten fungierten. Auch Rettungsringe und Matratzen wurden damit ausgestopft.

Zu dem Namen

Die Gewöhnliche oder Echte Seidenpflanze bekam von Linné den Namen *Asclepias syriaca*, also »syrische Asklepie«. Der große schwedische Botaniker glaubte irrtümlicherweise, das fremde Gewächs käme aus dem Nahen Osten, aus Syrien. Dabei ist es wie fast alle Pflanzen dieser Gattung ein Kind der Neuen Welt. Der Gattungsname *Asclepias* geht übrigens auf Asklepios (Äskulap), den griechischen Gott der Heilkunde, zurück, der ein Sohn des Sonnengottes Apollon und einer Sterblichen war. Äskulaps Lehrer war der weise Zentaur Cheiron. Zentauren, mit dem Kopf eines Menschen und dem Körper eines Pferdes, symbolisieren die Verbindung von Verstand und tierischem Instinkt, Eigenschaften, die ein echter Heiler haben muss. Da Äskulap so erfolgreich heilte, dass er sogar Tote wieder zum Leben erwecken konnte, tötete ihn Zeus mit dem Blitzkeil; der Totengott hatte sich nämlich beschwert, dass die Höllen zunehmend leerer wurden.

Jeder Indianerstamm hatte seine eigene Bezeichnung für die Seidenpflanze. Bei den Cheyenne hieß sie zum Beispiel *Matan Mahk* oder »Milch-Zweig«. Die Englisch sprechenden Siedler nannten sie *milkweed, silkweed, wild cotton* (wilde Baumwolle); die Pennsylvania-Deutschen kannten sie als *Milich Graut*. Im französischen Kanada (Québec) nennt man die Pflanze *cochon de lait* (Milchschwein) oder *cotonier* (der Baumwollige). Der in Deutschland heute bekannteste Name ist »Papageienpflanze«, denn die reifen Balgfrüchte ähneln den inzwischen als Neozoen aus Nordindien in viele Städte Europas eingewanderten grünen Halsbandsittichen (*Psittacula krameri*) oder auch den südamerikanischen Gelbscheitelamazonen (*Amazona ochrocephala*), die etwa im Stuttgarter Schlosspark herumflattern. Gerne werden diese grünen »Papageien« auch als Tischdekoration an den Rand eines Wasserglases gehängt.

Der königliche Schmetterling: Monarch

Innig verbunden mit der Seidenpflanze ist der wunderschön orange und schwarz gezeichnete Monarch-Schmetterling *(Danus plexippus)*. Er ist ein sogenannter Wanderfalter, der sich im Herbst aufmacht und bis zu 3600 Kilometer nach Süden, nach Yucatán in Mexiko, in sein Überwinterungsquartier fliegt. Die Reise dauert acht bis zehn Wochen. Dabei orientieren sich die zarten Flatterer an der Sonne und an dem Magnetfeld der Erde. Die Ankunft der *Mariposa Monarca* fällt mit dem ausgiebig gefeierten farbenfrohen mexikanischen Totenfest, den *Días de los Muertos*, zusammen, wenn die Toten mit Speise und Trank, Blumen und Kerzen begrüßt werden. Schon vor der Ankunft der Spanier symbolisierte für die indigenen Völker die Ankunft der vielen Millionen Edelfalter die Rückkehr der Ahnenseelen.

Die hübschen schwarz-weiß-gelb gestreiften Raupen des Falters leben auf keinen anderen Pflanzen als jenen der Seidenpflanzenfamilie. Beim Fressen nehmen sie die giftigen Herzglykoside auf und reichern sie an. Das dient ihnen als Schutz gegen ihre Feinde. Die Vögel lassen sie deswegen weitgehend in Ruhe.

Inzwischen gibt es auch auf den Kanaren und Azoren Monarch-Falter, sie wurden dort erstmals im Jahr 1864 entdeckt. Biologen nehmen an, dass Stürme und Hurrikane einige Exemplare über den Atlantik trieben. Sie hätten nicht überleben können, gäbe es auf den Inseln nicht auch einige endemische Seidenpflanzengewächse, darunter vor allem die Glatte Baumschlinge oder Hörnerranke (*Periploca laevigata,* spanisch *Cornical*), deren Samenschoten Stierhörnern ähneln. Auch die seltenen Leuchterblumen (*Ceropegia*, spanisch *Cardoncillo*), die derselben Pflanzenfamilie angehören, helfen dem Schmetterling, der inzwischen sein Wanderleben aufgegeben hat, zu überleben.

In der heutigen Zeit geht es den Edelfaltern in der Neuen Welt nicht besonders gut. Die Überwinterungshabitate in Mexiko, wo auf wenigen Hektaren Millionen von Schmetterlingen in dichten Trauben an Bäumen und Büschen hängen, werden durch Landwirtschaft und Holzschlag immer kleiner. Glücklicherweise hat man eine Schutzzone (*Mariposa Monarca Biosphere Reserve*) eingerichtet, in der Touristen die schönen Falter bewundern können und sie eine Überlebenschance erhalten. Verheerend ist jedoch die Anwendung von Herbiziden (Glyphosat) in den USA auf den riesigen Feldern mit genverändertem Mais und Soja; dabei werden die Seidenpflanzen, die das Futter der Schmetterlingsraupen ausmachen, vernichtet. Die einst riesige Monarch-Population ist inzwischen um bis zu neunzig Prozent dezimiert worden.

Eine weitere verbotene Pflanze

Da meine Familie, wie erwähnt, so begeistert war von der Blütenpracht und dem guten Geschmack der unreifen Knospen, blätterte ich dieses Jahr (2019) wieder in Rühlemanns Katalog, um Samen oder Pflänzchen als Geschenk für meine Freunde zu bestellen. Da gab es zwar drei verschiedene Seidenpflanzenarten – die Prärieseidenpflanze (*A. speciosa*), die Rote Seidenpflanze (*A. curassavica*) und die Knollige Seidenpflanze (*A. tuberosa*) –, aber nicht die Gewöhnliche Seidenpflanze *Asclepias syriaca*. Warum wurde sie nicht mehr angeboten? Es dauerte nicht lange, bis ich den Grund erfuhr: Diese Art der Seidenpflanze wurde von der Europäischen Kommission am 2. August 2017 als gebietsfremder, potenziell invasiver Neophyt verboten! Die Liste der als IAS (*invasive alien species*) verbotenen Pflanzen wird immer länger. Am selben Tag setzten die Schreibtischtäter zwölf weitere Spezies auf die Verbotsliste.

Wer sich für Neophyten, ihre Ethnobotanik und Anwendung als Heilpflanzen oder Wildgemüse interessiert, dem sei mein Buch *Wandernde Pflanzen* (AT Verlag, 2012) empfohlen.

Noch kann man folgende Seidenpflanzen legal erwerben:

- Die aus dem Westen der USA kommende **Prärieseidenpflanze**, auch **Schöne Seidenpflanze** genannt, die der Gewöhnlichen Seidenpflanze recht ähnlich ist. Auch ihre jungen Triebe, Blü-

ten und unreifen Schoten können sehr gut als Wildgemüse gekocht werden. Die **Rote Seidenpflanze** oder **Indianerseidenpflanze**, auch **Wilde Ipecacuanha** genannt, kommt aus dem tropischen Süd- und Mittelamerika. Diese nicht winterharte Zierpflanze mit ihren hell leuchtenden orangeroten Blüten ist nicht nur eine Schmetterlings- und Bienenweide, sondern auch eine Augenweide. Die Volksmedizin Mittelamerikas kennt viele Anwendungen der an sich giftigen Pflanze: die zerstampften Blätter dienen als Umschlag für Geschwüre, als Mittel bei Tripper, Zahnweh, zur Blutstillung und vieles mehr.
- Die mehrjährige, winterharte orangerot blühende **Knollige Seidenpflanze** spielte bei den Indianern eine wichtige Rolle als purgierende, schweißtreibende und schleimlösende Heilpflanze. Die weißen Siedler nannten sie Pleuritis-Wurzel (*pleurisy-root*), was sich auf Rippenfellentzündung bezieht, und verwendeten sie bei Lungenentzündung und Erkältungen.

Die Seidenpflanze ist auf jeden Fall interessant. Ich habe in ihr einen weiteren pflanzlichen Verbündeten gefunden.

INVASIVE ALIENS – DIE SACHE MIT DEN NEOPHYTEN

Neophyten sind die »neuen Pflanzen«, also jene Arten, die es vor 1492 auf unserem Halbkontinent nicht gab und die erst nach diesem Datum unsere Wälder, Fluren und Felder besiedelten. Warum 1492? Weil damals Kolumbus mit der »Entdeckung« Amerikas das Schleusentor für einen weltumspannenden Handel öffnete, in dessen Folge bestimmte Pflanzen ganz neue Territorien erobern konnten. Viele Arten – Mais, Kartoffeln, Topinambur, Essigbaum, Herkulesstaude, Kanadische Goldrute und andere mehr – wurden von Botanikern und Pflanzenliebhabern absichtlich eingeführt, andere dagegen kamen als blinde Passagiere.

Viele dieser Neulinge blieben brav in ihren zugewiesenen Beeten, andere wie das Einjährige Berufkraut oder die kleine Strahlenlose Kamille, beide aus Amerika, störten niemanden. Eine Minderheit jedoch erwies sich als besonders vital und drang massiv in einheimische Biotope ein. Naturschützer waren zunehmend beunruhigt, sie fürchteten, dass diese fremden Eindringlinge die einheimische Flora verdrängen und einige der zarteren Arten gar auslöschen könnten.

Nicht nur in Europa, sondern auch in Amerika, Australien und Südafrika wurden »Schwarze Listen« von besonders »bösen« invasiven Pflanzen – im Englischen *invasive aliens* – aufgestellt. Propagandistische Begriffe sind das: Auf Schwarze Listen setzte man einst missliebige politische Gegner, die es zu liquidieren galt, und mit »Alien« bezeichnet man das vollkommen Fremdartige, etwa Kreaturen von anderen Planeten.

In der Schweiz werden rund 350 erfolgreiche wildwachsende Neophyten ausgemacht: Zwanzig Arten davon gelten als invasiv und stehen auf der Schwarzen Liste der unerwünschten Arten[7]: an erster Stelle die Aufrechte Ambrosie (Beifußblättriges Traubenkraut), gefolgt von Riesenbärenklau (Herkulesstaude), dann dem ostasiatischen Staudenknöterich, Essigbaum (Hirschkolben-Sumach), Götterbaum, Sommerflieder und anderen. In den USA ist neben dem Landwirtschaftsministerium die Heimatschutzbehörde (*Department of Homeland Security,* DHS) befugt, die Prioritäten zur Kontrolle und Bekämpfung der Fremdpflanzen festzusetzen. Die Heimatschutzbehörde ist zuständig für die Identifizierung und Überwachung möglicher Terroristen, die Anschläge in den USA planen, aber auch dafür, fremde Pflanzen und Tiere abzufangen und ihnen den Zugang ins Land zu verwehren. Al-Kaida-Terroristen und »invasive Organismen« werden damit praktisch gleichgestellt.

Was wird diesen Pflanzen zur Last gelegt, und warum werden Ausrottungskampagnen gegen sie inszeniert? Es heißt:

- Sie verdrängen die einheimische Flora und bedrohen die Biodiversität. Sie rauben anderen Pflanzen Nährstoffe und Wasser.
- Sie verändern die Lebensbedingungen der einheimischen Fauna und stören das ökologische Gleichgewicht.
- Oft sind sie giftig für Menschen und Nutztiere (etwa die Herkulesstaude, die bei Menschen mit sensibler Haut schwere Verbrennungen verursachen kann, wenn diese in Anwesenheit von Sonnenlicht mit ihr in Berührung kommen), oder sie erzeugen schwerwiegende gesundheitliche Schäden (etwa die Ambrosie, deren Pollen angeblich Heuschnupfen auslösen).
- Ihre Bekämpfung ist ein millionenschwerer Kostenfaktor.
- Sie verteuern die landwirtschaftliche Produktion.

7 Erstellt von der schweizerischen Kommission für die Erhaltung von Wildpflanzen (SKEW).

Eine Heerschar amtlicher Umweltexperten und Institutsmitarbeiter erstellen Statistiken, arbeiten Maßnahmen zur Bekämpfung aus und berechnen die von den Neophyten verursachten wirtschaftlichen Schäden. Die Medien – immer gut für sensationelle Storys – haben das Thema der gefährlichen Invasoren aufgegriffen und das Publikum alarmiert. Politiker, die ebenso wenig von Umwelt und Natur verstehen wie die Journalisten, können sich ohne großes Risiko als umweltfreundlich und der Umwelt Sorge tragend profilieren, indem sie Ausrottungsaktionen durchsetzen. Inzwischen hat die Kampagne gegen die fremden Pflanzen hysterische Dimensionen angenommen. An deren Richtigkeit sind jedoch berechtigte Zweifel angebracht.

Verdrängen Neophyten einheimische Pflanzen?

Noch keine einzige einheimische Art ist durch Neophyten zum Aussterben gebracht worden. Viele Neophyten beschränken sich auf begrenzte Regionen, da sie nur dort überleben können, wo sie die geeigneten ökologischen Bedingungen vorfinden. Die meisten (65 Prozent) wachsen auf vielfach gestörten, von Maschinen geschundenen, oft verfestigten, verölten, versalzten oder verseuchten Böden in Industrielandschaften, an Stadträndern, an Bahngleisen, auf Bauland, im aufgelassenen Tagebau und Steinbruch, aber auch in Forsten, Parks und Gärten, wo massive Erdbewegungen stattgefunden haben und die Umwelt stark belastet ist. Das entspricht den Lebensbedingungen in den Halbwüsten Mittelasiens oder im amerikanischen Westen, wo viele dieser Pflanzen herkommen.

Projektionen, basierend auf Computer-Simulationen, die suggerieren, dass diese vitalen Pflanzen im Begriff sind, ungehemmt ganze Landschaften zu überwuchern, werden sich bestimmt nicht bestätigen. Naturprozesse verlaufen in Zyklen, in Kreisläufen, in Pendelschlägen des Zunehmens und Abnehmens. Ein ungebremstes, exponentielles Wachstum ist kaum möglich; so etwas findet nur in den Anfangsstadien statt. Irgendwann stößt das Wachstum an seine natürliche Grenze.

Wiederbesiedlung nach Eiszeit

Kälte und Gletscher verdrängten während der Eiszeit bis auf wenige Eiszeitrelikte die europäische Flora. Tausende Arten und über hundert Gattungen gingen verloren. In Nordamerika, wo die Vegetation den Gletschern ausweichen konnte, da weder Berge noch Meere eine Barriere bildeten, gibt es dreimal so viele Pflanzenarten wie in Europa. Ostasien übertrifft in der Zahl der Arten Europa ebenfalls bei Weitem. Nach dieser »Stunde Null« fand eine allmähliche schubweise Wiederbesiedlung Europas statt. Bei den Neophyten handelt es sich oft um Mitglieder von Gattungen, die es vor der Eiszeit hier schon einmal gab. Diese Pflanzen sind sozusagen »Spätheimkehrer«.

Von den Refugien ausgehend, vor allem vom Kaukasus, kam der erste Wiederbesiedlungsschub. Mit den ersten Bauern, den Bandkeramikern aus Kleinasien, kamen die Acker(un)kräuter. Viele dieser sogenannten Archäophyten – Kornrade, Kornblume, Gauchheil usw. – stehen heute auf Roten Listen vom Aussterben bedrohter Arten. Es sind aber nicht die Neophyten, die diese Ackerflora bedrohen, sondern moderne Agrarmethoden und Herbizide.

Kosten und Nutzen

Es ist viel von den Unkosten die Rede, die die Neophyten verursachen. Bei genauem Hinschauen entfallen die Hauptkosten auf die Bekämpfungsmaßnahmen. Wenn wir uns mit der Ethnobotanik der neuen Pflanzen beschäftigen, also erforschen, wie die Eingeborenen in den Herkunftsländern mit ihnen umgehen, erfahren wir, dass die meisten von ihnen als Nutzpflanzen, als Nahrungs- oder Heilmittel verwendet werden. Die Kanadische Goldrute ist für die Indianer eines der besten Nierenheilmittel. Der Essigbaum ist für sie ein wichtiges adstringierendes Mittel bei Wunden, Darmerkrankungen und Hämorrhoiden; aus den roten Früchten wird eine Vitamin-C-reiche »Limonade« hergestellt. Eine Abkochung der Ambrosie hilft bei Darmblutungen; übrigens litten die Indianer nicht an Heuschnupfen, obwohl die Ambrosie massiv in Nordamerika wächst. Pollenallergie trat erst Mitte des 19. Jahrhunderts als Zivilisationskrankheit auf und hat andere Ursachen als den Blütenstaub des Traubenkrauts. Viele Neophyten wie das Franzosenkraut oder der Japanische Staudenknöterich sind gut zu essen. Sogar die jungen Triebe der Herkulesstaude können – wie der Meister der Haute Cuisine, Jean-Marie Dumaine, zeigen konnte – zu einem feinen Gemüse gemacht werden. Andere Arten eignen sich als nachwachsende Rohstoffe.[8]

Wer steckt hinter der Verleumdungskampagne?

In Südafrika fiel mir ein hervorragend illustriertes Lexikon der Neophyten in die Hand.[9] Die Publikation wurde von der agrarchemischen Industrie mitfinanziert. Der Chef des südafrikanischen Zweigs des Bayerkonzerns (*Bayer Crop Science*) steuert ein Vorwort bei. Darin erklärt er, dass die Beseitigung von invasiven Neophyten und anderen potenten Unkräutern aus humanitären Gründen zwingend notwendig sei, denn sonst würde es uns nicht gelingen, bei gleich bleibender Ackerfläche die wachsende Weltbevölkerung zu ernähren – bis zum Jahr 2030 werden es weitere 1,7 Milliarden hungrige Mäuler sein. Ohne Anwendung von effizienten Herbiziden sei mit Ernteverlusten bis zu 75 Prozent zu rechnen. Auch in den USA schürt die Agrarindustrie Angst vor den Neophyten und argumentiert für die Notwendigkeit ihrer Eliminierung. Ein profitables Business!

Eine andere Sichtweise

Mein alter Freund, der Cheyenne-Medizinmann Tallbull, sagte mir einmal bezüglich der Neophyten: Diese zugewanderten Pflanzen sind Kinder der Mutter Erde. Sie verdienen unseren Respekt. Die Natur ist weise, weiser als unser beschränkter, berechnender Verstand. Wir sollten uns über neue Pflanzen freuen. Sie schenken den Bienen Nektar und Pollen, den Vögeln und anderen Tieren Futter und Samen und uns Menschen Heilung von Krankheiten.

Als Ethnobotaniker versucht man zu erfahren, wo die besagten Eindringlinge herkommen und wie sie von den indigenen Völkern benutzt werden, welche Rolle sie als Heilpflanzen, Nahrungspflanzen oder Nutzpflanzen spielen, welche symbolische Bedeutung sie haben. Tatsächlich haben manche an ihrem Ursprungsort sogar den Status einer heiligen Pflanze.

Warum sind sie zu uns gekommen? Was will uns die Natur damit sagen?

Wer weiß schon, dass man aus der Herkulesstaude ein gutes Gemüse machen kann, dass man die schwarzen Samen des Springkrauts essen kann – sie schmecken wie Walnüsse – und dass sich aus ihrer Blüte ein pilzwidriges Heilmittel herstellen lässt? Wer weiß schon,

---

8 Details und genauere Angaben zum Nutzen der Neophyten finden sich in: Storl, W.-D.: *Wandernde Pflanzen*, Aarau und München: AT Verlag, 2012. Zur Verwendung in der Küche siehe: Dumaine, Jean-Marie: *Meine Wildpflanzenküche*, Aarau und München: AT Verlag, 2007, *Kochen mit Wildpflanzen*, ebda. 2011, sowie *Dumaines wilde Gemüseküche*, ebda. 2014 (alle vergriffen).

9 Bromilow, Clive: *Problem Plants and Alien Weeds of South Africa*, Pretoria: Briza Publications, 2010

dass der Riesenknöterich aus Ostasien bei Venenbeschwerden helfen kann, dass er schwermetallverseuchte Böden zu sanieren hilft, dass Bio-Gärtner mit Auszügen aus den Wurzeln ein Mittel gegen Mehltau, Blattpilz und Feuerbrand zur Hand haben? Dass die Blätter des Essigbaums (Hirschkolben-Sumach) bei den Indianern als Tabak mit in die Friedenspfeife kamen, dass man aus den blauen Beeren der Mahonie einen Wein bereiten kann und so weiter und so fort. Auf meiner Entdeckungsreise habe ich die Neophyten lieben gelernt:

Auch sie sind Kinder:
Kinder des Himmels wie wir
und Kinder derselben Mutter Erde,
die uns trägt.

INDUSTRIEWÜSTEN: PARADIESE FÜR NEOPHYTEN

Im Ruhrgebiet hat sich wie auch in den englischen Midlands, in Lothringen, in Nord-Pas-de-Calais und anderen alten Industrieregionen die Natur, besonders die Pflanzenwelt, auf ungewöhnliche Weise entwickelt. Noch im 18. Jahrhundert war das Ruhrgebiet eine eher ländliche Region. Städte wie Dortmund und Duisburg hatten jeweils nicht mehr als fünftausend Einwohner. Die industrielle Revolution änderte das schlagartig. Der Kohlebergbau und die Stahlindustrie benötigten Hunderttausende Arbeitskräfte. Der Erdboden wurde aufgewühlt, rußige Rauchwolken verdüsterten den Himmel, die Flüsse und Bäche wurden zu chemisch verseuchten Abwasserkanälen, eine ungeordnete Verstädterung überwucherte die Landschaft. Die Bewohner des Ruhrgebiets und der heruntergekommenen Industriestädte sind nicht gerade bekannt für ihre Naturnähe. Wie sollte sich unter diesen Umständen unter den Menschen auch eine innige Verbindung zur natürlichen Mitwelt, zu den einheimischen Tieren und Pflanzen, entwickeln?

Die Zeiten ändern sich. In all diesen ehemaligen Industrieregionen ist die Schwerindustrie inzwischen zum Erliegen gekommen. Überall werden Teile der Landschaft renaturiert; die kanalisierten, einbetonierten Flüsse enthalten zwar noch erhebliche toxische Rückstände, aber sie sind keine offenen Kloaken mehr, und der Himmel ist wieder blau. Besonders interessant entwickelt sich die Vegetation an den verwaisten Industriestandorten. Nirgendwo findet man so viele neu zugewanderte Pflanzen aus allen Teilen der Welt. Auf den geschundenen Böden wachsen nun Robinien, Eschen-Ahorn, Essigbaum, Seidiger Hartriegel und andere Bäume aus Nordamerika; hinzu kommen der Götterbaum, die Kartoffelrose und der Sommerflieder aus Ostasien. Die offenen Flächen werden von weiteren grünen Zuwanderern wie dem Indischen Springkraut, der kanadischen Goldrute, dem südafrikanischen Jakobskraut, mit Melden und Gänsefußarten aus Zentralasien, Fuchsschwanz und Nachtkerze aus Nordamerika bedeckt. Pionierpflanzen sind das, Pflanzen, die geschundene Böden heilen. Fast alle diese Pflanzen mit »Migrationshintergrund« sind zugleich auch Heilpflanzen für uns Menschen – nur wissen das die wenigsten.

Vor einigen Jahren wurde ich im Herbst von der Heilpflanzenschule Phytaro nach Dortmund eingeladen, ein Seminar durchzuführen. Da konnte ich zum ersten Mal diese einmalige Ökologie erleben. Wo einst Krupps Schlote rauchten, zwischen Fabrikruinen, Rost und Schlacke, war eine neue aufregende Naturwildnis erstanden. Im Halbschatten unter den exotischen Bäumen entdeckte ich reife rote Erdbeeren. Wie konnte das sein, es war doch September. Aber was konnte es anderes sein als Erdbeeren? Doch dann stutzte ich: Sie blühten noch, und die Blüten waren gelb! Ich kostete eine der vermeintlichen »Erdbeeren«. Kein Erdbeeraroma stieg in die Nase, und sie schmeckten wässrig und fad. Erst später erfuhr ich, dass ich die Indische Scheinerdbeere (*Duchesnea indica*) gefunden hatte, eine Verwandte des Fünffingerkrauts, das eigentlich aus China kommt.

Neben den Neophyten gibt es im Ruhrgebiet selbstverständlich auch noch die herkömmlichen mitteleuropäischen Kräuter, Sträucher und Bäume. Die Pflanzenvielfalt ist in dieser Region überhaupt unerwartet groß, denn ein urbanes Ökotop ist wärmer und vielgestaltiger als das eher eintönige grüne Agrarland oder ein Fichtenforst. Da gibt es wirklich viel Nützliches und Aufregendes zu entdecken. Eigentlich wäre es höchste Zeit, dass sich die einheimischen Schimanskis und Co. mit diesen Aspekten ihrer Lebenswelt beschäftigen. Das wäre eine lohnenswerte Aufgabe für die Lehrer in den Schulen.

PFLANZENSCHÄTZE INDIENS[10]

Pflanzen sind Götter, sagen die Inder, denn sie ernähren uns, geben uns Sauerstoff zum Atmen, heilen uns, wenn wir krank sind, trösten und erfreuen unsere Seele mit ihrer Schönheit, wärmen uns mit ihrem Holz und kleiden uns mit ihren Fasern. Wer würde es da wagen, zu behaupten, Pflanzen seien primitiv und auf der untersten Stufe des Lebens anzusiedeln. In Indien hat man es schon seit Jahrtausenden gewusst: Da gelten die Pflanzen-*Devas* als lichtverbundene göttliche Wesenheiten, die allen Erdbewohnern das Leben schenken.

Selbstverständlich ist es unmöglich, hier auch nur annähernd die vielen Tausenden von Arten, die auf dem indischen Subkontinent wachsen, zu würdigen. Ich habe lediglich einige wenige ausgesucht, die nicht nur botanisch interessant sind, sondern auch eine wichtige kulturelle, ethnobotanische Bedeutung haben. Indem wir die sakralen Pflanzen Indiens anschauen, erfahren wir auch etwas über die Pflanzen, die bei uns im mittleren Europa zuhause sind.

Würgefeige oder *Banyan*-Baum *(Ficus benghalensis)*

Die Würgefeige ist ein beliebter schattenspendender Marktbaum, unter dem die *Banyas,* die Händler, ihre Ware ausbreiten und feilbieten – daher der einheimische Name. Für die Händler ist dieser Feigenbaum eine Quelle möglichen Wohlstands, denn *Kubera*, der unermesslich reiche, schätzehütende König der Zwerge, wohnt unter seinen Wurzeln. Aber auch Manasa, die Göttin der weisen, schillernden Schlangenfürsten (Nagas), hat ihr Reich unter den Wurzeln des Baumes. Einst wuchs der Baum tief verborgen unter der Erde im Reich der Nagas, und nur die Insekten wussten davon. Eines Nachts träumte die Erdgöttin Amba von dem versteckten Baum. Als ein Käfer ihr verriet, wo sich der Baum befand, machte sie sich auf den Weg, ihn auf die Erdoberfläche zu holen. Der Schlangenkönig tötete sie jedoch mit seinem giftigen Biss. Als Shiva und Parvati Ambas Leiche fanden, erweckten sie die Mutter Erde zu neuem Leben und erlaubten ihr, den Baum zu holen.

Die Vögel, Eichhörnchen und Affen danken es ihr, denn sie fressen die kleinen Früchte fürs Leben gerne. Die vielen winzigen Samen

10 Die hier erwähnten Pflanzen sind Gegenstand der ethnobotanischen Filmreise *Rückkehr an den Ganges* (2013), produziert von Ingo Storl (Regisseurin Johanna Michna).

scheiden diese Tiere dann auf den Ästen anderer Bäume aus; ein kleiner Epiphyt entsteht, der dann dünne Luftwurzeln zum Erdboden hinabsendet. Allmählich verwachsen diese Luftwurzeln, umschlingen den Wirtsbaum und erwürgen ihn, sodass nur der Banyan übrigbleibt. So ähnlich – erzählen uns die Weisen Indiens – nimmt der göttliche Same von uns Besitz, wächst, umschlingt uns und würgt unser Ego ab, bis wir selber göttlich geworden sind. Daher ist der Banyan heilig – so heilig, dass man in seinem Schatten nie eine Lüge aussprechen oder ihn mit Eisen, dem Metall verletzender Waffen, berühren darf. Wie beim Holunder im keltisch-germanischen Kulturkreis soll man den Kopf zum Gruß beugen, wenn man an diesem Baum vorbeigeht.

Heiliger Feigenbaum, Bodhi-Baum oder Pipal *(Ficus religiosa)*

Wer kennt nicht den mächtigen Feigenbaum, den *Bodhi*-Baum, unter dem Siddhartha nach vierzigtägigem Fasten die Erleuchtung fand und zum *Buddha* wurde. Der Pipal ist der Weltenbaum der Inder. Die Axt an ihn zu legen, kommt dem Mord an einem Brahmanen gleich. Alle Götter wohnen in ihm. Der Schöpfer Brahma in den Wurzeln, Vishnu, der Weltenerhalter, in den Ästen und Shiva in den Blüten. Jedes Blatt enthält die Weisheit der Veden. Er verbindet Himmel und Erde, den kosmischen Adler Garuda mit den Nagas, den Schlangenfürsten tief in der Erde. Unter dem Baum zu meditieren, bringt seelische und körperliche Gesundheit. Jeden Morgen werden in ganz Indien Pipal-Bäume mit Lichtern, Sandelholz, Milchopfer, Zinnober, Gangeswasser, Liedern und Mantras verehrt. Als die *Arya,* die indoeuropäischen Einwanderer, ihren Weltenbaum, die Eiche, auf dem Subkontinent nicht vorfanden, wählten sie diesen Feigenbaum als Stellvertreter. Wegen der Form der Blätter nannten sie ihn *Pipal,* also »Pappel«.

Reis oder Dhanya *(Oriza sativa)*

Reis, das Grundnahrungsmittel Südasiens, eignet sich als beste Opfergabe in allen Zeremonien und Ritualen für die Ahnen und Götter. Damit die Verstorbenen auf ihrem langen Weg zu den Ahnen nicht hungern und dürsten müssen, hängt man ihnen ungesalzene Reiskugeln und mit Ganges-Wasser gefüllte Tonschalen in große alte Feigenbäume.

Die Reispflanze ist Verkörperung der Göttin Lakshmi, der Spenderin des Wohlstands und Glücks, der Shakti (weibliche Kraft) des Welten-Erhalters Vishnu.

Im Herbst, am neunten Tag des großen Festes *Dusshera,* erscheint die dämonenbesiegende, löwenreitende Göttin Durga als *Shakambari,* »Trägerin der neun grünen Kräuter«. An diesem Tag – ähnlich wie bei der christlichen Kräuterweihe Mitte August zu Maria Himmelfahrt – weihen die Frauen neun Heil- und Zauberpflanzen, die sie für das Jahr im Haus und im Stall brauchen. Eine grüne Reispflanze ist immer mit dabei.

Hanf oder Ganja *(Cannabis indica)*

Die Hanfpflanze, die vielerorts in Indien am Wegrand wächst, ist Shiva, dem Gott der Götter, geweiht. *Bhangeri Baba* (Hanf-Väterchen) ist einer seiner vielen Namen. Für gottgeweihte Wandermönche (Sadhus) ist es eine Pflanze, die – als *Bhang* gegessen oder als *Ganja* geraucht – die spirituelle Meditation fördert. Einem normalen Sterblichen, der nicht in Shiva, dem göttlichen Selbst, zentriert ist, kann sie jedoch die Sinne verwirren. Die einfachen Leute nutzen das Kraut nur im rituellen Kontext, etwa bei der Totenverbrennung, um den Verstorbenen eine kurze Wegstrecke in die Anderswelt meditativ zu begleiten, oder bei der Hochzeit, um den Alltag zu verlassen und der »himmlischen« Vermählung beizuwohnen. In der Ayurveda-Heilkunde wiederum werden Hanfpräparate praktisch als Allheilmittel eingesetzt. Weitere Namen der Hanfpflanze sind: *Vijaya* (Sieg), *Shivapriya* (Shivas Geliebte), *Unmattini* (Wahnsinn) oder Kraut des *Harshini* (Gottheit der Totenfeier).

Stechapfel oder Dhatura *(Datura stramonium)*

Auch der Stechapfel, ein sehr giftiges Nachtschattengewächs, das vielerorts in Indien auf ödem Brachland wächst, ist eine Lieblingspflanze Shivas. Der große Gott freut sich, wenn man das *Lingam*, sein Symbol in Form einer Steinsäule, mit einer der weißen Blüten verehrt. Schamanen und Heiler im Himalaja benutzen die Pflanze gelegentlich in ihren Heilsitzungen und Zauberpraktiken. Um sie zu sammeln, gehen sie vor Sonnenaufgang los, opfern etwas Reis, zünden eine Lampe mit Butterschmalz an und besprechen die Pflanze, ehe sie die Blätter pflücken.

Niembaum oder Margosa *(Azadirachta indica)*

Von der Sünde heißt es, sie sei zuerst süß wie Honig, aber dann bitter wie Galle. Beim Niem ist das Gegenteil der Fall. Das indische Sprichwort sagt von dem Baum: »Bitter sind die Blätter, aber sein Herz ist honigsüß.« Niem ist der Pockengöttin Shitala geweiht, die auf einem grauen

Esel geritten kommt. Mit Niemblättern besänftigt man sie. Mit den getrockneten Blättern kann man räuchern, um böse Geister aus dem Haus zu vertreiben oder die Geister von Wiedergängern und Vampiren fernzuhalten. Getrocknete Blätter werden in Lebensmittelbehälter gelegt, um Insekten, Würmer und Schimmelpilz fernzuhalten. Auch in der Saatbank auf Dr. Vandana Shivas Farm (*Navdanya Biodiversity Farm*), wo bedrohte einheimische Reissorten und anderes Saatgut aufbewahrt werden, schützt man die kostbaren Samen durch Beigabe von Niemblättern. Rinde, Frucht und Öl des Baumes haben starke medizinische Eigenschaften. Sie helfen bei Hautkrankheiten (Niemseife!), Ekzemen, Gelbsucht, Bluthochdruck, Schilddrüsenerkrankung, Schlangenbiss und Lepra. Mit den antiseptischen Niemzweigen putzt man sich in indischen Dörfern die Zähne. Die medizinischen, insektiziden und fungiziden Eigenschaften der Pflanze sind den pharmazeutischen Konzernen nicht entgangen. Ein US-Konzern hat ein Patent auf den Niembaum angemeldet. Vandana Shiva organisierte eine Kampagne gegen diese Bio-Piraterie und gewann. Im Mai 2000 wurde das Patent aufgehoben.

Studentenblume oder Gaenda *(Tagetes)*

Die blühfreudige goldgelbe Studentenblume oder Tagetes ist aus dem indischen Geistesleben nicht wegzudenken. Götterstatuen und Shiva-Lingams, Altäre und Gurus werden mit langen Girlanden dieser Blüten geschmückt und behangen. Insbesondere die große Göttin wird einem wohlgesonnen, wenn man sie mit einem Tagetes-Kranz (*Mala*) verehrt. Wenn einem kinderlosen Paar endlich das lang ersehnte Kind geboren wird, dankt man der Göttin Ganga mit einer Studentenblumen-Girlande, die über den heiligen Fluss Ganges gespannt wird. Es scheint eine urindische Pflanze zu sein; umso mehr erstaunt es, wenn man erfährt, dass die Tagetes ursprünglich aus Mexiko kommt. Auch dort wurde sie von den Azteken in religiösen Reinigungszeremonien und Opferritualen[11] und als Heilmittel bei Erkältungen, Verdauungsstörungen und Fieber verwendet. Noch heute spielt die der Gottesmutter Maria geweihte Blume beim Totenfest Allerheiligen (mexikanisch: *Día de los muertos*) eine wichtige Rolle.

11 Aztekische Priester bliesen den pulverisierten Staub der Tagetes-Blüten ihren Opfern ins Gesicht, ehe sie ihnen auf den Tempelpyramiden das pochende Herz herausschnitten und dem Sonnengott opferten.

Kokosnuss *(Cocos nucifera)*

Für uns im Westen ist die Kokospalme Sinnbild des unbeschwerten Urlaubs auf einer tropischen Insel. In Indien dient sie als Baumaterial, als Nahrung, als Heilmittel bei vielen Krankheiten, als Faserlieferant für Seile, Stricke, Matten, Taschen, als Dachdeckmaterial und auch als Rauschspender in Form von Palmwein (*Toddy*). Kein Wunder, dass man sie als *Shripala,* »höchste, verehrungswürdige Frucht«, bezeichnet. Stellvertretend für den Schädel, diese Trutzburg des menschlichen Egos, zerschlägt man eine Kokosnuss vor dem Altar der hohen Götter. Man opfert sie der Glücksgöttin Lakshmi, dem Meeresgott Varuna und füttert das sakrale Feuer mit ihr. Bei der Amtseinsetzung der indischen Politiker knallen keine Sektkorken, sondern es werden Kokosnüsse zerschlagen und geopfert – *cocotizing* nennt man das in Hindu-Englisch.

Chinesischer Roseneibisch, Hibiskus oder Gulhal *(Hibiscus rosa-sinensis)*

Kali, die schwarze Göttin der alles verschlingenden Zeit und der Zerstörung, lässt sich am besten mit der knallroten Blüte dieses Malvengewächses verehren. Man sollte sie auch verehren, denn sie zerstört alle unsere Illusionen und Wahnvorstellungen. Auch der elefantenköpfige Gott Ganesha, der Blockierungen und Widerstände erzeugt oder auch beseitigt, kann mit der Blume verehrt werden. Trotz ihrer Schönheit sollte man mit dieser Blüte vorsichtig umgehen, denn es heißt, sie ziehe ungute Geister an, und Hexen benutzen sie bei ihren Schadzaubereien. Kinder sollten sie auf keinen Fall berühren. Medizinisch wirkt der Hibiskus erweichend, kühlend und lindernd bei Geschwüren und Hautleiden.

Die Blüten werden verwendet, um die Haare schwarz zu färben. Früher wurden sie auch benutzt, um schwarze Schuhcreme herzustellen – deswegen nannten die Briten die Pflanze *shoe flower* (Schuhblume).

Heiliges Basilikum, Tulsi oder Vrinda *(Ocimum sanctum)*

Das Heilige Basilikum ist die pflanzliche Verkörperung Lakshmis oder Sitas, der ewigen Gefährtin des Weltenerhalters Vishnu. Fast jedes Hindu-Haus und jeder Tempelgarten hat einen Altar mit diesem Lippenblütler. Täglich verehren die Frauen diese heilige Pflanze mit angefeuchtetem Reis, Blumen, rotem Zinnober und Süßigkeiten, dabei schwenken sie Lichter und umwandeln die Pflanze sieben Mal im Uhrzeigersinn. Sogar die Erde rund um die Pflanze gilt als heilig.

Tulsi gilt als Vishnus Geliebte (*Hari Priya*). Jedes Jahr im Spätherbst findet in jedem Hindu-Haus die Hochzeit des Götterpaars statt; dabei wird die Basilikumpflanze mit einem schwarzen Stein beziehungsweise einem versteinerten fossilen Kopffüßler (Ammonit), der Vishnu darstellt, vermählt.

Tulsi ist eine der wichtigsten Heilpflanzen. Bei vielen Erkrankungen, von Erkältungen, Magen-Darm-Störungen bis hin zu Wechselfieber, findet es Anwendung. Sterbenden wird ein Tulsiblatt unter die Zunge gelegt. Der Totengott würde es nicht wagen, eine Seele, die mit diesem wohlriechenden Kraut verbunden ist, in die Hölle zu zerren.

Betelnuss *(Areca catechu)* und Betelpfeffer oder Pan *(Piper betle)*

Es kann vorkommen, dass ein Tourist, der sich das erste Mal in Südostasien befindet, erschrickt, wenn er sieht, wie jemand im hohen Bogen eine blutrote Flüssigkeit ausspuckt. Das ist aber kein Blut, sondern der rot gefärbte Speichel, der sich im Mund durch das Kauen von *Pan* ansammelt. Pan – in Betelpfefferblätter gewickelte, mit Kalk und verschiedenen Gewürzen gemischte zerkleinerte Betelnüsse – wurde in Indien schon seit Jahrtausenden als Genussmittel, Aphrodisiakum, Verdauungshilfe und Anregungsmittel gekaut. Auch Parasiten und Eingeweidewürmer werden durch die Wirkstoffe in der Betelnuss abgetötet. Marco Polo war der erste Europäer, der Betelnuss kaute und im 13. Jahrhundert davon berichtete.

Betelpfefferblätter sind Teil fast aller religiöser Zeremonien, etwa Bestattungen, Hochzeiten oder der Verleihung des heiligen Fadens bei der Geschlechtsreife. Alle Götter mögen Betelnuss. Vor allem aber lassen sich die Glücksgöttin Lakshmi und Kama, der Gott der Liebe, der mit seinen Pfeilen die Liebessehnsucht entfacht, mit Pan verehren.

Mimose oder Lajwanti *(Mimosa pudica)*

Wenn man die zu den Hülsenfrüchtlern zählende Mimose berührt, zuckt sie zusammen und faltet in Sekundenschnelle ihre zarten, filigran gefiederten Blätter zusammen. Die sensitive Ruderalpflanze stammt zwar aus dem tropischen Amerika, aber ihre Reaktionsfreudigkeit hat die Imagination der Menschen überall angeregt. In Indien symbolisiert sie *Lajwanti,* eine sittsame, empfindsame, schamhafte, delikate, schüchterne Frau – das sind Attribute, die sie in die Nähe der jungfräulichen

Parvati rücken oder der Sita, der Gemahlin Ramas, die vor der Berührung durch Ravanna, dem Dämonen, der sie entführte, zurückschreckt. Lajwanti ist auch der Name des in Cannes (1959) preisgekrönten Films von einer zu Unrecht verstoßenen Frau, der man vorwarf, ihre Ehre verloren zu haben. Auch ein beliebtes Volkslied aus dem Punjab singt von einer Lajwanti, die von ihrem Mann misshandelt und verstoßen wird. Obwohl sie ein Neophyt ist, hat die ayurvedische Heilkunde die kühle, bittere Wirkung der eher giftigen Pflanze für sich entdeckt und setzt sie bei Lebererkrankung, Lepra, bei uterinen Blutungen und zur »Blutreinigung« ein.

Milchige Riesenseidenpflanze, Kronenblume oder Arka *(Calotropis gigantea)*

Die Kronenblume ist ein Seidenpflanzengewächs, das man häufig in den Tropen verwildert auf Brachland findet. Die spektakulären blass lilavioletten Blüten werden dem Sonnengott Vishnu oder dem »Affengott« Hanuman zu Ehren dargebracht. Aber auch der große Shiva freut sich, wenn man sein Zeichen, das Lingam, mit der Kronenblume schmückt.

Der klebrige weiße Milchsaft, der bei Verletzung der Staude üppig hervorquillt, gilt aufgrund der herzglykosidähnlichen Wirkung als leicht giftig. Dennoch wird er in der ayurvedischen Medizin häufig verwendet. Die getrockneten Blätter werden bei Asthma geraucht, die gekochten als Wurmmittel verwendet; die Wurzel ist stark schweiß- und harntreibend.

Auch im Volksaberglauben spielt diese Seidenpflanze eine Rolle. Wer eine Witwe heiraten will, wird zuerst zeremoniell mit einer Kronenblume vermählt. Und bei einer Pilgerreise tut man gut daran, eine Halskette (*Mala*) aus den Blüten zu tragen.

Der Meerrettichbaum *(Moringa oleifera)*

Moringa klingt wie ein Zauberwort; es könnte der Name eines Magiers oder einer Zauberfrau sein. Es ist aber der wissenschaftlich-botanische Name eines Baumes, der tatsächlich zauberhafte Qualitäten hat. In fast jedem Garten in Indien entdeckt man ihn. Wir haben seine bohnenartigen Früchte und seine Blätter oft gegessen, haben gesehen, wie er wächst und wie seine Stecklinge in indischen Gärten angepflanzt wurden. *Sanjaná* nennen die Inder diesen wertvollen Baum; Pferderettichbaum oder Meerrettichbaum ist sein deutscher Name, da die Wurzeln meerrettichartig scharf schmecken; *durmstick tree* ist der englische Name, unter dem ich den Baum kennenlernte.

Wegen der dreifach gefiederten Blätter und der an grüne Bohnen erinnernden Früchte dachte ich, er gehöre zur Familie der Leguminosen. Aber die großen weißen Blütenrispen sagten mir, dass es eine andere Familie sein muss. Der Baum ist ein Brennnussgewächs.

Der Nutzen, den dieser Baum den Menschen bringt, ist enorm. Die »Bohnen« und die Blätter, auch der Saft aus den Blättern, enthalten Mineralien, viel Vitamin A, Vitamin C, Aminosäuren und Enzyme und leisten einen wichtigen Beitrag zur Ernährung in den warmen Ländern. Fidel Castro ließ den Baum in Kuba massenweise anbauen. Die nach Erdnuss schmeckenden Samen werden geröstet, ansonsten liefern sie ein gutes Öl, verwendbar als Lampenöl und zur Herstellung von Seifen und Salben. Aus dem Holz wird in Südasien Papier gemacht. Im Ayurveda und in der indischen Volksmedizin wird der Baum unter anderem als entzündungshemmendes, antibakterielles Mittel eingesetzt.

Ich freue mich sehr und begrüße es, dass ein Projekt im Gange ist, den »Wunderbaum« *Moringa oleifera* in Europa beziehungsweise auf den Kanarischen Inseln anzupflanzen.

Lotos, Kamal (Hindi) oder Padma (Sanskrit) *(Nelumbo nucifera)*

Die Lotosblüte symbolisiert Mutter Erde, aus deren Schoß alle Wesen geboren werden. Auch die Götter erscheinen in sich öffnenden Lotosblüten, so etwa Brahma, der Schöpfer, der in jedem neuen Schöpfungszyklus aus einer Lotosblüte auf dem Urozean hervortritt.

Der Lotos wurzelt im dunklen Schlamm und steigt wachsend über das trübe Wasser hinaus, um seine reinen, weißen bis rosaroten Blüten der Sonne entgegen zu öffnen. So auch unsere Seele: Als Kundalini-Schlange liegt sie zusammengerollt im dunklen, feuchten Wurzelgrund, ehe sie durch sieben Energiezentren (Chakras) hindurch dem Licht der Erleuchtung entgegen emporsteigt. Jedes Chakra öffnet sich dabei wie eine Lotosblüte und offenbart eine Gottheit. Schließlich erreicht sie das tausendblättrige Sahasrara-Chakra, verwandelt sich in eine strahlend schöne Jungfrau – es ist das Bild der eigentlichen göttlichen Seele im Menschen – und verschmilzt mit Shiva.

Als Buddha geboren wurde, so die Sage, tat er sieben Schritte. Wo seine Füße den Boden berührten, blühten Lotosblumen auf.

»Riedgräser«, Federrohr oder *Kasha (Saccharum spontaneum)*

Kasha, das »leuchtende Gras«, wuchs einst in einem Wald an der Biegung des Ganges, dort wo Heilige und Asketen meditierten. An diesem Ort entstand später die »leuchtende Stadt« *Kashi* (Benares). Hier war auch das riedbewachsene Ufer, wo Skanda (*Kartikeya*), der Sohn Shivas, geboren wurde. Das Kindlein strahlte so hell, dass sich die hoch wachsenden Gräser goldgelb färbten. Das dem Zuckerrohr verwandte Gras wird zum Flechten von Matten und zum Decken der Dächer verwendet. Medizinisch werden die Rohrwurzeln und -triebe bei Harnverhalt, Harnsteinen und Pitta-Störungen eingesetzt. Da Tote oft auf diese Riedgräser gebettet werden, gilt ihr Pflanzen-Deva als ein Diener des Totengottes Yama.

Ganiterbaum oder Rudraksha *(Elaeocarpus ganitrus)*

Die harten, höckerigen Steinfrüchte des Rudraksha-Baumes gelten als »*Rudras* (Shivas) Tränen *(aksha)*«. Es sind Tränen des Zorns, die der Große Gott vergoss, als er die »dreifache Stadt« – eine Art Turm von Babel –, welche die zaubermächtigen Dämonen errichtet hatten, mit seinem Dreizack zerschmetterte. Andere glauben, es seien Shivas Tränen des Mitleids für all die armen, in ihren Illusionen gefangenen Geschöpfe. Als sie zur Erde fielen, verwandelte die Erdgöttin die Tränen in die Rudraksha-»Perlen«. Shivas Verehrer tragen Ketten mit jeweils 108 der gefurchten Kerne. Rillen teilen die Steinfrüchte jeweils in 1 bis 38 Sektionen, »Gesichter« *(mukhi)* genannt. Wenn sie nur eine Rille haben, vergegenwärtigen sie die einzige Wirklichkeit, nämlich Shiva. Zwei Rillen offenbaren Gott und Göttin, drei die heilige Trinität, und so geht es weiter: Das ganze Götterpantheon ist vertreten.

Belbaum, Schleimapfel, Bel (Hindi) oder Bilva (Sanskrit) *(Aegle marmelos)*

Der Belbaum hat dreifach gefiederte Blätter, ähnlich dem Glück bringenden Klee. In indoeuropäischen Kulturen ist die Drei eine sakrale Zahl; sie steht für Ganzheit – Dreifaltigkeit, Kindheit-Jugend-Alter, Vergangenheit-Gegenwart-Zukunft, Mann-Frau-Kind usw. Deswegen ist der Belbaum Shivas Baum, denn Shiva ist die Ganzheit, das alles beinhaltende All. Legt man ein Belblatt auf einen Shiva geweihten Stein (Lingam), dann ist man seines Segens sicher.

Im Denken des einfachen Landvolks gelten die großen runden Früchte dieses Zitrusgewächses als die Hoden des mächtigen Gottes oder auch als die prallen Brüste der Glücksgöttin Lakshmi. Medizinisch wirkt das Fruchtfleisch als bestes Heilmittel bei dem Durchfall, der viele Touristen befällt. Überhaupt ist es ein hervorragendes Darmelixier.

Mango oder Aam *(Mangifera indica)*

Die Mangofrucht ist wie das Zuckerrohr eines der vielen süßen Geschenke Indiens an die Menschheit. Die Veden bezeichnen die Frucht als »Speise der Götter«. Oft wird Buddha mit einer Mango abgebildet, die den süßen Lohn der Selbstzucht und Askese symbolisieren soll. Da Shiva und Parvati unter einem Mangobaum heirateten, schmücken die Hindus ihre Hochzeitspavillons mit langen Girlanden aufgefädelter Mangoblätter.

Um eine Mango zu gewinnen, machten Ganesh und Skanda, die beiden Söhne Shivas und Parvatis, einen Wettlauf rund um die Welt. Der sportliche Skanda, der sich auf seinen kecken Pfau schwingt, ist selbstverständlich schneller als der übergewichtige, kurzbeinige Ganesh. Ehe dieser Dickwanst sein Reittier, eine Ratte, satteln kann, ist sein Bruder schon in einer Staubwolke verschwunden. Da denkt sich der elefantenköpfige Ganesh: »Meine Eltern sind doch die ganze Welt!« Er verwandelt sie und gewinnt die köstliche Frucht.

Myrobalanen-Baum oder Arjun *(Terminalia arjuna)*

Der Arjunbaum, Namensvetter Arjunas, des heldenhaften Bogenschützen der *Bhagavat-Gita*, gilt als eines der besten Herzmittel. Die Rinde wird bei kardiovaskulären Erkrankungen, bei Herzschwäche und hohem Blutdruck verwendet. Man behauptet, die Blätter und Blüten enthalten die Tugenden aller Kräuter. Deswegen eignen sie sich, um Vishnu, den Weltenerhalter, sowie Ganesh, den Elefantengott, zu verehren.

Wie der Arjunbaum auf die Erde kam, erzählt folgende Sage: Zwei Söhne des Königs der Bäume jagten einst, betrunken und nackt, einer Schar himmlischer Jungfrauen nach. Ihr respektloses Gelächter erzürnte einen meditierenden Heiligen. Dieser verfluchte die leichtsinnigen Jugendlichen und verwandelte sie in Arjunbäume. Zur Strafe müssen sie bis ans Ende aller Zeiten ihr Holz für den Häuserbau, zum Gerben und Herstellen von Werkzeugen hergeben.

Zuckerrohr *(Saccharum officinarum)*

Zucker wurde zuerst in Indien raffiniert. Unser Wort *Zucker* kommt vom Sanskrit *Sákara* und bedeutet »Kieselsteinchen«. Die Araber brachten, als Mittelhändler, diesen »Kies« nach Europa. Im alten Rom wie auch im Mittelalter war das »weiße Gold« teures Luxusgut und wurde vor allem als Medizin verwendet. Die Abendländer wurden schließlich dermaßen zuckersüchtig, dass sie Millionen afrikanische Sklaven in die karibischen Plantagen verschleppten, um Zucker und Rum herzustellen. Ohne Zuckerrohr gäbe es also weder Calypso, Salsa noch Reggae-Rhythmen.

Für die Inder symbolisiert das Zuckerrohr die süße Leidenschaft. Der Bogen mit dem Kama, der indische Amor, seine Liebespfeile abschießt, besteht aus Zuckerrohr, die Pfeile aus Blumen. Kein Wesen, weder Gott noch Mensch, weder Tier noch Dämon, ist gegen sie gefeit. Der feiste Elefantengott Ganesh ist regelrecht zuckersüchtig. Man kann seine Gunst gewinnen, indem man ihm ein Stück Zuckerrohr opfert.

Besonders köstlich ist der frisch gepresste Zuckerrohrsaft, den man vielerorts auf den Straßen Indiens kaufen kann. Ebenso köstlich wie auch gesund (vitamin- und mineralreich) ist Jaggery oder *Gur*, der von Hand zu goldgelben Kugeln geformte eingedickte Saft.

PILZE SIND KEINE PFLANZEN

Früher glaubte man, Pilze seien Pflanzen ohne Chlorophyll. Das stimmt aber nicht. Pflanzen suchen das Licht. Mit jedem grünen Blatt saugen sie das Sonnenlicht auf, und mithilfe der Lichtkraft schaffen sie aus Kohlendioxid und Wasser Nahrung für alle anderen Lebewesen und sondern Dioxygen, O_2, ab. Pilze dagegen meiden das Licht. Sie weben im Erdboden endlose feine, amorphe Netze, die Nervengeweben ähneln, zersetzen, was tot oder nicht mehr lebensfähig ist, und sondern Kohlendioxid, CO_2, ab. Nur wenn sie sich vermehren wollen, schicken sie ihre bunten, kugeligen oder schirmförmigen Fruchtkörper aus der Erde hervor. Pilze sind Geschöpfe der Nacht, der Dunkelheit.

Der lichte Tag, die finstre Nacht. Für die heutigen westlichen Religionen ist das eine gut, das andere gefährlich und böse. In den östlichen Religionen gehören beide, das Licht und die Dunkelheit, das Yang wie das Yin, zur Ganzheit. Für die Eingeborenen des alten Europas –

die Pelasger im Süden, die Kelten und Germanen im Norden – war die Nacht vor dem Tag da. Das Licht wurde aus der schwarzen mütterlichen Urtiefe geboren, so wie die Sonne während der finstersten und längsten Nacht in der Wintersonnenwende. Oder wie das Kind, das in der dunklen Stille des mütterlichen Schoßes heranreift, ehe es nach neun Monaten das Licht der Welt erblickt. Ja, die Nacht »ist tief, und tiefer als der Tag gedacht!« (Friedrich Nietzsche, *Das trunkene Lied*). Weisheitssucher lieben die Nacht, das sagte auch Arthur Hermes, der Bauernphilosoph. Da Pilze der dunklen Seite des Seins angehören, waren sie den Kelten Westeuropas *pukka* (tabu), sie gehörten den Andersweltlichen, den Geistern, den Pucks[12]. Die westeuropäischen keltischen Völker und ihre Nachkommen haben noch immer ein eher zwiespältiges Verhältnis zu den Moderbewohnern, den giftigen »Krötenschemeln« (*toad stools*). Ganz im Gegensatz zu den osteuropäischen und sibirischen Völkern, die Pilze regelrecht lieben. Die Schamanen dieser Stämme fanden Zugang zu den Zwergen und noch tiefer, zum Reich der Toten, mithilfe des Fliegenpilzes. Der Zauberpilz entstand aus dem Schaum und Schleim, der aus den Nüstern des Schimmels des Schamanengottes – Odin bei den Skandinaviern, Swantewit bei den Westslawen – auf die Erde fiel.

Manche Pilze kann man essen, mit anderen kann man heilen. Und wiederum andere können uns, wenn man sie ehrt und richtig mit ihnen umgeht, in die tiefe Weisheit der dunklen Seite des Seins führen. Wenn man ihnen folgt, zeigen sie einem das Lichtreich in den Tiefen der Erde, das Reich der Frau Holle. Dieses Reich ist real, hat aber nichts mit Hohlräumen in der geologischen Erdkruste zu tun, sondern ist Teil der Seelenlandschaft. Hier kommt es zu realen Begegnungen mit Gnomen, Andersweltlichen und Ahnen. Pilze sind ein Schlüssel zu diesen anderen Wirklichkeiten.

12 Pucks, Pucke oder *Púcas* sind gestaltwechselnde, schalkhafte Kobolde, die vor allem in der keltischen Mythologie vorkommen. In Irland erscheinen sie zu Samhain (Halloween), dem Totenfest Anfang November. Sie hauchen Kräuter und die letzten Feldfrüchte an, sodass diese für Menschen nicht mehr genießbar sind. Im germanischen Kulturkreis sind die Pucks (altnordisch *púkô*) ebenfalls bekannt; etymologisch ist das Wort verwandt mit Spuk.

DIE STILLEN MEISTER DES LEBENS

Eva Rosenfelder, die schriftstellerisch begabte Redakteurin der Schweizer Zeitschrift *Spuren*[13], stellte mir einmal die Frage: **»Was bedeutet die Pflanze für uns Menschen?«**

Hier das, was ich ihr antwortete:

Ich glaube, wir sind uns so wenig bewusst, was die Pflanzenwelt für uns bedeutet, wie der Fisch sich der Bedeutung des Wassers oder der Regenwurm der Bedeutung der Humuserde bewusst ist. Wir sind eingebettet in die Welt der Vegetation; wir werden getragen von den Pflanzen wie kleine Kinder im Schoß der Mutter. Als »Mütter, geboren drei Weltalter vor den Göttern«, so wurden unsere grünen Ammen in der *Rigveda* (X, 97), dem ältesten indoeuropäischen Schriftzeugnis angerufen.

Die chlorophylltragenden Zellsysteme als Devas, mächtige Wesen oder gar Gottheiten zu bezeichnen, wie es bei traditionellen Völkern häufig der Fall ist, ist für den modernen Verstand unerträglich. Anders als der naturverbundene Jäger und Sammler, Hackbauer oder Hirte erleben wir die Pflanzenwelt nicht mehr unmittelbar. Wir haben das mystische Schauen, das staunende Überwältigtsein oder das schamanische Sich-Hineinverzaubern gegen eine sezierende, analytische Ratio eingetauscht. Unter dem Mikroskop, im Labor und in statischen Buchillustrationen schneidern wir uns die Pflanze zurecht, zerlegen sie in immer winzigere Bestandteile (Moleküle, Gene, Flow-Modelle) und versuchen sie, in Ziffern und Funktionen gefasst, zu verstehen. Dabei verlieren wir zunehmend den Blick für das große Ganze des Pflanzenwesens. Dieses Ganze jedoch übertrifft das Vermögen des begrenzten Verstandes.

Der Frühling zieht über das Land, während ich dieses schreibe. Die Sonne steigt von Tag zu Tag höher, das Licht nimmt zu. Die Pflanzen erwachen, sprießen aus der Erde hervor, folgen der Sonne. Die Matten ergrünen, Baumknospen öffnen sich, die ersten Blümlein blühen der Sonne entgegen. Sonne und Vegetation sind eine Einheit. Sie sind nicht zu trennen. Für die Megalithvölker Europas galt die Sonne als Sohn des Himmels und das Pflanzenwesen als Tochter der Mutter Erde. Als Baldur und Nana lieben sie einander innig und bleiben ewig miteinander verbunden. Und wenn der schöne, strahlende Gott zur Sommersonnwende, von dem Pfeil des Neiders getroffen, verwundet wird,

---

13 *Spuren*, April 2010

an Kraft verliert und dann im kalten Novembernebel niedersinkt, folgt ihm seine Geliebte, die Pflanzengöttin, in die Unterwelt. In den heiligen Weihenächten zur Wintersonnenwende, tief in der dunklen Erde, wird sie ihn neu gebären und dann im Frühling mit ihm wieder auferstehen. Dieser Mythos, der seine Wurzeln in der jüngeren Steinzeit hat, erfasst das Mysterium sehr gut. Auch wir sind in dieses irdisch-kosmische Mysterium mit Leib und Seele eingespannt, auch uns durchströmen Frühlingskräfte und -säfte.

Wie auch soll unser armes beschränktes, ständig plapperndes Hirn verstehen, was sich da als irdisch-kosmisches Geschehen abspielt. Pflanzen sind tatsächlich unsere Mütter, die uns nähren, kleiden, wärmen und heilen. Sie fangen Sonnenlicht – »Lichtfresser« wurden sie auch schon genannt –, und mit dieser Lichtenergie beleben sie die unbelebten, anorganischen Elemente. Aus Wasser (H_2O) und Luft (CO_2) bilden sie den Urnährstoff, den Traubenzucker (Glukose), der uns und alle Mitlebewesen, Mikroben, Pilze, Tiere, ernährt. Es ist dieser Zucker, aus dem dann alle organischen Substanzen – Stärke, Kohlenhydrate, Zellulose, Fette, Lignin und so weiter – hervorgehen. Aber auch die Luft, die wir atmen, der Sauerstoff, ist ein Geschenk der Pflanzen.

Sogar der blaue Himmel ist ihr Geschenk. Ehe sich die Pflanzen der Erde bemächtigten, bestand die Erdatmosphäre aus einem Gemisch aus Methan, Ammoniak, Wasserstoff, Wasserdampf und Spuren von anderen Gasen. Freier Sauerstoff war nicht vorhanden. Erst die Pflanzen, die beim Vorgang der Lichtassimilation (Photosynthese) Sauerstoff freisetzten, veränderten die irdische Lufthülle. Es ist der Sauerstoff in der Atmosphäre, der unserem Himmel seine helle blaue Farbe verleiht. Pflanzen haben die Erde zu einem belebten »blauen Juwel« gemacht. In der Stratosphäre wird durch Einwirkung der Sonneneinstrahlung der Sauerstoff in Ozon (O_3) verwandelt. Die Ozonschicht wirkt als schützender Filter gegen kosmische UV-Strahlung, die für Lebewesen schädlich ist. Auch diese Schutzschicht, diese Eihaut des Erdorganismus, ist ein Geschenk der Pflanzen. Ein weiteres Geschenk ist der von der Vegetation ausgedünstete Wasserdampf. Dieser bewahrt die eingestrahlte Sonnenwärme. Ohne diesen Schutzschild käme es auf der Erde zu extrem starker nächtlicher Abkühlung. Die Erde wäre ein Eisball. In der Wüste, wo die Pflanzendecke und der Wasserdampf fehlen, herrscht deswegen tagsüber extreme Hitze, des Nachts aber frostige Kälte. Die Pflanzenwelt hat zudem aus dem anorganischen mineralischen Boden den lebendigen Humus geschaffen. Die Pflanzenwelt prägt also die Landschaften, deren Schönheit unser Herz erfreut.

Eva fragte weiter: »**Kann es gar sein, dass die Pflanze Trägerin von Geist und Bewusstsein ist?**«

Wie könnte man Wesen, die viel länger als wir so erfolgreich auf der Erde leben, Bewusstsein absprechen? Für die Schamanen der Naturvölker, die Meister in der Erforschung des Bewusstseins sind, ist das keine Frage. Mit den physischen Augen sieht man die lebendigen Leiber der Pflanzen, mit dem geistigen Auge – im Zustand der schamanischen Trance oder des erweiterten Bewusstseins – ihre Geistseelen. Mit dem Geist der Pflanzenart kommunizierte der Cheyenne-Medizinmann Tallbull, mit dem ich anderthalb Jahre lang ethnobotanische Wanderungen unternahm. Den Ayahuasca-Schamanen im Amazonas erscheinen die Pflanzengeister oft als weise spiritueller Lehrer. Menschen wie sie empfangen wertvolle, für den Alltag wichtige Auskünfte. Sie brauchen keine qualvollen Tierversuche oder doppelblinde Experimente durchzuführen, um die Heilkraft einer Pflanze zu erfahren, sie erhalten die Information von dieser selbst. Der Pflanzenschamane, wie Mircea Eliade ihn definiert, ist ein »Meister der Ekstase«, einer, der die Schranken des an das Ego gebundenen Verstandes zu sprengen vermag: Er beherrscht die archaischen Techniken, die ihn befähigen, das Bewusstsein zu erweitern und sich, still und lauschend, dem Pflanzenwesen gegenüber zu öffnen.

Eva: »**Sind wir für die Pflanzen vielleicht nur Parasiten oder Zuträger von Kohlenstoff?**«

Pflanzen wachsen und wuchern. Jahr für Jahr erzeugen sie Hunderte von Milliarden Tonnen Biomasse. Sie benötigen die abbauenden Organismen – Bakterien, Pilze und Tiere –, um im Kreislauf des Werdens und Vergehens weiterhin zu gedeihen. Auch um ihren »Abfall«, den Sauerstoff, zu entsorgen, brauchen sie diese heterotrophen (von organischen Stoffen lebenden) Organismen. Vielleicht haben sie diese sauerstoffatmenden Wesen deswegen ganz früh in der Evolution aus sich herausgegliedert?

Das Verdauen der kohlenhydrathaltigen Pflanzenkost gleicht einem Verbrennungsprozess. Im Humusboden, im Kompost oder im Tiermagen wird – wie im flammenden Feuer – die Biomasse oxidiert.

Die von den Pflanzen eingefangene Lichtenergie wird wieder – zusammen mit dem Kohlendioxid – freigesetzt. Das freut die Pflanzen, denn Kohlendioxid ist ihr Lebenselixier. Sie brauchen es, um ihre aus Kohlenstoffketten bestehenden Körper aufzubauen. Im Erdmittelalter (Steinkohlezeit) gab es beträchtlich mehr von diesem Spurengas in der Atmosphäre, da wuchsen die Pflanzen besser; Schachtelhalme wurden so groß wie Bäume. Fossile Energiequellen, Kohle und Öl, die uns heute noch wärmen, stammen aus dieser Zeit. Auch wenn der Hauptanteil des CO_2 aus den Meeren und Vulkanen stammt, ist auch die Ausatmung der Bodenbakterien, Pilze und Tiere – und der Menschen – notwendig für pflanzliches Gedeihen. Auch unser Atem ist ein Geschenk für die Pflanzen. Um seinen Lieblingsgemüsen eine kleine Freude zu bereiten, kann der Gärtner sie mit seinem Atem anhauchen.

Eine letzte Frage hatte die Redakteurin noch: »**Wir haben das System durcheinandergebracht, umfassende Teile von Wäldern gerodet; die Pflanze versuchen wir zu beherrschen, indem wir sie genetisch zurechtstutzen für unsere Bedürfnisse. Was kann man dazu sagen?**«

Die Erde selbst ist ein Organismus, in dem alle Lebewesen wie Organe funktionieren. Die Pflanzendecke, insbesondere die Wälder, sind ihre Lungen und zugleich ihre lichtempfänglichen grünen Augen, die in den Kosmos schauen. Indem wir die Wälder wie im Rausch auf dem Altar der Konsumgesellschaft opfern, schneiden wir uns ins eigene Fleisch. Dennoch glaube ich, dass die Erde, wenn wir aus dem Rausch erwachen, genügend Samen bereithält, die dann keimen werden. Öfter sieht man, wie aus dem starren, harten Asphalt ein zartes Pflänzchen hervorbricht. Wir brauchen also nicht übermäßig pessimistisch zu sein. Das Leben ist stärker, und die Pflanzendevas sind weiser, als wir meinen.

Unsere Nahrungspflanzen werden genetisch vergewaltigt, um »den Hungernden der Dritten Welt zu helfen«. In Wirklichkeit geht es um Macht und Profit. Ohne die Folgen zu kennen, werden Eingriffe in biologische Prozesse vorgenommen, die sich über Jahrhunderttausende entwickelt haben. Aber auch hier wissen sich die Pflanzen zu helfen. Eigentlich sind genmanipulierte Pflanzen recht schwach, es sind verkrüppelte Erscheinungen des pflanzlichen Archetypus. Sie überleben nur mit Hilfe aufwendiger technologischer Unterstützung. Auf sich selbst gestellt, werden sie im Laufe der Zeit von der Natur ausgemerzt. Die eigentliche Natur (morphogenetisches Feld, epigenetische Vererbung) der Pflanzen wird sich wieder durchsetzen. Man sieht das bei Züchtungen, die verwildern. Oder auch bei Pflanzen, die man versuchsweise elektrostatischen Feldern (E-Feldern) aussetzte, wobei sie urzeitliche Formen ähnlich ihren fernen Vorfahren entwickelten. Innerhalb von vier Generationen nahmen sie allmählich wieder ihre eigentliche Form an.

PSYCHEDELISCHE TOMATEN UND ANDERE SCHATTEN DER NACHT[14]

»Ein Siegeszug der Pflanze durch die Psyche des Menschen«, so beschrieb Ernst Jünger in seinem Buch *Annäherungen* die Wirkung mancher Nachtschattengewächse. Er hatte durchaus Recht. Berserker der Pflanzenwelt sind sie, voller Tücke können sie sein, Türen zu Himmeln und Höllen können sie aufstoßen, und gerne machen sie den Menschen zum Narren.

Das geschah auch meinem Schweizer Freund Hari, der ein regelrechter Krieger ist, ein tätowiertes Muskelpaket mit kurz geschorenen Haaren, jemand, der sich nichts gefallen lässt. Sein Schrank ist voller Sturmgewehre, er trinkt gerne Absinth – »auf ein paar Hirnzellen kommt es nicht an« –, und er raucht ebenso gern sein Cannabis mit einer Prise getrockneter Stechapfelblätter. Diese geben seinem High eine gewisse Schärfe. Lange glaubte er, er wäre Meister der Droge, er und nicht sie bestimme, wo es lang geht.

Eines Tages, seine Frau war in die Stadt gegangen, rauchte er wieder einmal diese Mischung und machte es sich gemütlich. Plötzlich hörte er draußen vor dem Haus Motorengeräusche. Es war der Nachbar auf dem Traktor. Er hatte eine Ladung Heuballen für die Pferde im Anhänger. Hari ging hinaus, begrüßte ihn und half ihm beim Abladen. Nachdem sie das Heu in die Scheune gestapelt hatten, lud Hari den Bauern zu einem Bier ein. Sie tranken ihr Bier, plauderten über dies und das, und schließlich machte sich der Nachbar auf den Weg.

Kurz darauf kam Haris Frau nach Hause. »Du«, sagte er zu ihr, »gute Nachricht: Der Sami hat das Heu für den Winter vorbeigebracht. Jetzt haben unsere Pferde was zu fressen. Wir haben die Ballen auf den Heu-

14 Zuerst erschienen in: *Psychedelische Tomaten*, hrsg. von M. Berger, R. Liggenstorfer und Ch. Rätsch, Solothurn: Nachtschattenverlag, 2016

boden verstaut. Komm ich zeig's dir.« Sie gingen gemeinsam in die Scheune, doch die war leer. Kein einziger Heuballen lag da. Hari war ganz verdutzt. Als sie wieder in der Küche waren, sah er zwei Bierflaschen auf dem Tisch. Sie waren geöffnet, aber randvoll. Niemand hatte davon getrunken. Wie war das möglich? Er hatte tatsächlich alles nur halluziniert.

Zwei Wochen später, als seine Frau wieder einmal in die Stadt gefahren war, hörte er einen Traktor vor dem Haus. Er schaute hinaus und sah, es war sein Nachbar Sami mit einem großen Anhänger voller Heuballen. Er ging hinaus, begrüßte ihn und half ihm beim Abladen. Dann tranken sie ein Bier zusammen, und Hari wusste genau, was Sami erzählen würde und wann er gehen würde – ein vollkommenes *Déjà vu* –, und als seine Frau nach Hause kam und er ihr die Scheune zeigte, war die Bühne voller Heu.

Seit dem Tag hatte Hari etwas mehr Respekt vor der Pflanze, von der es in der *Vamana Purana* heißt, sie sei dem großen Gott Shiva aus der Brust gewachsen. In Indien gibt es Sadhus, die rauchen Ganja und Datura zusammen zu Ehren dieses Gottes, dessen Beinamen auch *Unmatta* (»der Verrückte«) ist. Stechapfel, so diese wilden Anhänger Shivas, kann ihnen göttlichen Wahnsinn (*unmatta*) verleihen und ihre Zauberkräfte (*Siddhi*) stärken.

Ich wohne hier im Allgäu, ziemlich abgelegen auf einem Berg. Heutzutage kommen viele Radler, Wanderer, Nordic Walker und Jogger vorbei. Früher waren es weniger Leute, aber mehr Geister, die sich über den Berg bewegten. Es ist nun schon einige Jahre her, da schaute ich an einem nebligen Herbsttag aus dem Fenster mit Blick nach Nordosten – das ist die Richtung, aus der die meisten Geister und Perchten kommen – und sah zwei langhaarige, bärtige Reiter mit breitkrempigen Hüten und wehenden Umhängen, gefolgt von einer Meute hechelnder Wölfe. Ich rieb mir die Augen. Waren es Wotan und Phol (Odin und Baldur) auf ihrem Ritt durch die Mittelerde, die da des Weges kamen? Aber die Erscheinung löste sich nicht auf, wie die meisten Geister es tun, sondern sie hielten mit ihren zwei schwitzenden Rössern und einem Packpferd direkt vor dem Haus, und die Wölfe entpuppten sich als große Hunde. Ob sie einen Schluck Wasser haben könnten und ob ich Streichhölzer hätte, fragten sie; sie seien Biobauern aus der Nähe von Lindenberg, und einmal im Jahr würden sie für eine Woche ausreiten, um sich von der harten Arbeit zu erholen. Da sie etwas vom biologischen Landbau verstanden und überhaupt angenehme Menschen waren, kamen wir ins Gespräch. Ich zeigte ihnen meinen Garten, der uns mit allem Gemüse und Kartoffeln versorgt, die wir im Jahr brauchen. Hier und da wuchs Stechapfel auf dem Gemüseacker. Ich hatte sie nicht ausgesät, sie waren von allein gekommen, als Unkraut sozusagen. Als er dies sah, sagte der, den ich für »Wotan« gehalten hatte, er kenne die Pflanze gut und erzählte folgende Geschichte:

»Ich weiß, was für eine Macht in diesem Nachtschattengewächs steckt, und wollte die Pflanze besser kennenlernen. Ein ganzes Jahr habe ich mich mit Meditation und Überlegungen auf eine Reise in ihr Reich vorbereitet. Dann nahm ich ein paar Samen ein. Es dauerte nicht lange, da wurde mir ganz schlecht. Ich hatte Magenkrämpfe, zitterte, der Kopf dröhnte schmerzhaft. Ich dachte, ich würde sterben. Und dann, auf einmal, ging es mir gut. Da klopfte es an der Tür unseres Bauernhauses. Als ich aufmachte, stand eine lustige Gruppe Wanderer davor und fragte, ob ich ihnen etwas zu trinken geben könne. Sie hatten dicke Stiefel an und waren etwas merkwürdig gekleidet, aber sehr sympathisch. Ich freute mich, jemanden zum Plaudern zu haben, also lud ich sie zu einem Kaffee ein und servierte jedem ein Stück Kuchen, den wir zufällig noch da hatten. Sie hatten viel Interessantes zu erzählen, und wir verbrachten einen lustigen Nachmittag miteinander. Als sie dann gegangen waren, wurde ich müde und schlief ein.

Am nächsten Tag, als ich erwachte, sah ich den gedeckten Tisch. Da waren Teller mit Kuchen, aber unangerührt, und Tassen mit kaltem Kaffee darin. Niemand hatte etwas getrunken oder gegessen. Es muss ein Besuch Andersweltlicher gewesen sein, vielleicht waren es Ahnen oder Geister der Natur oder Gottheiten. Ich weiß es nicht; ein Schauer überkam mich.«

Nachdem er mir diese typische Datura-Geschichte erzählt hatte, gab ich ihnen die Streichhölzer, nach denen sie gefragt hatten. Ich gab sie ihm nur ungern, denn es waren unsere letzten und, da wir kein Auto hatten, würde ich demnächst den Berg hinunterlaufen müssen, um mir neue zu holen. Aber wem kann man schon Feuer oder Wasser verweigern?

Sie schwangen sich auf ihre Rosse, pfiffen ihre Hunde herbei und ritten talwärts gen Westen, wo das nächste Dorf liegt. Ein paar Stunden später stand der Bauernhof neben der alten Kirche in Flammen und brannte ab. Die Bäuerin hatte gerade noch ein kleines Schwein aus dem Stall retten können und hielt es in ihren Armen. Weder Rind noch Mensch war zu Schaden gekommen, eine Feuerschutzmauer hatte den Wohnteil unversehrt gelassen. Sie hatten Schwein gehabt! Ein Kurzschluss in einer Maschine zum Heutrocknen wurde als Ursache des Brandes ausgemacht. Die ratternde Maschine lief Tag und Nacht, sogar am Sonntag, und hatte wohl die Totenruhe auf dem Kirchfriedhof gestört. Sonderbare Erscheinungszusammenhänge! War es vielleicht doch Wotan, der Herr der Totengeister, der da im Spiel war?

Die Datura ist nicht ohne. Noch viele Geschichten gäbe es zu erzählen. Von dem Gebrauch als Justizdroge bei traditionellen Bantuvölkern in Schwarzafrika etwa: Verbrecher, die nicht gewillt sind, sich zu ändern, und weiterhin gegen die gesellschaftliche Ordnung verstoßen, werden vom Ältestenrat verurteilt, Zombies zu werden. Man führt einen Scheintod herbei, indem man sie vergiftet. Sie werden begraben, in derselben Nacht aber von den Ältesten sofort wieder ausgegraben und fortan mit einem Stechapfelextrakt behandelt. Auf diese Weise werden sie in einem willenlosen Zustand gehalten und müssen als Zombie-Sklaven ihre Vergehen mühselig abarbeiten. Der Stechapfel wirkt wie eine chemische Zwangsjacke. Auch Geheimdienste machen Gebrauch von dem aus der Datura extrahierten Scopolamin, um den Willen ihrer Gegner zu brechen oder sie zum Reden zu bringen. Und in Mexiko jubeln notgeile Casanovas gerne dummen, jungen Gringo-Touristinnen Datura (*Toloache*) unter, um an ihre Unterwäsche zu gelangen. Kenner der magischen Künste der Zigeuner erzählen, dass das Geheimnis der Wahrsagerei und der Zauberkünste des fahrenden Volkes auf ihrer genauen Kenntnis der Datura beruhe. Auch andere, wie die Zauberer der Zuni im Südwesten Nordamerikas oder die *Sangoma* (Schamanen) im südlichen Afrika, benutzen den Stechapfel als Wahrsagepflanze.

Auch Reisende nach Goa oder Kerala, wo die Datura wild wächst, haben Geschichten zu erzählen. Ich kenne Hippies, die es einnahmen oder rauchten, um auf einen Trip zu gehen, die stattdessen aber in einem tranceartigen Zustand mit stierem Blick zwei Tage lang auf Zehenspitzen auf und ab wippten, bis sie zusammenbrachen und sich dann an absolut nichts erinnern konnten. Oder die tragische Geschichte eines italienischen Hippiemädchens, das sich am Strand von Kovalam Datura reinpfiff und verwirrt herumirrte. Da man durch die Wirkung der Tropanalkaloide nicht schwitzen kann und es einem heiß wird, streifte sie ihre Kleidung vom Leib. Sie verirrte sich in ein von muslimischen Fischern bewohntes Dorf, wo man die wahnsinnige Nackte für eine vom Teufel besessene Hexe hielt und sie mit Steinen bewarf. Am Dorfrand stürzte sie über die Klippen ins Meer und gelangte so ohne die Möglichkeit einer Rückkehr in die andere Dimension.

Der Stechapfel kam im 16. Jahrhundert nach Europa, entweder mit den Zigeunern, einer fahrenden Kaste unberührbarer Sänger und Wahrsager aus Indien, oder aus der Neuen Welt, die die spanischen *Conquistadores* erschlossen hatten. Über das Ursprungsgebiet streiten sich die Botaniker. Aber auch in einheimischen mitteleuropäischen Gefilden gibt es ein endemisches Nachtschattengewächs, das der Datura in nichts nachsteht. Es ist die Tollkirsche, die Belladonna, eine Zauberpflanze, die die Nordgermanen *Galbeere* nannten. Germanisch *gala* bedeutet »Zaubergesang, Schamanengesang«, *galen* »Zauberlieder singen«. *Galsterer* hieß bei diesen indigenen Völkern der Schamane, der durch magischen Gesang die Wirklichkeit verändern und Mensch und Tier heilen oder schädigen konnte. *Galstervater* war einer der vielen Namen des Schamanengottes Odin (Wotan). *Wutbeere* oder *Wutkirsche* sind weitere Benennungen. *Wut* hatte damals eine andere Bedeutung als heute, es bezeichnete die rasende Ekstase, Begeisterung, Besessenheit, inspiriertes Singen, den Rausch. Der Meister dieser »Wut« war Wotan (angelsächsisch *Woden*, alemannisch *Woutis, Moutis*, langobardisch *Gotan*, skandinavisch *Odin*), der Anführer des wilden Geisterheers, der Wilden Jagd, die Sennen noch gelegentlich auf der Alp erleben. Walkerbeere und Walkerbaum sind weitere mundartliche Bezeichnungen dieser Pflanze. Sprachforscher vermuten, dass diese sich auf die Walküren, die schönen fliegenden jungen Frauen beziehen, welche die Seelen der gefallenen Helden hinauf in Odins Walhalla führen.

Auch über dieses Nachtschattengewächs gibt es viele Geschichten zu erzählen. Eine davon berichtete mir ein Schauspieler, den man gelegentlich im Fernsehen sieht. Gegen Ende der sechziger Jahre, als Hippies und Blumenkinder mit Schlafsack und Gitarre in der ganzen Welt unterwegs waren, trampte er mit seiner Freundin per Anhalter durch Frankreich. In einer bewaldeten Region irgendwo im gebirgigen Zentralmassiv stießen sie auf eine fröhliche Gruppe musizierender, kiffender Hippies, die sie einluden mitzufeiern. Da sie wenig Geld und keine andere Unterkunft hatten, schlugen sie dort ihr Zelt auf. Gegen Abend kochten die Hippies einen Kräutersud, der unter anderem Tollkirsche enthielt. Seine Freundin weigerte sich, auch nur einen Schluck von dem Hexengebräu zu probieren, aber der junge Schauspieler wollte kein Spielverderber sein. Er trank ein, zwei Schlucke, und da ihm darauf etwas unwohl und schwindlig wurde, entschied er sich, ein wenig im Wald spazieren zu gehen. Obwohl es bereits eindunkelte, konnte er noch recht gut sehen. Er kam an eine Lichtung, wo auf weiches Moos gebettet, ganz allein, ein schönes Mädchen saß. Sie hatte langes blondes Haar, und ihr leichtes Kleid ließ einen wohlgeformten Körper erkennen. Es war ihm, als säße seine Traumfrau vor ihm. Sie war viel reizender als seine Freundin, lächelte ihn freundlich an und lud ihn ein, sich zu ihr zu setzen. Ein Verlangen nie gekannten Ausmaßes ergriff ihn, und er wusste, sie würde ihm nichts verwehren. Sein Herz klopfte wie wild. Doch ehe er sie an sich riss, um den Honig ihrer Lippen zu kosten, zögerte er. Aus irgendeinem Grund dachte er an seine Freundin, die unten im Zelt auf ihn wartete; er hatte das Gefühl, dass er sie für immer verlieren würde, wenn er seinem Verlangen nachgäbe. Er riss sich los, lief verwirrt und stolpernd zurück ins Lager, kroch ins Zelt und schlief ein. Als er am nächsten Tag mit brummendem Schädel erwachte, dachte er, was für ein Idiot er sei. Alle redeten über freie Liebe, und er hatte seine Chance nicht genutzt. Aber vielleicht war das schöne Mädchen noch da. Noch vor dem Frühstück lief er den schmalen Waldpfad hinauf. Gerade da, wo die Schöne auf Mooskissen gesessen hatte, hörte der Weg abrupt auf. Vor ihm lag ein schierer Felsabgrund. Es durchfuhr ihn wie ein Blitz: Hätte er nur einen Schritt weiter auf sie zu getan, wäre er jetzt tot. Die Treue zu seiner Freundin hatte ihm das Leben gerettet. Er war der Belladonna – der »schönen Frau«, wie die Pflanze auf lateinisch heißt – begegnet.

Tollkirsche

Auf dem Berg, auf dem wir leben, wächst die Tollkirsche überall am Wegesrand bei den Fichten. Im Frühling treiben die Blätter kräftig aus. Ende Juni erscheinen die blassen, lila-bräunlichen, glockenförmigen Blüten. Als wollten sie sich vor der Sonne verstecken, hängen sie der Erde zugewandt unter den Blattachseln. Schon oft hatte ich an ihnen gerochen, doch kein Duft ging von ihnen aus. Eines Nachts jedoch, gegen elf Uhr, auf dem Heimweg durch den dunklen Wald, schlug mir ein betäubender süßlicher Duft entgegen. Ich war verblüfft. Ein Duft, wie man ihn in einem billigen Puff erwarten würde, und das mitten im Wald? Es war die Belladonna. Nicht im Licht der Sonne lässt sie sich bestäuben, sondern tief in der Nacht von den Nachtfaltern. Die glänzenden schwarzen Beeren, die im Herbst erscheinen, sind schön anzusehen und schmecken angenehm süß – für Unwissende verführerisch und zugleich lebensgefährlich!

Die Frühlingsblätter ähneln sehr jenen des frisch austreibenden Beinwells. Das wurde einem Bekannten zum Verhängnis. Wie jedes Jahr im Frühling sammelte er mit einer Gruppe von Freunden verschiedene Wildkräuter. In geselliger Runde wird ein »Neunkräutersalat« zubereitet und eine leckere »grüne Suppe« gekocht. Es ist ein Ritual, das schon die alten Kelten, Germanen und Slawen kannten, ein Ritual, das mit der neu erwachenden Lebenskraft der Natur verbindet, das Blut reinigt und die Frühjahrsmüdigkeit vertreibt.

»Da sah ich die jungen Beinwellblätter am Wegesrand«, erzählte er, »und ich bückte mich, um einige zu pflücken. Doch als ich sie näher anschaute, dachte ich: ›Nein, irgendwie sehen sie nicht richtig aus‹, und ging weiter. Nach einigen Schritten überlegte ich: ›Was soll es anderes sein als Beinwell?‹, und pflückte eine Handvoll für die Suppe. Nach dem Genuss wurde uns schrecklich schlecht und die ganze Gesellschaft endete mit Sirene und Blaulicht in der Notfallklinik, wo man uns den Magen auspumpte. Als ich da im Krankenhausbett lag, bemerkte ich etwas Merkwürdiges: Ich konnte genau hören, was viele Kilometer entfernt gesprochen wurde. Es war sozusagen ›fernhören‹. Auf diese Weise konnten wohl Schamanen und Zauberer andere ausspionieren. Es war unheimlich. Ich würde es nie wieder erleben wollen, aber es war eine wertvolle Erfahrung.«

Nachdem ich mehrere solche Geschichten gehört hatte, nahm ich mir vor, mich näher mit dieser außergewöhnlichen Pflanze zu befassen, vielleicht auch mal vorsichtig mit ihr zu experimentieren, um sie besser kennenzulernen. Ein solches Kennenlernen gehört ja schließlich zur Aufgabe eines Ethnobotanikers. Aber ich unterließ es. Vielleicht wirkten in mir unbewusst die Warnungen meines Vaters nach. Jedes Mal, wenn ich als kleiner Junge irgendeine unbekannte Beere probierte, warnte er vor der Tollkirsche. Ich glaube aber, dass er selbst nicht wusste, wie die Tollkirsche wirklich aussah.

Einige Jahre später hatte ich aber die Gelegenheit, das Nachtschattengewächs besser kennenzulernen. Es war im Spätsommer, ich hielt gerade einen Kräuterkurs in Langenbruck im Baselbiet. Hier, auf den

Kalksteinfelsen des Jura, wachsen Buchenmischwälder mit vielen interessanten Pflanzen: Zahnwurz, Laserkraut, Pyrenäen-Storchschnabel und andere mehr. Eine Kursteilnehmerin, eine nette junge »Kräuterhexe« mit hennarotem Haar, erzählte ganz aufgeregt, sie habe oben auf dem Berg eine stattliche Tollkirschenstaude gefunden. In einer freien Stunde stieg ich hinauf, um zu sehen, ob es sich lohnen würde, später gemeinsam mit der Gruppe die Zauberpflanze zu besuchen. Problemlos fand ich sie – ein Prachtexemplar voller reifer schwarzer »Kirschen«.

Um mich meditativ in sie zu vertiefen, setzte ich mich unmittelbar vor ihr auf den Erdboden. Damit die ätherischen Energien zwischen ihr und mir ungehindert fließen konnten, zog ich Schuhe und Hemd aus und legte alles Metall (Taschenmesser, Schlüssel) beiseite. Es ist universaler Brauch, egal ob in Afrika, Amerika oder Eurasien, dass man sich einer Pflanze, mit der man sich verbinden will, ohne Metall nähert; ausgenommen ist Kupfer und Silber. Metall, insbesondere Eisen, vertreibt den Geist der Pflanze. Ich zentrierte mich, begrüßte sie mit etwas Tabak als Geschenk – es hätte auch ein Kupferpfennig oder ein Schluck Bier sein können – und betrachtete sie mit voller Aufmerksamkeit. Ich musterte sie liebevoll, betastete die glatte Haut der Stängel und die weichen Blätter mit den Fingerspitzen, nahm schnuppernd ihren nicht ganz angenehmen Geruch auf, legte ein fingernagelgroßes Blattstückchen auf meine Zunge und ließ den süßlich bitteren Geschmack auf mich wirken. Allmählich nahmen meine Sinne immer feinere Nuancen wahr. Die Staude schien zu leuchten, zu vibrieren – ich fing an, sie auf eine Art und Weise zu sehen, wie es keine Kamera je würde aufzeichnen können. Die schwarzen Früchte kamen mir immer mehr wie Augen vor, die mich ihrerseits beobachteten. Zuletzt schloss ich meine Augen und versuchte mit meinen ätherischen Sinnen in die Pflanze hineinzuspüren. Es ist so: Je tiefer die Pflanzenmeditation, umso mehr verliert man das Zeitgefühl und umso mehr steigert man sich in einen Zustand der Wonne hinein. Das Bewusstsein nähert sich wellenmäßig dem Pflanzenwesen; die eigene Seele flutet rhythmisch in die Sphäre der Pflanze hinein. Ehe man sich jedoch vollkommen in ihr verliert, nimmt die Intensität ab. Es muss ein natürliches Gesetz sein, etwa so, wie der Flut die Ebbe folgt. Wäre das nicht so, würde man der Welt entschweben.

Als ich wieder auf der normalen alltäglichen Bewusstseinsebene angelangt war, verabschiedete ich mich geistig von der Pflanze und stand auf. Erst da bemerkte ich, dass sich ein Tier, ein dunkelbrauner, fast schwarzer Baummarder, neben mir aufhielt. Als ich ihm den Kopf zuwandte, spannten sich seine Muskeln zum Sprung, um zu fliehen. Aber dann spürte er wohl, dass ich mich – obwohl ich mich bewegt hatte – noch immer in einem gelösten, entspannten Alphawellenzustand befand. Augenblicklich entspannte auch er sich wieder. Die tiefschwarzen Augen, mit denen er mich ansah, glichen genau den dunklen Tollkirschbeeren. Ich erkannte: Es war der Tollkirschgeist, der den Marder als Medium benutzte, um sich den Menschen, der da so tief in seine Sphäre eingedrungen war, von außen anzuschauen. So etwas ist möglich. Die Geistseelen der Pflanzen sind nicht so stark in ihrer Leiblichkeit inkarniert, nicht so vollständig verkörpert wie die Seelen der Menschen oder der Tiere. Pflanzenseelen umweben ihre stofflichen Leiber, sie können körperlos reisen, können mühelos durch Mauern und Gegenstände schweben, können sich tierischer Körper bemächtigen und mittels deren Sinne die Umgebung wahrnehmen. Mit der Hilfe des Marders hat mich die Tollkirsche gerochen und mich mit seinen schwarzen Augen angeschaut. Irgendwie passte das hübsche, neugierige, nachtaktive Raubtier zum Wesen der Belladonna. Der Marder lief dann entspannt und langsam den Waldweg entlang. Nach etwa zwanzig Metern drehte er sich noch einmal um, als wollte er sich verabschieden, schaute mich mit seinen schwarzen Tollkirschenaugen an und verschwand im Gebüsch. Staunend und von dem Erlebnis überwältigt, kletterte ich den steilen Felspfad wieder ins Tal hinab. Morgen würde ich die Kursteilnehmer hoch führen und ihnen die Tollkirsche zeigen.

Am nächsten Morgen nach dem Frühstück machte sich unsere Gruppe, bestehend aus rund zwölf Pflanzenfreundinnen und -freunden, auf den Weg. Es war ein angenehm warmer Spätsommertag, die Sonne strahlte von einem wolkenlosen blauen Himmel. Als wir auf halber Höhe waren, sahen wir von Westen her eine kleine sahneweiße Wolke über der Jurakette aufsteigen. Immer höher erhob sie sich und verwandelte sich im Nu in einen großen grauen Gewitterbock, der zielstrebig in unsere Richtung zog. Bald bedeckte er den ganzen Himmel. Ein heftiger Wind erhob sich. Aus dem wühlenden Grauschwarz zuckten Blitze, und plötzlich peitschte ein heftiger, sich in Hagel verwandelnder Regen auf uns nieder. Die arglosen Wanderer suchten Schutz vor dem himmlischen Trommelfeuer, wo sie nur konnten. »Es ist nicht mehr weit bis zur Tollkirsche«, rief ich und rannte, die Hände zum Schutz gegen den Hagel über den Kopf haltend, in Richtung der Pflanze. Nur drei oder vier völlig durchnässte Teilnehmer wagten mitzukommen, die anderen machten gar nicht erst den Versuch.

»Da steht sie!«, schrie ich in den tosenden Sturm hinein und zeigte auf die Staude, aber es war unmöglich, stehen zu bleiben und sie näher zu betrachten. So schnell wir konnten, flohen wir, über gefährlich glitschige Steine stolpernd, und rutschten den Hang hinunter. Als wir die anderen erreichten, hörte der Hagel auf. Es dauerte nicht lang, da hörte es auch auf zu regnen. Auf halbem Weg nach unten zogen sich die grauen Wolken zurück, die Sonne schien wieder. Als wir das Tal erreicht hatten, war der Himmel erneut strahlend blau. Unten war es trocken, es hatte nicht einen Tropfen geregnet. Was für eine machtvolle Pflanze! Es schien, als hatte sie uns ein Zeichen geben wollen: Sie wollte sich nicht der bloßen Neugier preisgeben. Wie kann man dafür Worte finden?

Im nächsten Jahr hatte ich wiederum einen Pflanzen-Workshop in Langenbruck. Ich nahm mir vor, auch diesmal die Gruppe zur Tollkirsche zu führen und ihr mit einem kleinen Ritual, einer *Puja*, die Ehre zu erweisen. Die Wanderung den steilen Felsenpfad empor verlief ohne Schwierigkeiten. Kein Gewitter, kein Hagelsturm behinderte uns. Dann aber, als wir die Staude sahen, waren wir entsetzt. Zerbrochen und niedergetrampelt lag sie auf dem Boden. Jemand hatte sie mit einem Stock übel zugerichtet – wahrscheinlich ein besorgter Tugendbold, ein Gutmensch, der sie als böse Giftpflanze erkannt hatte. Es bestand ja die Gefahr, dass ein Kind an den heimtückisch süß schmeckenden Beeren naschen und sich dabei vergiften könnte! Da zerstört man das Teufelskraut doch lieber gleich vorbeugend, ehe es sich versamt, vermehrt und Schaden anrichtet. Es war schon immer Aufgabe der »Guten«, das Böse zu bekämpfen – Fliegenpilz zu zertrampeln, Spinnen zu zerquetschen, Schlangen und andere giftige Tiere zu töten, politisch Unkorrekte mundtot zu machen und so weiter –, wo immer man es findet. Mit einer solchen Einstellung wird man aber selbst zum Frevler. Der liebe Gott oder Mutter Natur sind weiser als unser beschränkter Verstand, und sicherlich haben auch diese Geschöpfe eine Daseinsberechtigung.

Nach der Begegnung mit der Tollkirsche meinte ich, es sei an der Zeit, ihre Kraft besser kennenzulernen und zu diesem Zweck eine Salbe aus ihr herzustellen. Das würde mir, dem Kulturanthropologen, auch helfen, gewisse kulturelle Erscheinungen wie das mittelalterliche Hexenwesen oder veränderte Bewusstseinszustände besser zu verstehen. Ich sorgte dafür, dass alles richtig und in guter geistiger Gesinnung gemacht wurde: Der Ort, an dem die Beeren gesammelt wurden, war ein alter, von einem Kruzifix markierter Kraftort; beim Kochen der Beeren im Fett der Weihnachtsgans wurden Shiva-Mantras und Obertöne gesungen, die zentrierend wirkten. Ich achtete darauf, dass keine »negativen« oder unglücklichen Gedanken mit in den Sud hineingerührt wurden. Der alte Aberglaube besagt, dass alles, was man während der Zubereitung denkt, »Wirklichkeit« wird. Um im Einklang mit dem Kosmos zu bleiben, wurde rhythmisch und sonnenläufig (im Uhrzeigersinn) gerührt. Auch die Mondstellung und die Konstellationen des Tages wurden berücksichtigt. Vom materialistischen Standpunkt aus gesehen, gilt das alles als überflüssig. Man glaubt, es gehe nur um Tropanalkaloide, um chemische Verbindungen und deren Wirkung auf die Synapsen des Nervensystems. Aber Völkerkundler bestätigen, dass überall auf der Welt die Herstellung solcher Zubereitungen mit großer ritueller Vorsicht bedacht wird. Man achtet auf jedes Detail, und jeder Schritt wird mit Gebet und heiligem Gesang begleitet. Alles, sagen die Eingeborenen, auch die Gedanken und Gefühle, sind »Zutaten« und beeinflussen letztendlich die Wirkung. Als die Salbe abgekühlt war, rieb ich versuchsweise eine geringe Menge in die Armbeuge und beobachtete, was mit mir geschah.

Plötzlich zeigte sich ein Wolf im Fenster, schaute in die Stube und fixierte mich mit stechendem Blick. Er war lebensecht, ich hörte ihn hecheln. Unvorbereitet hätte man einen riesigen Schrecken bekommen, aber ich schaute ihn ruhig an. Er war der Schwellenhüter zur Anderswelt. Allmählich verwandelte er sich in eine wild aussehende Person, einen Waldschratt vielleicht, und lud mich ein, ihm in den Wald zu folgen. Da ich aber keinen Grund hatte, mich in diese Dimension zu begeben, keine Fragen, deren Antworten nur in der wilden Wurzelwelt zu holen sind, bedankte ich mich und blieb auf dieser Seite des Seins. Reine Neugier hat in diesen Bereichen keinen Platz und ist gefährlich. Vor diesen Welten und ihren Bewohnern sollten wir Respekt haben.

Interessant ist auf jeden Fall die Erscheinung des Wolfs. Wolfsverwandlungen, Werwolf-Phänomene und Visionen von Wölfen werden im Zusammenhang mit der Tollkirsche immer wieder erwähnt. Carl Kiesewetter (1854–1895), der bei einem seiner Selbstversuche das Leben verlor, und andere Volkskundler sprechen von einem »seelischen Rapport« mit diesen Tieren, von »Sympathie« oder einem »astralkörperlichen Rapport« mit wirklichen Wölfen. Ebenso wie die Seele der Ginsengpflanze dem sibirischen Pflanzensammler als Tiger erscheinen kann oder die der Wegwarte als Hirsch, so erscheint die Seele der Tollkirsche mit Vorliebe in der Astralgestalt eines Wolfes (oder Marders). Was kann man auch anderes bei einer Pflanze Odins, des Herrn der Wölfe, erwarten.

Hier in den bewaldeten Schluchten des Allgäus wird von Einheimischen gerne gewildert. Einer von ihnen brachte mir einmal etwas selbstgemachte Gamswurst und erzählte mir von einem altüberlieferten Wilderergeheimnis. Im Herbst nehme er, angefangen mit geringer und dann ansteigender Dosierung, Tollkirschen zu sich. Das mache ihn sensibel, er wisse dann intuitiv, wo sich die Hirsche oder Gämsen aufhalten, und auch – und das ist wichtiger –, wo die Jäger unterwegs sind. Ähnlich sollen die Kräutersammler im Riesengebirge die gefährlichen Beeren benutzt haben. Sie nahmen eine genau dosierte, geringe Menge ein, um sich mit dem Wald- und Berggeist Rübezahl, dem Herrn der Kräuter, in Verbindung zu setzen und vom ihm das notwendige Kräuterwissen zu erfahren.

Die Tollkirsche hinterließ in der menschlichen Geschichte aber auch eine Spur von Wahnsinn und Tod, wie die folgenden Beispiele bezeugen: Im 11. Jahrhundert schlugen die Dänen das schottische Heer. Sven Knutson, der Anführer der Dänen, vereinbarte im Waffenstillstandsabkommen unter anderem, dass die Schotten mehrere Fässer Wein zu liefern hatten. Man wollte den Sieg ordentlich begießen. Die listigen Schotten aber mischten Tollkirschsaft in den Wein. Als die Sieger dann im narkotischen Delirium lagen, töteten die Schotten sämtliche dänische Krieger.

Oder eine weitere Geschichte: Renate Singer, die Subpriorin des Klosters Unterzell, war unter den Betschwestern unbeliebt. In der Nähe der unheimlichen Frau soll es gespukt haben. Als man in ihrem Garten »Bärmutz« (Tollkirsche) fand, war sie überführt. 1746 wurde sie als Zauberin enthauptet.

Noch immer fordert die Belladonna ihre Opfer, in den letzten Jahren besonders unter Möchtegernzauberern und Pseudoschamanen und unter Jugendlichen, die sich davon einen »natürlichen« Trip versprechen, sich dabei aber eine Reise in die Anderswelt ohne Rückfahrkarte einhandeln. Angeblich gibt es inzwischen mehr Tote durch solche »natürliche« Drogen als durch Heroin oder synthetische Substanzen. Aber auch wenn man mit dem Leben davonkommt, lässt die Belladonna denjenigen, der in ihre Hände gefallen ist, nicht so leicht wieder los.

Im alten Angelsächsischen nannte man die Tollkirsche *Dwale* (englisch *dwell berry*, dänisch *dvalebeere*). *Dwale* oder *dwell* bedeutet Trance, Entrückung, aber auch an etwas (aus der Vergangenheit) haften bleiben, psychisch gefesselt oder des eigenen Willens beraubt sein. Derjenige, der der Macht der Tollkirsche verfallen war, wurde als *Dweller* bezeichnet, was fast den Beigeschmack des Zombies hat.

Vor einiger Zeit kam meine Frau einmal ins Schreibzimmer, wo ich arbeitete. »Da draußen steht ein Mann und starrt ganz abwesend das Haus an«, sagte sie beunruhigt. Ich solle mal nachsehen, was er wolle. Ich plusterte mich auf, holte tief Luft und trat hinaus. Tatsächlich stand da ein langhaariger, etwas verwahrloster Hüne. Geistesabwesend, als schaue er in eine unsichtbare Welt, starrten seine blauen Augen auf die Hausfassade. Als er mich wahrnahm, kam er ruckartig wieder zu sich. »Ähm, tschuldige, ähh ..., ich habe hier mal gewohnt. Wollte nur mal gucken, wie es jetzt hier aussieht«, stotterte er und fügte hinzu: »Irgendwie komme ich nicht los von hier.«

»Setz dich auf die Bank, wir können ein Bier trinken, und du kannst mir deine Geschichte erzählen«, sagte ich und war gespannt, was er über den Ort, an dem wir nun seit einigen Jahren lebten, zu erzählen hatte. Das alte Klostergebäude, das irgendwann im Dreißigjährigen Krieg von einem Appenzeller Pächter in seiner gegenwärtigen Form wieder aufgebaut worden war, hatte in den siebziger Jahren leer gestanden. Da hatte er sich als Hippie auf der Flucht vor den Wirren der Großstadt mit Kind und Kegel so lange hier eingenistet, bis ihn schließlich der harte Allgäuer Winter wieder vertrieb. Im Spätsommer, beim Gang durch den Wald, fielen ihm die vielen Tollkirschen auf, die auf dem Berg wuchsen. Er hatte zwar gelesen, dass sie giftig seien – aber wer glaube schon alles, was er liest? Außerdem geht Probieren über Studieren. Also kostete er eine Beere. Süß schmeckte sie! Er kostete noch eine. Im Ganzen muss er um die fünfzehn Beeren gegessen haben. (Für Kinder können schon drei bis vier Beeren tödlich sein, für einen normalen Erwachsenen werden zehn bis zwölf Beeren als tödliche Dosis angegeben. Mit Blättern sind Vergiftungen ab 0,3 Gramm möglich.) Es endete damit, dass er zwei volle Tage im Wald lag und sich nicht bewegen konnte. Es forderte seine gesamte Kraft und Willensanstrengung, die Atmung aufrechtzuerhalten.

»Hattest du Flugerlebnisse oder irgendwelche außerkörperlichen Erfahrungen?«, wollte ich wissen.

»Nein«, antwortete er, »es kam mir nur so vor, als ob ich meine Tochter, die in einer weit entfernten Großstadt lebt, sah und dass sie sehr besorgt war.« Nachdem er endlich wieder zu sich gekommen war, wollte er kein Wort mehr sprechen. Es dauerte drei Monate, bis er wieder anfing zu reden. Nicht, dass er nicht sprechen konnte, er sah einfach keinen Sinn darin. »Es ist doch sowieso alles, wie es ist, was gibt es da zu sagen?« Auch andere Dinge, die die Menschen taten, kamen ihm sinnlos vor. Obwohl inzwischen viele Jahre vergangen waren, richtig Fuß gefasst – so schien es mir – hatte er nie wieder. Die Vergangenheit hielt ihn im Bann. Die Belladonna hatte ihn noch nicht wieder losgelassen, er war zum *Dweller* geworden. »Pfüa Gott« – führe (dich) Gott – sagt man zum Abschied im Allgäu, und das wünschte ich ihm von ganzem Herzen, als er ging.

Bilsenkraut

Fast ebenso heftig wie die Wirkung der Tollkirsche ist die des Bilsenkrauts, das einst die wichtigste bewusstseinsverändernde Pflanze der Kelten war. Sie weihten sie dem Sonnengott *Bhel* oder *Belenos*, dessen Licht als ordnende Kraft auf der Erde wirkt. Bilsenkraut war die hauptsächliche Zutat für das Kultbier, das bei ihren Stammesversammlungen getrunken wurde. Es kam jedoch nie in das gewöhnliche, alltäglich getrunkene Bier. Dafür benutzte man andere Kräuter, etwa Scharfgarbe, Heidekraut, Brennnessel und vor allem den Gundermann. Das Trinkhorn mit dem den Göttern geweihten und von den Druiden gesegneten Bilsenbier kreiste in der Runde der unter der heiligen Eiche Versammelten. Das Gebräu sollte nicht zu besinnungslosem Rausch führen, sondern den Beratenden helfen, sich vom Alltag zu lösen. Die Waffen wurden dabei abgelegt und ruhten ebenso wie alle Egoismen und Niederträchtigkeiten, die man sonst mit sich herumträgt. Die Götter selbst sollten bei den wichtigen Stammesangelegenheiten raten, und das sakrale Bier machte es ihnen möglich, die Menschen als Vehikel zu benutzen und weisen Rat zu erteilen.

Das alte kulturelle Muster hat sich teilweise bis heute noch in Form des Dorfstammtischs oder des Tischs der Ratsherren einer Stadt erhalten. Wobei die heilige Eiche zwar zum runden Eichentisch geworden ist, und das Bier, das beim Besprechen der anstehenden Probleme getrunken wird, kein Bilsenkraut mehr, sondern nur den gut christlichen Hopfen enthält.

Als ich einmal mit Bilsenkraut experimentierte, konnte ich den Vorgang des altkeltischen psychedelischen Kreisrituals besser verstehen. Als die Wirkung einsetzte, war es, als ob ich ausschließlich von Göttern umgeben wäre. Jeder Mensch erschien mir göttlich und unser Dasein ein Maskenball, ein Spiel der Götter. Diese Pflanze ließ mich offensichtlich unwillkürlich den göttlichen Kern in den anderen Menschen wahrnehmen. Nur, fragte ich mich, was tue ich da als armer kleiner Mensch unter all den Göttern?

Besonders bei den wichtigen Jahreszeitfesten, die dem Sonnengott geweiht waren – beim Maifest Beltaine, wenn er sich mit dem Blumenmädchen, der Tochter der Erde, der Pflanzengöttin, vermählt, oder zur Mittsommerwende, wenn er vom Pfeil seines Nachfolgers, des feurigen Gottes Lugh (Lugus, Loki), getroffen wird und sein Niedergang beginnt –, dann wurde das sakrale Bier zubereitet. Die Feste, an denen dieses Starkbier getrunken wurde, waren allesamt Gemeinschaftsfeste des gesamten Stammes unter Leitung der erfahrenen Druiden und Schamanen. Auf diese Weise wurden alle Teilnehmer vom Gruppengeist mitgetragen, und es wurde dafür gesorgt, dass keiner in ein finsteres Loch fällt, in irgendeinem innerpsychologischen Sumpf stecken bleibt oder absackt. Ohne den kultischen, gemeinschaftlichen Kontext ist es gefährlich und davon abzuraten, Bilsenbier zu trinken.

Weil gewiefte Brauer im Mittelalter ihre Biere gerne mit *Hyoscyamus* (Bilsenkraut) berauschender machten, kam es manchmal zu Todesfällen. Die Zecher kippten mit dem Humpen in der Hand einfach von der Bank und standen nicht wieder auf. Das wurde im Zeitalter des Frühkapitalismus und der angehenden vorindustriellen Gewerbebetriebe als Problem angesehen. Diese Art des Zechens vertrug sich nicht mit der aufkeimenden Arbeitsethik. Also erließ der bayrische Kurfürst 1516 das »Reinheitsgebot« für Bier, das eigentlich eines der ersten Antidrogengesetze war. Im Grunde bin ich froh, dass es heutzutage in Deutschland noch in Kraft ist, wenn man bedenkt, was alles an chemischen Zusätzen ins Bier kommt; die Zutaten des amerikanischen Standardbiers zum Beispiel können einen das Gruseln lehren.

Andererseits ist es schade, dass man aufgrund des Reinheitsgebots nicht mehr die vielen alten Kräuterbiere brauen darf, die ja auch Heilbiere waren. In dem freien Land der Schweizer gilt das bayrische Gebot nicht; die Brauer halten sich zwar allgemein daran, aber es hat keinen Gesetzescharakter. Mein Freund, Paul Silas Phyl, Leiter eines

Instituts für Ernährung und Gesundheit, experimentierte mit alten Kräuterbieren. Sein Gundermannbier war eine absolute Köstlichkeit. Für den Ersten August, den Tag des Rütlischwurs, braute er ein besonderes Bilsenbier. Diesen Feiertag begingen wir mit einem Augustfeuer auf einem Berg oberhalb des Dorfes Amden am Walensee. Ich hatte mir vorher den Fuß arg verstaucht und humpelte hinauf zum Feuerplatz. Oben angekommen, nahm ich mir eine Flasche von Pauls Spezialbier. Das schmeckte wunderbar, löschte aber nicht den Durst – die Tropanalkaloide im Bilsenkraut hemmen vorübergehend die Funktion der Speicheldrüsen, sodass man durch das Trinken tatsächlich ständig durstiger wird. Ich griff zur nächsten Flasche, die noch besser schmeckte als die erste. Zum Glück war keine dritte Flasche mehr da, andere Feiernde hatten sich schon bedient. Auf einmal fing ich an zu tanzen. Und als hätte ich mir nie den Fuß verstaucht, begann ich die Straße hinunterzurennen. Immer schneller rannte ich und konnte kaum glauben, wie schnell sich meine Beine bewegen konnten, ohne dass ich hinfiel, mir die Knochen brach, gegen einen Felsen klatschte oder in die Schlucht stürzte. Plötzlich verwandelten sich die Arme, die ich ausgebreitet hatte, um das Gleichgewicht zu halten, in Rabenschwingen. Die gespreizten Finger wurden zu schwarzen Federn, und ich flog als Rabe krächzend den Berg hinab. Rund herum auf den Höhen brannten die Augustfeuer, und die Lichter des Dorfes kamen »wie im Flug« immer näher. Dort angekommen, verwandelte ich mich wieder in meine menschliche Gestalt und fragte mich, wie ich das alles heil überlebt hatte.

Meine Hippiefreunde in Amerika machten ihre Bekanntschaft mit dem Bilsenkraut durch die Asthmazigaretten, die es damals in den sechziger Jahren in den Drogerien noch zu kaufen gab. Wenn es mal kein Marihuana zu rauchen gab, kauften sie sich diese Zigaretten, mit denen man einen sonderbaren Rausch erzielen kann. Die Regierung, der es nicht gefiel, dass sich die Bürger erdreisteten, ihren Bewusstseinszustand selber so einzustellen, wie sie wollten, ließ dann die Asthmazigaretten verbieten, und sie verschwanden vom Markt – zum Leidwesen der Asthmakranken.

Bilsenkraut findet man heute in Mitteleuropa kaum mehr in der freien Natur. Im Mittelalter war es häufiger anzutreffen. Brauer kultivierten ihre Bilsengärten, und die böhmische Stadt Pilsen, die für ihr Bier weltberühmt wurde, ist – wie Sprachforscher vermuten – nach dem Kraut benannt. Das Bilsenkraut kam als wärmeliebende Ruderalpflanze[15] wahrscheinlich mit den neolithischen Bauern aus Südeuropa in den Norden. Als im 14. Jahrhundert mit der Kleinen Eiszeit das Klima sich massiv abkühlte, die Alpen vergletscherten und es so kalt wurde, dass die Feigen, Mandeln und Esskastanien, die Hildegard von Bingen im Rheinland noch kannte, verschwanden, da wurde es auch für das Bilsenkraut schwieriger zu überleben. Erst seit dem letzten Jahrhundert steigen die Temperaturen allmählich wieder an. Da hätte das Bilsenkraut erneut eine Chance, sich als Wildpflanze zu verbreiten, wäre da nicht der Kartoffelkäfer, der 1887 von Nordamerika aus nach Europa einwanderte und sich über die mit Erdäpfeln bepflanzten Äcker hermachte. 1936 überquerte der Käfer erstmals den Rhein; Anfang der fünfziger Jahre wurde er in der DDR und dem Ostblock zur Plage und führte zu Engpässen in der Nahrungsmittelversorgung, sodass die Genossen glaubten, der amerikanische Geheimdienst hätte die Krabbeltiere heimlich über die Felder abwerfen lassen. Wer weiß? Ebenso gerne, wie der Kartoffelkäfer das Kartoffelkraut frisst, frisst er auch Bilsenkrautblätter. Als ob das nicht schon schlimm genug wäre, erreichte in den achtziger Jahren die gefräßige rote Spanische Wegschnecke durch Gemüsetransporte von jenseits der Pyrenäen das mittlere Europa. Auch ihr schmeckt das Bilsenkraut besonders gut. Man kann also sagen, die Zauberpflanze ist Opfer der Globalisierung geworden.

Tabak

Wie jeder weiß, ist auch der Tabak ein Nachtschattengewächs, eines, das aus Amerika stammt. Christoph Kolumbus brachte es von seiner ersten Reise aus Kuba mit. In seinem Reisetagebuch schreibt der geschäftstüchtige Admiral am 19. Oktober 1492: »Meine Augen werden nicht müde, eine solche herrliche Vegetation anzusehen, die so verschieden von der unsrigen ist. Ich glaube, dass dieselbe vielerlei Gräser, Kräuter und Bäume erzeugt, welche in Spanien als Färbe- oder Arzneimittel großen Wert haben würden.« Er brachte König Ferdinand einige zu Zigarren gerollte Blätter des *tabacos* mit, glaubte jedoch nicht daran, dass man das Kraut, »mit dem die Eingeborenen räuchern«, in Europa gewinnbringend vermarkten könne. So kann man sich irren!

15 Ruderalpflanzen sind Wildkräuter, die auf nährstoffreichen Böden in der Nähe von Siedlungen an Wegrändern und auf Schuttplätzen (lat. *rúdera* bedeutet Schutt) gut gedeihen.

Ob diese Geschichte stimmt, weiß ich nicht, aber ein spanischer Seemann, einer der ersten Europäer, der Tabak qualmte, wurde von der Inquisition erfasst und hingerichtet, denn – so das Urteil – nur ein Teufel bläst Rauch aus seinem Rachen. Überhaupt traf das »amerikanische Bilsenkraut« auf harten Widerstand. Der Papst erließ eine Bannbulle, muselmanische Sultane ließen Raucher köpfen, und der Bibelübersetzer König James, Jakob I. von England, schrieb ein *Counterblaste to Tobacco* (1604), worin es von dem Kraut heißt: »Abscheulich dem Auge, gehässig der Nase, schädlich dem Hirn, gefährlich der Lunge, dieser stygische Rauch des bodenlosen Höllenlochs!« Dem hätte ich als Zehnjähriger, nachdem ich meine erste Bekanntschaft mit einem italienischen Zigarillo gemacht hatte, wobei ich eine jämmerliche grünlich-blasse Gesichtsfarbe angenommen hatte und mir schwindlig und speiübel geworden war, sicherlich zugestimmt. Und dennoch rauchte ich einige Jahre später mehrere Päckchen »Pall Mall« pro Tag. Das Reinalkaloid Nikotin ist eines der stärksten Suchtgifte überhaupt; es ist so giftig, dass ein Tropfen genügt, um einen Hund umzubringen.

Den europäischen Bauern, die das gewinnträchtige Suchtmittel anpflanzten und selber in die Pfeife stopften, war die Pflanze auch nicht ganz geheuer. Die Volkssage erzählt, wie der Teufel eines Nachts auf einem brachliegenden Acker Tabak pflanzte und den Bauern, der am nächsten Tag des Weges kam, fragt, ob er die Pflanze kenne. Klar, kenne er sie! Welcher rechtschaffene Bauer wird schon zugeben, dass er etwas nicht kennt? »Dann sag mir, wie sie heißt«, erwiderte der Bocksfüßige, »kennst du ihren Namen, ist das Feld samt den Pflanzen dein, kennst du ihn nicht, bekomme ich deine Seele! In vierzehn Tagen treffen wir uns hier wieder.« Verzweifelt und niedergeschlagen kam der Bauer nach Hause und erzählte seiner Frau von der Begegnung, worauf sie meinte: »Ach, Mann, wenn das alles ist!« Am Abend vor Ablauf der abgemachten Frist sprang sie nackt in ein Teerfass und wälzte sich anschließend im Hühnerstall, sodass sie wie ein komischer Federvogel aussah. Dann rannte sie zum Feld des Teufels und fing an, die Pflänzchen auszureißen. Als er das sah, schrie der Teufel erbost: »Scher dich aus meinem Tabakfeld, du blöder Vogel. Lass meinen Tabak in Ruhe!« Dank seiner klugen Frau wurde der Bauer reich, ohne seine Seele dafür hergeben zu müssen. Ich glaube, er hieß Philip Morris oder so.

Den indianischen Ureinwohnern der Neuen Welt ist der Tabak heilig. Als bewusstseinsbewegendes Kraut spielt er eine Hauptrolle in

Kult und Religion. Er eignet sich bestens als Geschenk und Opfer an die Geister. Bei jeder Heilséance wird Tabakqualm geblasen, bei jeder Begegnung mit anderen Mächten wird er gegeben, beim Heilwurzelgraben wird etwas Tabak in das Loch gestreut. »Die Geister sind süchtig danach, er stimmt sie friedlich«, erklärte mir der Cheyenne-Medizinmann Tallbull. Die Tabakpfeife und die Zigarre sind indianische Erfindungen, aber der Gebrauch des Tabaks als krebserregendes Genuss- und Suchtmittel ist europäisch.

Kartoffeln und Tomaten

Bekanntlich sind auch die Kartoffel und die Tomate Nachtschattengewächse. Jeder kennt sie, und kaum jemand käme auf den Gedanken, dass sie ebenfalls bewusstseinsverändernde, geistbewegende Wirkungen auslösen können. Zwar enthält das Laub der beiden nah verwandten Pflanzen das Steroidalkaloidsaponin Solanin, das Übelkeit, Erbrechen, schwere Krämpfe und Ohnmacht auslösen kann, aber keine psychotropischen Alkaloide. Trotzdem gibt es skeptische Stimmen, was die geistige Wirkung angeht. In der anthroposophischen Literatur lesen wir, dass »das innere schöpferische Denken in Europa zurückgegangen ist von dem Augenblick an, als die Kartoffelnahrung populär geworden ist«. Es treffe zu, dass die Erdäpfel auf den Geist abstumpfend wirken, dass sie dumm und selbstgenießerisch egoistisch machen und somit für den Geisteszustand der heutigen Menschheit mitverantwortlich seien. Die Kartoffel, behauptet Rudolf Steiner, werde »im Kopf verdaut«. Eine seiner Schülerinnen, die Ärztin Hilma Walter[16] schreibt: »Kartoffelgenuss fördert in keiner Weise die innere Regsamkeit, wirkt hingegen lähmend auf das Sensorium, kann selbst auch auf die Dauer das Mittelhirn und die Entwicklung des Hirnstamms in seiner Funktion schädigen.« Ein übermäßiger Kartoffelgenuss der Eltern bereite der Geistseele des Kindes Schwierigkeiten, in das Kopforgan richtig einzudringen, so Steiners Schüler Rudolf Hauschka. Ich glaube nicht, dass das stimmt, aber selbst wenn, würde ich weder auf Rösti noch auf sächsischen Kartoffelkuchen oder auf »Quarkklitscher«, weder auf Bratkartoffeln, Erdäpfelsuppe, grüne Klöße, noch auf Pommes frites und Paprika-Chips verzichten wollen, denn die haben tatsächlich eine geisterhellende Wirkung auf mich: Sie machen mich fröhlicher und dankbar fürs Leben.

Roger Liggenstorfer, der Gründer und Leiter des Nachtschattenverlags, veranstaltete einmal in Solothurn eine Ausstellung zum Thema

»Psychedelische Pflanzen«. Eines der Ausstellungsobjekte waren Kartoffeln. Einer der Besucher, der Polizeichef der Stadt, wurde bei dem Anblick stutzig. »Wieso Erdäpfel?«, fragte er. »Denken Sie an Kartoffelschnaps«, antwortete Roger.

Als Kolumbus auf seiner dritten Reise an der Küste Venezuelas die Tomate kennenlernte, hielt er sie für den »Apfel«, den der Teufel Eva zugespielt hatte. Da die Landschaft dort über alle Maßen schön war, die Vegetation üppig, die Tiere friedlich, die Eingeborenen gut aussehend und makellos gesund, glaubte der Entdecker allen Ernstes, er habe den Garten Eden, von dem die Heilige Schrift spricht, gefunden. Deswegen heißt die Tomate in Österreich, Schlesien oder Böhmen noch immer »Paradiesapfel« oder »Paradeiser«. Aber wie gesagt, so ein Apfel kommt vom Teufel. Er symbolisiert die sündhafte Wollust, mit der er Adam und Eva ansteckte. Man erkannte auch gleich die Verwandtschaft dieser Pflanze mit der Tollkirsche. Trotz alledem pflanzten sich die Europäer, insbesondere die Pfaffen, das exotische Nachtschattengewächs in ihre Ziergärten. Aber es dauerte lange, ehe jemand wagte, die verbotene Frucht zu essen. Wahrscheinlich war es ein von der Liebe enttäuschter Italiener, der sich das Leben nehmen wollte, in den »Liebesapfel« biss und merkte, dass er gar nicht giftig ist, sondern sogar gut schmeckt. Inzwischen ist die Tomate aus der italienischen Küche nicht mehr wegzudenken.

Mit der irrigen Vorstellung, die Tomate sei wie andere Nachtschattengewächse eine Hexenpflanze, die Wahn, Geilheit und Halluzination erzeugen könne, wurde schon vor langem aufgeräumt. Auch wenn die Anthroposophen meinen, die Tomate sei »mit Materie überlastet« und »dass ein unheimlicher Geist in ihr atme«, ist sie dennoch absolut kein Psychedelikum.

Oder vielleicht doch? Wenigstens tendenziell? Auf jeden Fall bescherte mir die Tomatenpflanze ein ungewöhnliches, aufschlussreiches Erlebnis, das ich hier nicht verschweigen will. In der landwirtschaftlichen Kommune unweit von Genf, wo ich als Gärtner den ganzen Tag damit beschäftigt war, Tomatenstauden aufzubinden und deren Geiztriebe zu entfernen, hatte ich ein Tomaten-*Darshan*.[17] Die aromatische Ausdünstung der vielen Pflanzen in dem abgeschlossenen Folien-

---

16 Walter, Hilma: *Die Pflanzenwelt*, Arlesheim (Schweiz): Natura-Verlag, 1971, S. 102

17 *Darshan* (Sanskrit) ist ein Zustand, in dem sich ein göttliches Wesen der mystischen Schau offenbart.

tunnel war nahezu überwältigend. Wie üblich bei solchen Arbeiten, ließ ich die Gedanken schweifen. Ich sann über das »Raumschiff Erde« nach, über die fragile, nur wenige Millimeter dünne grüne Chlorophyllschicht, von der alles Leben auf diesem Planeten abhängt. Wie zart und verletzlich sie doch ist, und wie unachtsam die Menschen, getrieben von maßloser Gier und Dummheit, mit dieser Membran, die das Leben ermöglicht, umgehen. Hemmungslos setzen sie ihr mit ihren Giften, mit Planieren und Asphaltieren zu, bis sie zerstört ist. Diese Gedanken machten mich traurig. »Wir leben auf einem sterbenden Planeten«, dachte ich betrübt.

Plötzlich aber war es, als spreche ein Engelwesen – es muss der Geist des Tomatenwesens, der *Lycopersicum*-Deva, gewesen sein: »Du irrst. Der grüne Mantel der Mutter Erde ist nur äußerer Ausdruck der Lebensfülle, die das Universum durchflutet. Leben und Bewusstsein gehören zum Wesen des Seins, man kann sie nicht endgültig zerstören. Sei getrost, tue deine Arbeit, und fürchte dich nicht.«

Das kam aus solchen Tiefen, dass es mir zur Überzeugung geworden ist. Ich danke noch heute der Tomate für diese Einsicht und weiß, dass es kein »unheimlicher Geist« ist, der in ihr atmet, sondern ein sehr starker und freundlicher.

ACKERSCHACHTELHALM[18]

Der Ackerschachtelhalm ist ein zähes Luder. Das erfuhr ich, als ich den mit Wildkräuter- und Brennnesselwurzeln durchwucherten Boden in Schwerstarbeit umgrub, um in der Wildnis einen Selbstversorgergarten anzulegen. Das Gestrüpp samt Wurzeln häufte ich zu einem Komposthaufen auf. Mit genügend frischer Biomasse erhitzt sich ein solcher Haufen, und zwar so stark, dass er dampft und man die Hand wegen der Hitze nicht hineinzustecken vermag. Sämtliche Wurzelsprosse, Knollen, Knospen und Samen sterben während des Erhitzungspro-

18 Dies ist eine leicht veränderte Version des Vorworts zum Buch *Schachtelhalm* von Marianne Ruoff (AT Verlag, 2017). Wer mehr über die Heilkraft des Schachtelhalms oder Zinnkrauts wissen will, dem sei das Buch dieser Ärztin und Phytotherapeutin empfohlen. Sie berichtet auch über die Anwendung der Pflanze in anderen Kulturkreisen, etwa dass der Winterschachtelhalm (*E. hiemale*), der bei uns als »giftig« gilt, bei den nordamerikanischen Indianern und den indigenen Sibiriern als Heilpflanze benutzt wird.

zesses ab. Dann, wenn der Haufen abkühlt, besiedeln ihn bald darauf Mikroorganismen, Pilzfäden durchwuchern ihn, und hungrige Regenwürmer verwandeln schließlich alles in gut riechenden, humusreichen Dünger. Über die Handvoll Ackerschachtelhalm-Rhizome, die ich mit in den Haufen warf, machte ich mir keine Gedanken. Im nächsten Jahr brachte ich den gut gelungenen Kompost auf den neu urbar gemachten Acker. Bald aber entdeckte ich, dass zwischen den aufkeimenden Saaten hier und da winzige Schachtelhalmpflänzchen hervorsprossen. Es war, als verhöhnten sie mich: »Deine lächerliche Kompostierung kann uns nichts anhaben. Uns gibt es schon seit über vierhundert Millionen Jahren; wir haben alle Klimaextreme überlebt. Wir waren schon da, als deine Vorfahren noch als primitive Lurche in den Ursümpfen herumkrochen. Und nun wirst du uns nicht wieder los, denn unsere Speicherknollen befinden sich anderthalb Meter tief unter der Erdoberfläche. Die kann man zwar gut essen, aber da müsstest du fleißig schaufeln!«

Ich kenne Gärtner und Bauern, die das hartnäckige Urzeitgewächs fast in den Wahnsinn treibt. Die Rhizome sind schwarz, sodass man sie beim Umgraben oder Pflügen kaum sieht, und jedes Wurzelstückchen wird, ähnlich wie bei der Quecke oder der Zaunwinde, zu einer neuen Pflanze. Und da die Pflanze so tief wurzelt, helfen auch keine Herbizide.

Mich konnte der Schachtelhalm jedoch nicht ärgern. Die Pflanze ist, wie es die Indianer sagen würden, einer meiner »pflanzlichen Verbündeten«. Ich kann mir kein Frühjahr vorstellen, ohne dass ich die saftigen, blass beigebraunen, chlorophylllosen Sporentriebe sammle und sie mit in ein köstliches Rührei oder eine Gemüsepfanne gebe – ein Gericht, das schon die Römer kannten und das in Russland noch heute beliebt ist.

Den Schachtelhalm lernte ich zuerst in dem zwei Hektar großen biodynamischen Gemüsegarten in der Schweiz kennen. Der Gärtnermeister, Manfred Stauffer, sammelte fleißig deren grüne Wedel, weichte ganze schubkarrenvoll davon in Tonnen voller Regenwasser ein und ließ sie zu Jauche vergären. Diese Jauche stärkt, verdünnt, die Widerstandskraft der Gemüse, vor allem gegen Pilzerkrankungen. Auf der Oberfläche der Jauche bildete sich eine grobe, kristalline, kieselhaltige Schicht. »Zinnkraut steckt voller Kieselsäure! Silizium!«, dozierte der Gärtnermeister. »Wenn man die Pflanze verascht, bestehen bis zu siebzig Prozent der Rückstände aus reinem Silizium. Kiesel vermittelt Lichtkräfte. Dank der Kieselsäure können die Lichtkräfte tiefer in die

Pflanzenphysiologie eingreifen. Parasiten und Pilze mögen kein Sonnenlicht, daher kann Schachtelhalm diese vertreiben.«

Bei Stängel- oder Wurzelhalsfäule der jungen Keimlinge im Saatbeet besprühte Stauffer die Pflänzchen mit einem Schachtelhalmsud, dem er kurz nach dem Kochen noch eine Handvoll Kamillenblüten hinzugab. Das wirkte sofort.

Ein anderes Mal erklärte der Gärtnermeister: »Der Schachtelhalm ist eine Saturnpflanze. Saturn ist der äußerste, am weitesten entfernte sichtbare Wandelstern; er ist das Tor zum Fixsternhimmel. Er vermittelt die archetypischen Kräfte des Himmels. Dabei hilft ihm die Strahlkraft des Siliziums. Der entfernteste Planet des sichtbaren Makrokosmos wirkt in die tiefsten Schichten des Mikrokosmos hinein, bis hinunter in die Knochen. Saturnpflanzen, wie auch der Beinwell oder der Vogelknöterich, sind Kieselpflanzen. Deswegen ist eine Abkochung des Schachtelhalms einer der besten Knochenheiler! Und auch auf unsere Sinnesorgane wirkt Kiesel; das Mineral hilft, ein gutes Verhältnis zwischen dem Ich (Geist) und dem Astralleib (Seele) herzustellen«, fügte er hinzu.

Was der Gärtnermeister da erzählte und praktizierte, kam mir eher mystisch, esoterisch vor. Aber eigentlich beruhten seine Aussagen auf den astrologisch-wissenschaftlichen Erkenntnissen der Forscher der Renaissance. Und diese waren ja auch nicht dumm. Sie hatten ein schlüssiges phänomenologisches Erklärungsmodell der planetarischen Einflüsse und der Signaturen der Pflanzen, mit dem die damaligen Ärzte, Apotheker und Gärtner gut arbeiten konnten.

Was die Knochenheilkraft des Ackerschachtelhalmsuds betrifft, habe ich im Laufe der Jahre viel Erfahrung sammeln können. Ohne Zweifel, die Einnahme der *Equisetum*-Abkochung hilft der Granulation und Wiederkalzifizierung gebrochener Knochen. Das wurde in klinischen Versuchen bestätigt, etwa im Labor der École Polytechnique in Paris. Dort hatte man Nagetieren die Hinterbeinchen gebrochen, sie in zwei Gruppen eingeteilt und einer der Gruppen Schachtelhalm ins Futter getan und der anderen nicht.

Als meine Mutter 86 Jahre alt war, hatte sie sich beim Hinfallen Speiche und Elle des Unterarms gebrochen und einen Gipsverband bekommen. Sie rief mich an – sie wohnte in Illinois – und fragte, ob es da irgendein Kraut gebe, das die Heilung unterstützen könne. Ich schickte ihr eine Apothekerpackung *Equisetum,* wissend, dass es in den USA praktisch unmöglich ist, Heilkräuter zu bekommen. Sie trank fleißig jeden Tag Schachtelhalm-Dekokt, und als der Arzt den Gips abnahm und sie untersuchte, sagte er der alten Dame: »Es ist erstaunlich, wie gut und schnell die Fraktur verheilt ist – wie bei einem jungen Menschen!« Sie sagte dem Arzt nicht, dass ihr der Schachtelhalm dabei geholfen hatte, denn Heilkräuter gelten in Amerika allgemein als entweder unwirksam oder gefährlich und giftig.

Auch bei Schleimbeutelentzündung kann Schachtelhalm helfen. Als wir im trüben, feuchtkalten Spätherbst auf unseren abgelegenen Berg im Allgäu zogen, war es notwendig, für den Winter Holz zu sägen. Eine Motorsäge konnte ich mir damals nicht leisten, also arbeitete ich wie ein Wahnsinniger mit einer Schwedensäge und Axt. Nach einiger Zeit schwollen die Ellbogen schmerzhaft an, dann auch die Unterarme, und die Finger sahen aus wie Bockwürste. Aus war es mit Arbeiten. Als wir an einem der folgenden Tage ins Tal hinabstiegen, um bei einem Bauern etwas Milch für unser Kleinkind zu holen, sah mich die Bäuerin und rief aus: »Schleimbeutelentzündig! Des hat mei Mann au g'het, den hat mr operiere miasse!« Nun hatte ich wenigstens einen Namen für das Leiden, war aber sonst nicht klüger. Was sollte ich tun? Erst einmal beten, dass einem die richtigen Eingebungen kommen. Heilkräuter hatten wir noch keine sammeln können, aber wir hatten einen Sack voll getrockneten Schachtelhalm. Wir machten damit heiße Umschläge, und nach einigen Tagen waren die Ellbogen wieder in Ordnung. Was ich damals nicht wusste, war, dass man üblicherweise Kaltpackungen zur Linderung von Schleimbeutelentzündung anwendet.

In der Antike, zum Beispiel bei Dioskurides (1. Jh.), galt *Equisetum* vor allem als blutstillendes Mittel. Das habe ich öfter selbst bei Schnittwunden erfahren können, so etwa als mich beim Sägen ein zackiger Fichtenast erwischte und mir einen Fleischlappen vom Finger riss. Der Universalgelehrte Albertus Magnus erwähnt ebenfalls die blutstillende Wirkung der *cauda equi* (Pferdeschweif). Auch als Milzmittel verwendete man das Kraut, da die Milz in der astrologischen Kräutermedizin dem Saturn zugeordnet ist. Später, zur Zeit von Hildegard von Bingen, ging das Wissen um diese Pflanze verloren. Für die Benediktinerin ist der *Katzenzagel* – so nennt Hildegard den Schachtelhalm – kaum noch der Rede wert: »Er entsteht aus den schlechten Säften der Erde und vermittelt dem Menschen, der ihn isst, keine Kraft. Doch wenn ihn jemand auf solche Weise zubereitet, dass Fliegen von ihm kosten, dann tötet er sie mit seiner Schlaffheit und seinen üblen Säften.«

Es war Kräuterpfarrer Sebastian Kneipp, der diese alte Heilpflanze der Vergessenheit entriss. Er benutzte die Abkochung als Hilfsmittel bei der gefürchteten Lungenschwindsucht (Tuberkulose, Tbc), an der er als Student selber gelitten hatte. Die Kieselsäure hilft, die Tbc-Herde abzukapseln. Bei Gicht und Rheuma setzte Kneipp den Tee – den Aufguss, nicht die Abkochung (Dekokt)! – des Zinnkrauts als Mittel zur entschlackenden Durchspülung ein.

Auch bei offenen Beinen und bei krebsigen Geschwüren soll nach Kräuterpfarrer Kneipp die Schachtelhalmabkochung helfen. Da könnte etwas dran sein. Sonnenlicht ist, wie der Physiker Hans-Peter Dürr zeigte, »die ordnende Kraft in lebenden Organismen«. Eine Funktion des Siliziums ist es, den Zellen Lichtenergie zu vermitteln; Lichtenergie wurde messbar gemacht durch die Photonen-Forschung des Physikers Fritz-Albert Popp. Im Vergleich zu gesunden Zellen enthalten Krebszellen wenig Silizium und wenig Lichtenergie (Photonen).

Neuere Studien zeigen, dass der harntreibende Schachtelhalm-Tee auch Aluminium aus dem Körper ausleiten kann. Das Leichtmetall wird normalerweise problemlos ausgeschieden, aber es ist häufig in Deodorants, im Kochgeschirr, in Alufolie und – falls sogenannte »Verschwörungstheoretiker« recht haben – in den Kondensstreifen (Chemtrails) von Flugzeugen enthalten. Aluminium kann in Nanodosierung Gedächtnis- und Sprachstörungen hervorrufen und könnte möglicherweise ein Faktor bei der Entstehung der Alzheimer-Demenz sein.

SCHAFGARBE

Manche Heilpflanzen, wie das Leinkraut oder die Kamille, sind mit den ersten Bauern im Neolithikum zu uns gekommen; manche, wie Salbei und Raute, haben uns die Römer oder die christlichen Glaubensverkünder gebracht; andere wiederum, wie die Nachtkerze oder der Staudenknöterich, sind ganz neu und kamen als Neophyten aus allen Weltgegenden. Es gibt aber auch einheimische Heilpflanzen, die schon unsere altsteinzeitlichen Vorfahren kannten, die vor mehr als fünfzehntausend Jahren als Großwildjäger durch die eiszeitliche Mammutsteppe zogen. Das sind die Kräuter und Büsche, die in unseren Sagen und Märchen eine Rolle spielen und um die sich manches Brauchtum rankt. Zu ihnen gehören Bärentraube, Beifuß, Engelwurz, Birke, Schachtelhalm,

Wacholder, Brennnessel und viele mehr, die in unserer Volksheilkunde eine hervorragende Stelle einnehmen. Die lichtliebende Schafgarbe gehört mit dazu.

Die Schafgarbe ist ein vielseitiger Heiler, fast ein Allesheiler. Schon die volkstümlichen Namen geben einen Hinweis auf das breit gefächerte Spektrum seiner Heilkraft: Bauchwehkraut, Blutstillkraut, Grundheil oder Neunkraft wird es genannt. *Garbe* geht auf ein altgermanisches Wort zurück, das als »schneller und vollkommener Heiler« übersetzt werden kann. Alte Mundartbezeichnungen wie *Gachl* (Kärnten), *Gacherl* (Tirol) oder *Gochal* (Oberfranken) beziehen sich auf das althochdeutsche *gahi,* was »die schnell Heilende« bedeutet.

Wie uns Medizinhistoriker bestätigen, kannten die Eiszeitjäger noch nicht unsere modernen Autoimmun- und Verschleißleiden, auch bakterielle oder virale Seuchen waren ihnen fremd, aber Verwundungen, Magen-Darm-Probleme und Frauenleiden waren ihnen wohlbekannt. Da half die Schafgarbe. Sie ist ein fast unübertroffenes blutstillendes und wundheilendes Phytotherapeutikum. Sie eignet sich übrigens auch zur Mundspülung nach einer Zahnarztbehandlung oder zusammen mit Ringelblume als Hämorrhoidensalbe. Als Frauenkraut tut sie Wunder bei Weißfluss, Gebärmutterentzündung oder zur Normalisierung der Monatsblutung. Da sie Bitterstoffe enthält, ist die Schafgarbe auch ein Lebertonikum. Und wie die Kamille enthält sie himmelblaues Chamazulen, das sich besonders bei Darmgeschwüren bewährt. Antiviral als Erkältungstee wirkt die Schafgarbe ebenfalls.

DER LÖWENZAHN BEI HILDEGARD VON BINGEN

In den Schriften der Hildegard von Bingen sucht man den Löwenzahn vergebens. Man fragt sich, wie das sein kann, wo diese Pflanze doch so häufig anzutreffen ist und in der ländlichen Heilkunde eine so große Rolle spielt? Im Mittelalter war der Löwenzahn dermaßen hoch geschätzt, dass man ihn dem Heiland selbst weihte, da er wie Christus »wie die Sonne strahlt und die Blinden heilt«. Die kräuterkundige Äbtissin erwähnt jedoch in ihrem *Liber simplicis medicinae* (Kap. LIII) eine *Dauwurz,* die sei »mehr warm als kalt; sie hat starke Kräfte und ist rein in ihrer Natur. Wenn jemand sie wie ein anderes Kraut oft isst, reinigt sie den Magen und behebt die Dunkelheit seiner Augen. Denn ihre trockene Wärme reduziert die garstigen Dinge im Magen, die oft aus feindlichen und üblen Säften hervorgehen ...« – eine Pflanze, die man bisher nicht identifizieren konnte. In hessischen und westfälischen Mundarten ist der Löwenzahn jedoch als *Dauen, Sommerdauen* oder *Dauerten* bekannt, und ich würde wetten, dass mit Hildegards *Dauwurz* der Löwenzahn, früher auch »Augenwurz« genannt, gemeint ist.

Der bitter schmeckende Löwenzahn hilft bei Verdauungs- und Gallenbeschwerden und ist eines der besten Lebermittel. Zwischen der Leber und dem Sehvermögen besteht eine reflektorische Beziehung. Das wusste man nicht nur in der traditionellen chinesischen Medizin, sondern auch im alten Europa. Wenn die Leber gut funktioniert, dann geht es auch den Augen gut.

FLACHS

Flachs mit himmelsblauer Blüte,
ein Geschenk voll himmlischer Güte,
Seit Urzeiten der Herrin geweiht
– der Maria, der Isis, der holden Freya-Frigg –,
die da spinnt und webt mit groß Geschick
unser Seelenkleid voll Freud' und Leid
– und manchmal auch mit unerwartet' Glück.
Strahlendes Blau die Erde umhüllt,
blau auch das Meer, das kühne Seeleute einst befuhren,
auf Schiffen mit leinenen Segeln,
Blau wogten die blühenden Leinfeldfluren,
vom Weibervolk gehegt und gepflegt,
nach altüberliefertem Brauch und Regeln.
Wie Frigg, so säten die Frauen den Flachs,
sangen und sprangen und hüpften dabei,
denn wachsen sollte er, hoch in die Lüfte,
bis über das Knie, bis hinauf an die Hüfte.
Er wurde gerauft, geröstet, geschlungen,
gehechelt und dann da oben
in der Spinnstube froh besungen.
Die Fäden gehaspelt, gefärbt und zu Stoff verwoben.
So hat man, was einst in die heimische Erde gesät,

zu Hemden, Hosen, und Schürzen vernäht,
zu Betttüchern, auf denen man in der Nacht
schlief, liebte und Kinder gemacht;
auch zum Leichentuch, für's Lebensende,
wenn man zurückkehrte in Gottes treue Hände.

Der Flachs wurde schon von den ersten Bauern angebaut. Sein lateinischer Name *Linum usitatissimum* bedeutet »außerordentlich nützlicher Faden«. Spinnen und Kleidermachen war vor allem Frauensache. Wie fein ein Mädchen den Faden spann, war ein Hinweis auf ihren Charakter. Selbstgewobene Leinentücher gehörten zu ihrer Brautausstattung – auch diese zeugten von ihrem Fleiß.

Es fehlte auch nicht an Magie: Beim Fastnachtstanz oder beim Sprung über das Johannisfeuer versuchen die Frauen so hoch wie möglich zu hüpfen, denn dann wächst der Flachs ebenfalls hoch. Gesät wurde oft nackt, damit der Flachs Mitleid bekäme und sähe, dass die Menschen Kleidung brauchten. Auch säten die Bäuerinnen, astrologischen Regeln folgend, in den »haarigen« Tierkreiszeichen, also wenn der Mond im Widder, Löwe, Stier oder Steinbock stand; im Zeichen der Fische gesät, würden die Fasern schön glatt. Damit der Flachs »hochfahre«, säte man ihn gerne am Himmelfahrtstag.

Nicht nur die Fasern waren wichtig, sondern auch die Samen, deren Öl man als Speiseöl oder zwecks Heilung bei Stuhlträgheit, Heiserkeit, Magenschleimhautentzündung und äußerlich bei schuppiger Haut verwendete. Das Öl hat eine schmerzlindernde und erweichende Wirkung. Heilen und Nahrungszubereitung gehörten einst ebenfalls in die weibliche Domäne.

SEMPERVIVUM, DIE DACHWURZ

Bei *storlmedia* – das sind die lieben Leute, die meine Arbeit unterstützen und meine Veranstaltungen organisieren – kam die Idee auf, einen gemeinnützigen Verein oder ein Forum zu gründen, das den Menschen das wundersame Wesen der Pflanzen nahebringen sollte. Zuallererst braucht ein solches Forum einen passenden Namen und ein Logo. *Betula* (Birke, Baum des Neuanfangs, des Frühlings, der Lichtgöttin Brigit), *Tilia* (Linde, Baum der Lebensfreude, des Herzens, der Sommergöttin), *Calen-*

dula (die goldgelbe, sonnengleiche Ringelblume) und *Artemisia* (Kraut der Göttin der Wildnis, ein Räucherkraut, das einen sakralen Raum schafft) – diese kamen uns in den Sinn, aber sie waren alle schon von Klubs, Gärtnereien und Vereinen als Namensgeber besetzt und rechtlich geschützt. Als ich dann zufällig in meinem Buch *Wolfsmedizin* blätterte, sprang mir das Foto der mongolischen Hauswurz ins Auge. *Sempervivum* heißt die Gattung lateinisch, was »immer lebend« bedeutet. Das wäre doch ein passender Name!

Sempervivum heißt sie, weil sie zäh und anspruchslos ist. Eine Überlebenskünstlerin, der Wind und Wetter, Frost, Nährstoffmangel und Trockenheit nichts anhaben können. Sie wächst bis auf 2500 Meter Höhe in den Alpen und gedeiht ebenso gut auf Mauern und Dächern. Deswegen heißt sie auch Dachwurz oder Dachzwiebel – der lateinische Artname ist *tectorum,* was ebenfalls »Dach« bedeutet.

Die Hauswurze bilden immergrüne, fleischige (sukkulente), mandalaförmige Rosetten, die viele Jahre leben. Nur einmal in ihrem Leben treiben sie eine elegante Blütenrispe hervor – die sternförmigen Blüten sind weiß, gelb oder rot –, und dann stirbt die Rosette ab; dennoch lebt sie ewig, denn inzwischen hat sie viele kleine Töchterpflanzen gebildet. Das *Sempervivum* gehört zu den Dickblattgewächsen (*Crassulaceae*) und ist somit verwandt mit bekannten Gartenpflanzen wie der Fetthenne, dem Mauerpfeffer und der heute in der Gesundheitsszene als »Antistressmittel« so beliebten Rosenwurz (*Rhodiola rosea*), die schon die alten Wikinger nutzten, um in dem rauen nordatlantischen Klima ihre Abwehrkräfte zu stärken.

Weitere Namen der Hauswurz oder Dachwurz sind Donnerbart, Donnerkopf, Donnerwurz, Jupiters Bart, Gewitterkraut oder auch Wetterwurz. Die Engländer nennen sie *common houseleek* (Gemeiner Hauslauch), *hens and chicks* (Henne und Küken) oder auch *Thor's beard* (Donars Bart). Thor, Jupiter und Donar waren die alten blitztragenden Wettergötter. Schon die Römer kannten die Pflanze als *barba jovis,* »Bart Jupiters«. Man pflanzte die Hauswurz auf die Dächer – in ländlichen Regionen Europas noch bis zum heutigen Tag – im Glauben, dass sie Blitzschlag und Brand abhalten kann. In seiner Landgüterverordnung befahl Kaiser Karl der Große, »jeder Landmann solle auf seinem Dach *Jovis barbam* haben«. Das klingt verdächtig nach Aberglauben. Der Salzburger Kräutermann Richard Willfort schreibt in seinem Klassiker *Das große Handbuch der Heilkräuter*[19], dass die fein zugespitzten Rosetten den Drahtbüscheln moderner Blitzableiter ähneln. Es gibt tatsächlich wissenschaftliche Untersuchungen, die das unterstützen: »Jedes Blatt endet in einer feinen Spitze, die tatsächlich in der Lage ist, den elektrischen Spannungsausgleich zwischen Erde (Dach) und Luft zu erleichtern, sodass es weniger oft zu einer Funkentladung durch den Blitz kommt.« Da könnte was dran sein.

Aberglauben gibt es dennoch genug, was die Dachwurz betrifft. So pflückte man die Rosetten im Mittsommer, am Johannistag, um sie zum Schutz vor Blitzschlag bei Unwetter im Herd zu verbrennen. (Das machte man übrigens auch mit Maikätzchen.) Im Schornstein aufgehängt, verhindert die Dachwurz, dass Hexen – gemeint sind unholde astrale Wesenheiten – ins Haus hineinfahren. Kamine, Rauchfänge oder Schornsteine sind die Tore zur Welt der Geister. Der Weihnachtsmann kommt durch den Kamin, der Storch Adebar bringt die Kinderseelen durch den Schornstein, und Schamaninnen oder »Hexen« lassen ihren Astralkörper durch den Rauchfang zum Bocksberg fliegen.

Die Hauswurz auf dem Dach, glaubte man, bringe Glück; auf dem Stalldach wachsend, halte sie Seuchen vom Vieh fern. Wenn die Pflanze auf dem Hausdach blüht, dann gilt das als ein Zeichen, dass den Bewohnern ein wichtiges Ereignis bevorsteht. Blüht die Hauswurz rot, dann ist Glück im Anzug; blüht sie weiß, dann steht ein Todesfall in der Familie bevor.

Auch als Heilpflanze wurde die Hauswurz geschätzt. Nach Hildegard von Bingen lässt das Kräutlein, wenn man es einnimmt, bei Mann und Frau die fleischliche Begierde entflammen, fördert jedoch nicht die Fruchtbarkeit. Zeugungsunfähigen Männern rät die Äbtissin: »Wenn ein Mann in seinem Samen trocken wäre, sodass ihm, ohne dass er ein Greis wäre, der Same fehlt, so soll er Hauswurz in Ziegenmilch einlegen, bis die Hauswurz ganz von jener Milch durchtränkt ist, dann soll er sie in dieser Milch kochen, unter Beigabe einiger Eier, sodass es eine Speise sein kann. Und so soll er es drei bis fünf Tage essen, und sein Samen wird die Zeugungskraft wiedererlangen, und er wird Kinder bekommen.«

Schon in der Antike bewertete man das *Sempervivum* als kühlendes, wundheilendes und harntreibendes Heilmittel. Hippokrates, Dioskurides, Plinius und der Gallier Marcellus Empiricus berichten darüber.

---

19 Willfort, Richard: *Das große Handbuch der Heilkräuter*, Hamburg: Nikol 1997, S. 183

Dachwurz wurde, ähnlich wie die *Aloe vera* heute, äußerlich verwendet bei Wunden, Ausschlägen, Gürtelrose, Verbrennungen, Insektenstichen und zum Bleichen von Sommersprossen. Bei Ohrenschmerzen wurde der Saft ins Ohr geträufelt. Marcellus empfiehlt sie äußerlich als Umschlag bei Prellungen, Nierenproblemen und Magenschmerzen. Es wäre vielleicht eine gute Idee, wenn Phytotherapeuten dieser Pflanze wieder mehr Aufmerksamkeit schenken würden. Wer weiß, welche Geheimisse sie noch in sich trägt.

Giftig ist die Hauswurz auf keinen Fall, auch wenn das manchmal behauptet wird. Man kann sie sogar essen. Die saftigen Blätter, fein geschnitten, haben einen frischen, säuerlichen Geschmack und eignen sich als Salatzugabe.

»Jupiters Bart« ist, wie gesagt, anspruchslos. Er liebt die Sonne und braucht nicht extra gegossen zu werden. Nicht nur Mauern, Dächer und felsige Schotterböden hat er erobert, sondern auch die Steingärten. Inzwischen haben Gärtner über siebentausend Züchtungen in verschiedenen Farben und Formen hervorgebracht.

Sempervivum – ja, das passt als Logo für unser Forum! *Sempervivum*: immergrün, zäh, anspruchslos, voller Heilkraft und unter dem Schutz des weisen, gütigen Jupiter. Die Erscheinung ist wie ein Mandala, das den Geist zentriert; die Spiralen der Rosette sind im Goldenen Schnitt angelegt. Viva Forum Sempervivum!

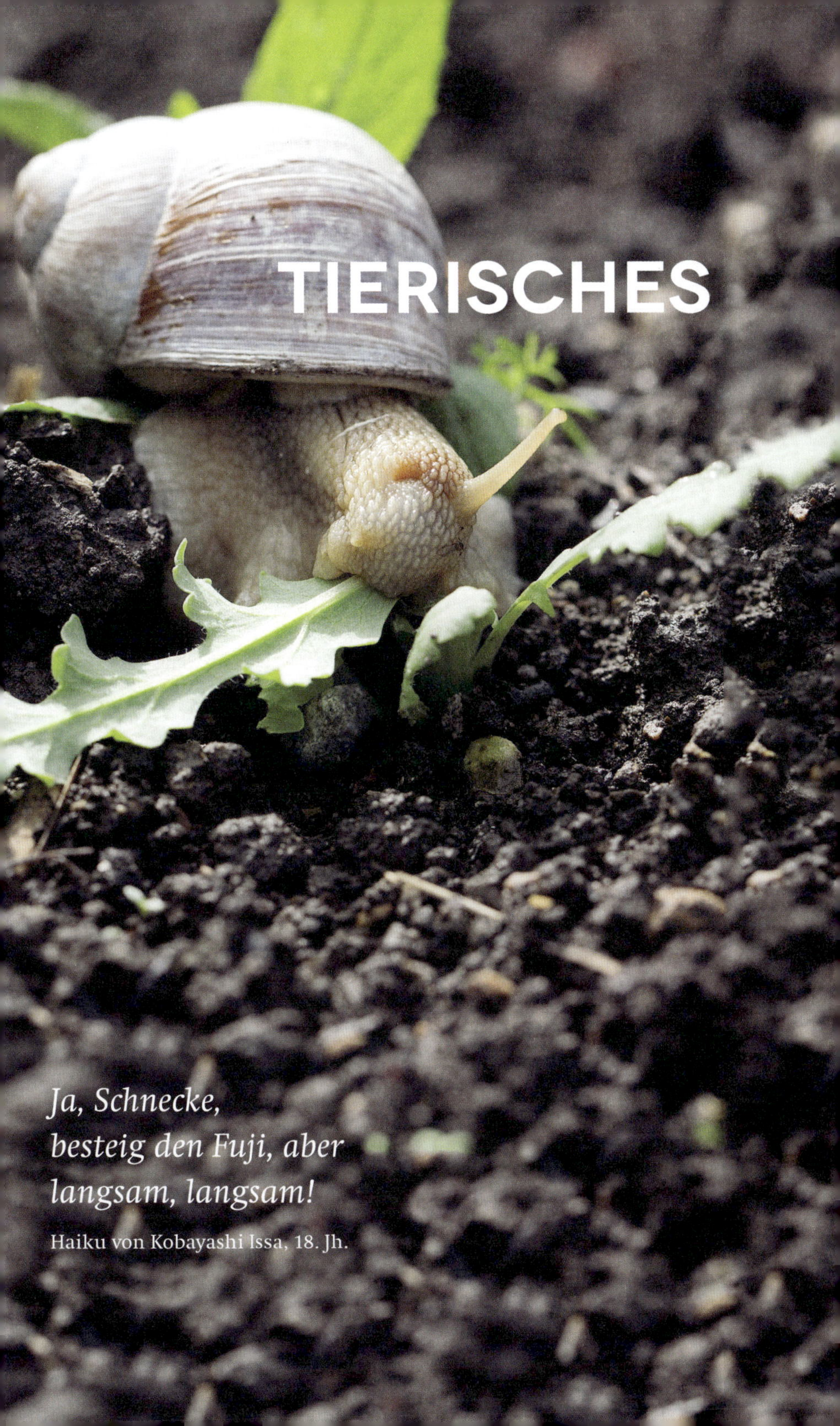

TIERISCHES

Ja, Schnecke,
besteig den Fuji, aber
langsam, langsam!

Haiku von Kobayashi Issa, 18. Jh.

VON PFERDEN UND MENSCHEN

Steinzeitliche Jäger haben Pferde ebenso gejagt wie Bisons, Rentiere, Antilopen und anderes Wild. Erst indoeuropäisch sprechende Hirtennomaden kamen vor ungefähr fünftausend Jahren auf die Idee, sie zu zähmen, vor Wagen zu spannen oder zu reiten. Die von Pferden gezogenen Streitwagen gaben diesen westasiatischen Steppenvölkern eine ungeheure militärische Überlegenheit, der sesshafte Bauernvölker nichts entgegenzusetzen hatten. Die Pferde erlaubten diesen Nomaden, bis nach Indien, an die Grenze Chinas und in das europäische Waldland vorzustoßen. So wurden auch unsere fernen Vorfahren letztlich dank der Rosse »indoeuropäisiert«; das heißt, wir sprechen eine indoeuropäische Sprache und haben große Teile der Weltanschauung der berittenen Völker angenommen. Dazu gehört auch die Achtung und Wertschätzung dieser edlen Tiergattung und der höhere Status des Berittenen, des Ritters, des *Chevalier*, *Caballero*, *Cavaliere*, Kavaliers – all diese Begriffe gehen auf das lateinische *caballus* (Pferd) zurück.

Die Augen des Pferdes sind tiefgründig wie ein dunkler See. Wenn man das Pferd nicht nur mit kritischem Blick von außen betrachtet, sondern ihm tief in die Augen schaut, dann schaut man in eine unergründlich numinose Dimension. Man ahnt etwas Göttliches, etwas Weises und Erhabenes darin. Obwohl Augustinus in dem Ross, das den Kopf hochreißt, das Symbol des geistigen Hochmuts erkennen wollte, ahnt man, wenn man Pferde kennt, eine Seele voller Demut. Es ist Demut im wahren Sinne des Wortes, der Mut, selbstlos zu dienen. Treu pflügen sie das Feld, ziehen schwere Lasten, tragen den Krieger in die Schlacht.

Man kann Pferde dressieren, indem man mit Zwang und Schmerz arbeitet, dann parieren sie. Oder man kann mit der eigenen Seele ihre Tiefgründigkeit ansprechen, dann folgen und dienen sie. Die Reiterkünste der Indianer und Mongolen beruhten auf der schamanischen Kunst, mit den Tieren zu reden und mit ihnen in Einklang zu sein. Das ist es, was die Pferde glücklich macht – dass man mit ihrer Seele kommuniziert.

Pferde sind mit den Göttern verbunden; sie sind, wie die Sioux sagen, *wakan* (heilig). Das Pferd ist ein *Shunka-wakan,* ein »Mysterien-Hund«. Auch für die Kelten, Slawen und Germanen war das so. Diese europäischen Waldvölker hielten heilige Pferde in heiligen Hainen. Da diese Tiere als hellsichtig galten, dienten sie als Orakel. Aus dem Schnauben, Wiehern und Scharren mit ihren Hufen lasen die Priester, was sich in der geistigen Atmosphäre anbahnte und sich möglicherweise in der alltäglichen Welt manifestieren würde. Die Hellsichtigkeit der Pferde kommt auch in den Märchen zum Ausdruck. Zum Beispiel in dem Märchen von der Gänsemagd, die eigentlich eine Königstochter ist. Ihr Pferd Fallada konnte sprechen. Der Name Fallada geht übrigens zurück auf das keltische Wort *velleda* (irisch *file, filid*), was »Seher, Wahrsager, Verkünder« bedeutet. Dass Pferde sprechen können, glauben bis heute noch die Bauern im Emmental – wenigstens war das so auf dem Hof, auf dem ich 1978/79 Feldforschung betrieb. Es hieß, in der Christnacht, zur Mitternachtsstunde, können sie in menschlicher Sprache mit uns kommunizieren, wenn man in den Stall geht und in der späten Stunde nicht einschläft.

Ich hatte selbst eine Haflingerstute namens Fallada. Sie war äußerst sensibel für feine atmosphärische Schwingungen. Manchmal, wenn wir im Wald an ungewöhnlich knorrigen Bäumen, verwunschenen Quellen oder merkwürdig geformten Felsen vorbeiritten, wurde sie nervös. Ihre Nüstern bebten, ihre Augen quollen hervor, und sie hielt an. Offensichtlich sah sie die Naturgeister, die ich ebenfalls spürte. Meine junge Tochter ritt an uns vorbei und fragte: »Was ist mit euch los?«

»Ja, merkst du nicht? Da sind Geister.«

Kühl gab sie zur Antwort: »Wenn man Geister sieht, muss eine Schraube im Hirn locker sein!«

Wenn man Indianer, Mongolen oder echte Cowboys reiten sieht, spürt man, dass die Seele des Pferdes und des Reiters zu einer Einheit verschmolzen sind. Das geschieht auf einer instinktiven Ebene. Pferde spüren, ob man mit ihnen im Einklang ist oder nicht. In der biologischdynamischen Gemeinschaft in der Nähe von Genf, wo ich Gärtner war, geschah es, dass es zu einer seelischen Nähe (*Bonding*) zwischen mir und dem Fjordpferd kam, das unsere Felder eggte oder den Wagen zog. Der Norweger ließ sich auch gut reiten, aber nicht von jedem. Er mochte keine Leute auf seinem Rücken, die zu kopflastig und nicht ganz im Hier und Jetzt waren. Mit einem unerwünschten Reiter galoppierte er auf einen Apfelbaum zu und streifte ihn an einem waagrecht wachsenden Ast von seinem Rücken ab. Ein anderer seiner Tricks war, an einem steil nach unten führenden Hang plötzlich anzuhalten, Nacken und Kopf nach unten zu werfen, sodass der lästige Reiter nach vorne rutschte und auf den Boden purzelte.

Es ist also wichtig, mit dem Pferdewesen im Hier und Jetzt zu sein. In der heutigen Zeit sind es vor allem Mädchen, die das gut können. Oft jedoch werden die kühnen Reiterinnen durch die Schule und die vielen Hausaufgaben dem Natürlichen entfremdet. Indem sie lernen, die Welt objektiv zu betrachten, rückt ihnen das Seelenhafte in immer weitere Ferne. Auf einmal sind sie nicht mehr im instinktiven Einklang mit dem Pferdewesen. Je mehr das Pferd von einem ängstlichen Reiter als Gegenstand gesehen wird, umso mehr schwindet das beiderseitige natürliche Vertrauen, und mechanische Dressur tritt an seine Stelle.

Es ist nicht nur wichtig, die eigene Seele mit der des Pferdes in Einklang zu bringen, es ist auch wichtig, die biologischen und ökologischen Eigenschaften dieser Tiere zu verstehen. Zum einen sind Pferde Bewegungstiere, Steppentiere, die in ihrem ursprünglichen Lebensraum bis zu sechzig Kilometer pro Tag laufen. Auf diese Weise blieben auch ihre Hufe gesund. Ihre natürliche Umgebung ist eher trocken und karg, und da ihnen in den Steppen vor allem mageres Gras, dürres Gestrüpp und Stängel zur Verfügung standen, blieben sie schlank und fit. Sie brauchen Raufutter. Unsere mitteleuropäischen Weiden sind meistens zu fett, sie fressen zu viel eiweißhaltiges Gras und laufen Gefahr, schmerzhafte Hufrehe (Laminitis) zu bekommen.

Pferde sprechen als Säugetiere, wie auch wir es sind, gut auf Heilkräuter an. Bis auf einige Ausnahmen wie den Ackerschachtelhalm, der ihnen nicht gut bekommt, können wir für sie dieselben Kräuter verwenden, die auch uns helfen. Zum Beispiel können Pferde ebenso wie Hunde und Menschen, wenn sie von der Spirochätenerkrankung Borreliose befallen sind, mit der Kardenwurzel behandelt werden. Besitzer eines großen bayrischen Pferdehofes berichteten mir von guten Heilerfolgen, indem sie die Tiere mit diesen Wurzeln fütterten. Die bekannte Tierärztin Alexandra Nadig konnte Ähnliches erfahren. Auf weitere phytotherapeutische Möglichkeiten zur Behandlung kranker Pferde soll hier nicht eingegangen werden. Es gibt jedenfalls noch immer Bauern, Zigeuner und andere, die mit Rossen zu tun haben, die auf eine lange Tradition der Anwendung von Heilpflanzen für Pferde zurückblicken können. Es wäre gut, sie zu befragen, ehe ihr Wissen verloren geht.

TREUE HUNDE

Wie kein anderes Tier haben Hunde ihr Schicksal mit den Menschen verbunden. Sie sind unsere besten Freunde. Ich kann mir ein Leben ohne Hunde gar nicht vorstellen. In Indien erfuhr ich, dass man Hunde nicht wecken soll, auch wenn sie mitten auf der Straße schlafen und den Verkehr behindern, denn sie träumen von den Göttern. Durch ihr starkes Träumen bringen sie uns die Götter und deren Segen näher. Die Cheyenne-Indianer, mit denen ich viel Zeit verbrachte, glauben Ähnliches. Sie sagen, die Hunde träumen von Fleisch. Und da sie starke Träumer sind, werden ihre Träume wahr, und »dann haben auch wir Indianer genügend Fleisch zu essen«.

Folgendes habe ich auch erfahren können: Oft nehmen Hunde die Krankheiten oder das Leid des Menschen auf, den sie lieben. Sie ziehen Flüche oder Leid von ihm ab, auch wenn sie selbst daran sterben müssen. Wie die Wölfe sind sie bereit, sich für ihre Meute zu opfern.

Der weise Paracelsus sagte einmal, man könne nur das verstehen, was man liebt. Das betrifft auch die lieben Sanftschnauzen, die Schwanzwedler, Kläffer und Köter. Man muss sie lieben, um sie zu verstehen. Die Liebe zwischen Hund und Mensch ist uralt. Sie beruht weniger auf erzwungener Domestizierung, wie es bei anderen Tieren der Fall war, als auf gegenseitigem Interesse. Genetische und archäologische Untersuchungen zeigen, dass schon vor über hunderttausend Jahren, also noch vor der letzten Eiszeit, Wölfe und Menschen in enger Beziehung zueinander standen. Empirisch gesehen, waren es vielleicht die Jagdabfälle und abgenagten Knochen, die die steinzeitlichen Jäger fortwarfen, die diese Tiere anlockten und schließlich zu Begleitern machten; oder es waren niedliche verwaiste Wolfswelpen, die in der Menschengemeinschaft aufgezogen wurden. Auf diese Weise wurde die Menschengruppe von den Wölfchen als ihre eigene Meute angenommen.

Der alte Medizinmann Tallbull erzählte mir, dass in Urzeiten die Menschen und alle Tiere in Eintracht lebten. Wenn die Menschen Hunger hatten oder es ihnen im Winter kalt wurde, erlaubten die Tiere ihnen, Fleisch und Fell zu nehmen, damit sie nicht verhungern oder erfrieren müssten. Sie sollten sich aber durch magische Wiederbelebungsrituale und -tänze bei ihnen bedanken. Bei solchen Ritualen, wie sie auch die alten Europäer kannten, werden die Knochen der Tiere gesammelt, sorgfältig in der richtigen Reihenfolge zusammengelegt und besungen.[20] Doch im Laufe der Zeit, so Tallbull weiter, wurden diese Selbstopfer der Tierbrüder und -schwestern für die Menschen selbstverständlich; sie nahmen, ohne dafür zu danken, ohne etwas zurückzugeben. Sie schnitten sich die besten Fleischstücke aus dem erlegten Wild und warfen den Rest weg; sie töteten Vögel, nur um deren Federn zu nehmen; die Ameisen, kleinen Käfer und Würmer missachteten sie völlig und zertraten sie willkürlich, ohne auch nur mit der Wimper zu zucken.

Schließlich hatten es die Tiere satt. Sie beriefen ein *Powow*, eine Ratsversammlung, unter dem Vorsitz des Bären ein. Sie waren so zornig, dass sie die Menschen mit Krankheiten bestrafen wollten. Die Rehe würden ihnen Rheuma und Gliederreißen anzaubern, die Schlangen schreckliche Alpträume, die Vögel den Wahnsinn. Je kleiner die Tiere, umso schlimmer die Krankheiten; die winzigsten Tiere wünschten den Menschen sogar den Tod. Während alle eifrig redeten, schwieg der Hund. Er liebte die Menschen nämlich. Heimlich schlich er sich aus der Runde und schloss sich den Menschen an. Als die anderen Tiere das erfuhren, erklärten sie den Hund für verrückt.

Schon in der Eiszeit half der Hund den Menschen beim Jagen und beschützte ihre Lager. Das beweisen zum Beispiel Ausgrabungen einer dreißigtausend Jahre alten paläolithischen Siedlung der Gravettien-Mammutjäger in Předmostí (Tschechien). Analysen der Kohlenstoff- und Stickstoffisotope in den Knochen der Jäger und der Hunde verraten, dass diese Menschen vor allem Mammutfleisch aßen, derweil sie ihre vierbeinigen Gehilfen mit dem weniger gut schmeckenden Rentierfleisch abspeisten.

Als vor rund fünfzehntausend Jahren die Paläoindianer über die Landbrücke Beringia von Kamtschatka nach Amerika zogen, wurden sie von Hunden begleitet. Wahrscheinlich mussten die treuen Gefährten damals schon Stangenschleifen (Schleppstangen) oder Schlitten ziehen, auf die bis zu fünfundzwanzig Kilogramm Gepäck oder Zeltplanen geladen werden konnten. Noch immer lieben und verehren die Indianer ihre Hunde. Fast jeder Cheyenne besitzt sechs oder sieben von ihnen, und ein niedlicher Welpe ist immer gut als Geschenk für einen Freund. Trotzdem, wenn das Essen knapp wird, kommt es dennoch vor, dass ein junger, noch Milch saugender Welpe im Suppentopf landet.

Hunde sind dem Menschen, zu dem sie gehören, treu und voller Hingabe. Mit ihren wachen Sinnen und scharfem Gespür helfen sie dem oft stumpfsinnigen *Homo sapiens*. Ihre Hellsichtigkeit hat manches Menschenleben gerettet.

Die Inder sagen, die Treue der Hunde werde karmisch belohnt, indem sie im nächsten Leben in Menschengestalt wiedergeboren werden. Deswegen beobachten sie die Menschen ganz genau und voller Interesse, damit sie, wenn sie dann Menschen sind, auch alles richtig machen, so wie ihr Mensch, der ihr Guru und Gott ist. Sie freuen sich, Mensch zu werden, denn dann können auch sie Mammutfleisch essen beziehungsweise den Kühlschrank jederzeit öffnen und sich einen Leckerbissen herausholen oder die Haustür aufmachen, wann immer sie wollen. Verhaltensforscher bestätigen, dass kein Tier den Gesichtsausdruck und die Mimik der Menschen so genau deuten kann wie der Hund.

Aber auch umgekehrt kann der Hund für den Menschen Guru und Zenmeister sein. Die Indianer sagen, Hunde sind unsere Lehrer, weil sie noch Zugang zu den Göttern haben. Wenn sie schlafen, befinden sie sich in der Traumzeit und bringen den Segen der Anderswelt in unser Leben. Als Gurus und Bhakti-Yogis können Hunde uns lehren, was selbstlose Hingabe und Treue ist. Oder wie in einem Country-Song der Sänger seiner Frau zusingt: »Warum kannst du mich nicht lieben, so wie mein Hund mich liebt?« (*Why can't you love me like my dog does?*)

Auch der Mensch sollte dem Hund treu sein. So wie Yudhisthira[21], einer der tapferen Helden der *Mahabharata*. Als sein Leben zu Ende war, trat er, begleitet von seinem Hund, an die Himmelspforte. Der Torwächter machte auf und sprach: »Willkommen, großer Held, tritt ein in das lichte Land der Götter. Aber dein Hund muss draußen bleiben. Unreine Tiere haben keinen Zugang.« Da antwortete Yudhistira: »Wenn mein Hund nicht mit in den Himmel kann, dann will ich auch nicht hinein! Es wäre eine Sünde ihn hier allein zu lassen.« Da lächelte der Torwächter und sagte: »Das, großer Held, war die letzte Prüfung deiner Seele. Ihr seid beide willkommen.«

---

20 Siehe Storl, W.-D.: *Die alte Göttin und ihre Pflanzen*, München: Kailash Verlag, 2014, S. 157

21 Gelegentlich wird diese Geschichte einem anderen Helden der *Mahabharata* zugeschrieben, nämlich Birma.

REGENZAUBER UND DIE KRAFT DER FRÖSCHE

Sommer 2018. Eine Hitzewelle aus Afrika und wochenlang kein Regen! Quellen versiegten. Das Gras auf der Weide wuchs kaum nach. Wie in dem Glutsommer 2003 befand sich der Feuerplanet Mars in Erdnähe und war zugleich rückläufig. Ab und zu gab es in den Alpen ein Hitzegewitter, aber bei uns zogen Donars Gewitterböcke vorbei, ohne sich zu entladen. Wochenlang blieb das Hoch, das die heiße Wüstenluft der Sahara mit sich brachte, bestehen. Zum Glück war die Dürre nicht so heftig wie in dem schrecklichen Jahr 1540, wo es in weiten Teilen Europas von Februar bis November nicht geregnet hatte und man über den Rhein waten konnte.

Im Garten schossen die Rettiche und die Salate in die Blüte, aber sonst wuchs alles trotz der Trockenheit und vor allen wegen der Wärme ziemlich gut. Die Pflanzen trotzten der Dürre vor allem dank der jahrelangen guten Kompostpflege. Im Vergleich mit mageren, mineralisierten Böden kann gute Humuserde das Hundertfache an Wassermolekülen speichern. Eigentlich hätte ich den Garten mulchen, das heißt, zwischen den Pflanzen altes Laub oder Heu als beschattende Bodenbedeckung ausbringen sollen, aber ich hatte Angst, dass es den gefräßigen Nacktschnecken Unterschlupf bieten könnte – ich konnte ja nicht vorhersehen, wie lange die Trockenperiode anhält. Trotz aller Maßnahmen war es irgendwann schließlich dennoch soweit, dass man dem Garten seine Not ansah.

In heidnischen Zeiten hätten die Bauern unschuldige Kinder in die wilde Natur geschickt, um die Regentrude zu wecken. Aber kaum jemand weiß mehr etwas über die Regenfrau, und der Zauberspruch, mit dem man sie rief, ist längst verlorengegangen. Noch im frühen Mittelalter hatte man bei anhaltender Dürre Jungfrauen, die grüne Ruten in der Hand trugen, zusammen mit einem jungen Mädchen zu einem nahegelegenen Fluss oder Bach geschickt. Das Mädchen wurde entkleidet, mit Laub bekränzt und zu einem Bilsenkraut geführt, das es mit dem kleinen Finger ausreißen und sich an den rechten Fuß binden musste. Am Fluss besprengten die Jungfrauen das Kind, indem sie mit ihren Ruten das Wasser peitschten. Im Krebsgang kroch dann das »Regenmädchen« zurück ins Dorf und brachte den Regen mit. Über derartigen heidnischen Aberglauben empörte sich der Kirchenherr Burghard, Bischof von Worms (950–1025), dermaßen, dass er diejenigen, die an dem Ritual teilnahmen, mit zwanzig Tagen Buße bei Brot und Wasser bestrafte.

Frosch-Power

Im Keller fand meine Frau einen glitschigen Frosch und bat mich, ihn hinauszutragen. Ich hatte gerade keine Zeit und erinnerte mich erst einige Tage später an das arme Tier – oder hatte es mir selbst die Botschaft geschickt, es endlich aus seinem dunklen Verlies zu erlösen? Ein kleiner dünner gelblicher Grasfrosch war es, dem Verhungern nahe. Er ließ sich leicht fangen und zu dem halb ausgetrockneten Tümpel hinter dem Haus tragen. Als ich ihn absetzte, sprang er nicht gleich fort, sondern schaute mich ruhig mit seinen schönen goldenen Augen an. Es schien, als wolle er danke sagen.

Dabei erinnerte ich mich daran, dass die Indianer wie auch viele andere Naturvölker sagen, dass Frösche eine besondere Begabung besitzen: Sie können Regen herbeirufen. In der indischen *Rigveda* heißt es, dass das Quaken der Frösche die schlafenden Wolkenfrösche weckt, sodass sie es regnen lassen. Die Hindus töten keine Frösche, denn dann – glauben sie – bleibt das lebensspendende himmlische Nass aus. In der Atharvaveda heißt es: »Wie Brahmanen, die das Opfer darbringen, erheben die Frösche, (...) angefeuert von Parjanya [dem alten indoeuropäischen Donner- und Regengott], ihre Stimme. (...) Schrei, o Frosch, begrüße den Regen, o Schwimmer, schwimm in die Mitte des Teiches, deine vier Füße auseinander spannend. (...) vollzogen werde das Opfer; mögen die herrlichen Kräuter allesamt sprießen.«

Uns hatte mal jemand einen aus Holz geschnitzten Klangfrosch geschenkt. In Südostasien werden diese als Regenmacher verwendet. Indem man mit einem Holzstab über seinen gezahnten Rücken streicht, erzeugt man einen Klang, der dem Quaken der Frösche ähnelt. Trotz aller Prognosen, dass das Hoch bestehen bleibe und kein Regen in Aussicht sei, wollten wir versuchen, mit dem Klangfrosch die Wolkengeister zu bitten, einige Tropfen auf die schmachtende Erde fallen zu lassen. Gegen Abend zogen gerade einige Wolken Richtung Alpen vorüber. Ein meditatives Regenritual wäre den Versuch wert. Eine Regenrassel, so wie ihn die südamerikanischen Indios zum Regenrufen benutzen, hatten wir auch dabei. Beim Drehen des Stabes klingt es wie das Rauschen eines sanften Regens.

Unter offenem Himmel begann ich den hölzernen Frosch rhythmisch zu schrappen. Es tönte tatsächlich wie ein Frosch, der um Regen bittet. Meine Frau gesellte sich dazu, bewegte die Regenrassel und goss durch den Brausekopf einer Gießkanne gleichzeitig Wasser auf den ausgetrockneten Boden. Ich schrappte lange und versuchte mich seelisch mit den Wolken zu verbinden und das kopflastige Alltagsbewusstsein hinter mir zu lassen. Irgendwann streckte ich meine Hand zum Himmel hinauf. Im selben Augenblick erleuchtete ein Blitz direkt über mir das Firmament. Es war, als hätte ich den Himmel berührt. Intuitiv wusste ich, die Botschaft war angekommen. Einige Stunden später fing es an, sanft zu regnen. Das himmlische Nass war, so schien es mir, der Dank des kleinen gelben Frosches, dessen Leben ich gerettet hatte. Und wir, die Menschen, die Kühe und vor allem die welken, darbenden Pflanzen, dankten unsererseits für den Regensegen.

Der kurze Regen hatte geholfen, aber in den Tagen danach ging es weiter mit der Bruthitze. Als wieder einmal einige Wolken Richtung Alpen zogen, griffen wir erneut zu Klangfrosch und Regenstab und sprengten den knochentrockenen Boden mit etwas Wasser aus der Gießkanne. »Komm, regne dich hier ab, liebe Wolke, und nicht erst im hohen Gebirge!« An dem Morgen hatte ich einen Laubfrosch im Gemüsegarten gesehen – das gab mir Hoffnung, dass das Ritual auch diesmal zum gewünschten Ergebnis führen würde. Tatsächlich begann es sanft zu regnen.

Wetterzauber

Als wissenschaftlich orientierter Ethnologe in den siebziger Jahren an einem College in Oregon hätte ich nur ein müdes Lächeln für diese Art »Analogiezauber« übriggehabt. Auch in diesem Pazifikstaat hatte es damals mehrere Monate nicht geregnet, was »spirituell bewegte« New-Age-Gurus veranlasste, ihre Anhänger zu einem Regenritual herbeizurufen. Sie luden auch Indianer vom Stamm der Klamath ein, dabei mitzumachen. Die Aktion interessierte mich selbstverständlich; ich ging mit dem Notizblock in der Hand, um das magische Ritual zu dokumentieren. Zuvor hatte ich noch den Wetterbericht gehört, der vermeldete, es gäbe null Chance für Niederschläge. An einem abgelegenen Ort trafen sich die »Regenmacher«, trommelten und tanzten, kleine trippelnde Schritte machend, stundenlang im Kreis herum. Der Rhythmus der Füße sollte das Niederprasseln des Regens nachahmen. Sie tanzten sich in eine Art Selbsthypnose hinein. Was für ein stupider Aberglaube, dachte ich. Doch dann, unerwartet und unverhofft, tauchte hinter den Bergen ein weißer Gewitterbock auf und kam schnell näher. Es regnete einige Stunden lang. Was für ein merkwürdiger Zufall!

Aber war es wirklich Zufall? Der renommierte britische Anthropologe W. H. R. Rivers beschreibt in seinem Tagebuch, wie er bei einer Feldforschung in Melanesien[22] die alten Eingeborenen fragte, ob sie einen Regentanz machen würden. Er wollte das primitive magische Denken der »Wilden« ethnografisch dokumentieren.

»O nein«, schüttelten die Alten ihre Köpfe, »das haben uns die Missionare verboten: Das ist Sünde!«

»Nun ja, das stimmt«, antwortete der Forscher, »aber ich erlaube es euch noch einmal, die Zeremonie aufzuführen.«

Also stellten sie ein Idol auf, bestrichen es mit Kokosöl, bemalten es und sich selber mit Farben, sangen, tanzten und wirbelten an Schnüren befestigte Schwirrhölzer im Kreis herum, sodass ein Klangteppich entstand, der den Geistern eine Stimme gab. Dass es kurz nach dieser Zauberhandlung dann tatsächlich regnete, verstörte den guten Professor. Vorsichtshalber verschwieg er diesen unerwarteten »Zufall« in seinem Bericht. Es hätte seinen Ruf als objektiven Wissenschaftler geschädigt. Er vertraute das Ereignis lediglich seinem persönlichen Tagebuch an.

Hatte unser Regenritual mit dem Klangfrosch wirklich gewirkt, oder war es lediglich Zufall, an den sich Wunschdenken und Projektion klammerten? Ich will nicht behaupten, ich würde es wissen.

George Elkshoulder, Medizinmann und Hüter der Cheyenne-Überlieferung, der für seinen *medicine power,* seine spirituelle Macht, weit über das Reservat in Montana bekannt war, erzählte mir einmal von einem *Powow* (Treffen) mit anderen Indianern, das er in Oklahoma besucht hatte. Dort hatte es seit Monaten nicht geregnet.

»Du bist ein starker Medizinmann«, sagten seine Gastgeber, »kannst du Regen machen?«

»Nun, das habe ich noch nie gemacht, aber ich kann es versuchen«, antwortete er. Er holte etwas Wacholder aus seinem Medizinbeutel, legte ihn auf glühende Holzkohle und fächerte den Rauch gen Himmel. Dabei sang er ein Medizinlied.

---

22 *Cambridge Anthropological Expedition to the Torres Straits* (1898–1899)

Nichts geschah an diesem Tag. Am Abend stieg er in den Greyhound-Bus und fuhr wieder ins Reservat in Montana. Bald darauf hörte er, dass es in der Nacht angefangen hatte zu regnen. Es regnete eine Woche lang, es gab Überschwemmungen, und das Wasser stand knöcheltief in den Häusern.

»War das nun Zufall, oder hatte das Ritual gewirkt?«, fragte er sich. Er wusste es selber nicht.

Regenmachen ist nicht leicht

In fast allen Kulturen hat man versucht, das Wetter zu beeinflussen. Die Kirchen ließen die Wetterglocken läuten, wenn es Unwetter gab. Die Guanchen in den Kanaren trieben Ziegen auf heilige Bergeshöhen, trennten die Mütter von den Kitzen, sodass diese laut schrien. Man hoffte, dass das jämmerliche Schreien die Götter zu Mitleid bewegte, sodass sie es regnen ließen.

Regenmachen ist Gott sei Dank nicht einfach. Wenn es so leicht wäre, würde jeder Depp sich gutes Fußballwetter fürs Wochenende, für das Open-Air-Konzert oder fürs Grillen im Garten herbeizaubern, egal ob den Gärten und Äckern das Wasser fehlt. Es bedarf der geistigen Kraft eines Medizinmannes oder einer Medizinfrau, sagen die Indianer; es bedarf der harten Askese, sagen die Inder.

Wetterwaffen

Auch in der modernen Welt versuchen Menschen, das Wetter zu beeinflussen. Keine Wettergötter oder quakenden Amphibien sind da im Spiel, sondern vor allem das Militär. Man ist inzwischen auch viel weiter fortgeschritten als in den vierziger und fünfziger Jahren, als man Wolken von Kleinflugzeugen aus mit Silberjod »impfte«, um es regnen zu lassen. Heute versucht man es mit Tesla-Energien, indem man gigantische energetische Wellenpakete in Bewegung setzt. Auf einem militärischen Versuchsgelände im südlichen Alaska befindet sich ein abgeschirmter Antennenwald, wo Wellen mit extrem niedriger Frequenz in die Ionosphäre geschossen werden. Auf diese Weise kann man Hoch- und Tiefdruckgebiete manipulieren, die mäandernden Windmuster, die Starkwindbänder (*jet streams*) in der oberen Troposphäre und Stratosphäre beeinflussen und eventuell Dürren oder Überflutungen in Ländern erzeugen, die aus der Reihe tanzen. Auch könnte man mit dieser konzentrierten Energie die arktischen Eisschilde abschmelzen lassen und somit eine eisfreie Nordwestpassage öffnen, um an die Rohstofflager der Arktis zu gelangen. Es könnte sich bei diesen Überlegungen mal wieder um eine perfide Verschwörungstheorie handeln; Regierungsbehörden versichern uns jedoch, dass das Projekt, HAARP (*High Frequency Active Auroral Research Program)* genannt, lediglich dazu diene, die Nordlichter zu studieren. Das HAARP-Projekt in Alaska wurde 2014 offiziell beendet und dient inzwischen der Universität Alaska als normale offen zugängliche Forschungsstation. Mittlerweile jedoch gibt es ähnliche Ionensphären-Heizer mit weiter fortgeschrittener Technologie in China, Russland, Norwegen, Puerto Rico und anderswo.

In einem Zeitalter der Information und Desinformation ist man als Laie selbstverständlich nicht in der Lage, zu beurteilen, was da genau abläuft. Dennoch ist es kein Geheimnis, dass an Wetterwaffen eifrig geforscht wird.[23] Der berühmte Mathematiker John von Neumann (1903–1957), der an der Entwicklung der Kernwaffen (Manhattan Project) mit beteiligt war, sprach schon 1955 von der »Möglichkeit der klimatischen Kriegsführung«.

WÖLFE UND KARPFEN IN SACHSEN

Im August 2015 ging es zu den Wolfsrudeln in der Lausitz. An einem abgelegenen Abschnitt an der Spree, im Land des kleinen Volksstammes der Sorben, studierten wir die Pflanzen, die da in den Kieferwäldern wachsen. Mein guter Freund, der Wildhüter Peter Ulbrich, der »Pilz-Peter«, der wirklich jeden Pilz kennt, war mit dabei. Er zeigte uns Schwämme, die an Birken wachsen, wie etwa den immunstärkenden *Chaga*-Pilz (Schiefer Schillerporling), den die Russen als Krebsmittel verwenden, den Birkenporling, den schon Ötzi als Blutstiller bei sich trug, und den Zunderschwamm, der Teil des steinzeitlichen »Feuerzeugs« war. Wir haben einen riesigen Schwefelporling geerntet und daraus ein Gericht gemacht, das irgendwie an paniertes Schweineschnitzel erinnerte.

Karsten Nitsch, der mit seiner Familie wie ein kanadischer Waldläufer in einer selbstgebauten Blockhütte am Ufer der Spree lebt, war unser Gastgeber. Die Waldfamilie kocht und heizt mit Holz, die Spree ist ihre Badestube und Wasserquelle. Karsten kennt die Wölfe wie kaum

23 Blüchel, Kurt G.: *Der Klimaschwindel*, München: Bertelsmann, 2007, S. 155f.

ein anderer. Er hat selber etwas Wildes und Freies an sich, als sei er ein Wolf in Menschengestalt. Leider hatten wir diesmal den wunderbaren Meister Isegrim weder gesehen noch gehört. Uns aber haben die scheuen Tiere sicherlich wahrgenommen. Karsten zeigte uns entlang der sandigen Waldwege viele frische Wolfsspuren und Wolfskot voller Haare und Knochensplitter von Wildscheinen, Hirschen und Rehen, die ihnen als Futter dienten. Als Fährtensucher konnte er an den Abdrücken im Sand erkennen, ob die Wölfe männlich oder weiblich, junge Heißsporne oder ältere erfahrende Leittiere waren.

»Warum laufen die überhaupt auf den Wegen der Menschen anstatt tief im Wald, wie es sich für einen Wolf gehört?«, fragte jemand.

»Wölfe sind nicht blöd. Warum sich mühsam durchs Gestrüpp plagen, wenn sie schöne Wege vorfinden«, antwortete Karsten.

An einem Abend ging ich noch einmal im Kiefernwald am Rande des Dorfes spazieren. Tatsächlich begann in der Nähe ein Wolf zu heulen, aber sofort fingen die Dorfhunde an, höllisch zu lärmen und zu kläffen, sodass man den Wolf nicht mehr hörte.

Karsten nahm uns auch mit in die Teichlausitz, wo mitten in der anscheinend wilden Natur Karpfen in den Seen gezüchtet werden. Dicke, intelligente Fische sind das – »Schweine des Wassers« –, die bei den Westslawen, wie den Sorben, und auch bei den Schlesiern, Sachsen und Thüringern so etwas wie einen heiligen Status genießen. Weihnachten oder besonders Neujahr ist bei diesen Völkern unvorstellbar ohne einen Karpfenschmaus. Der Karpfen ist nämlich ein Glücksbringer. Die Schlesier verstreuen die silbrig-goldenen Schuppen des Fisches rund ums Haus, damit ihnen in dem Jahr das Geld nicht ausgeht. Obwohl wir im Allgäu leben, gibt es in unserer Familie zu Neujahr immer Karpfen blau mit Buttersoße. Man muss ihn vorbestellen, und wenn ich ihn an Silvester im Supermarkt abhole, sind da lauter Exil-Sachsen und -Thüringer anzutreffen, die dasselbe tun. Auch in Japan und China genießt der Karpfen übrigens wie auch die mit ihm verwandten Goldfische ein hohes Ansehen. Bei den Chinesen bedeutet dieser Fisch Glück, die Japaner bewundern die Stärke und Ausdauer dieses kleinen Drachen; viele Samurai trugen ihn als Wappenmotiv. Und für die Buddhisten symbolisiert dieser Fisch, der hinschwimmt, wo er will, eine freie Seele. Karpfen wie auch Welse sind hellsichtig, mit ihnen lässt sich gut meditieren.

Während wir also die Glück bringenden »Schweine des Wassers« bewunderten und diese uns wiederum beäugten, glitten Schwäne, Kormorane, Gänse und Wildenten über die stille Wasseroberfläche; am Himmel schwebten weißköpfige Seeadler. Auch Elche gibt es inzwischen in dem Lausitzer Biosphärenreservat.[24] In der Lausitz begegnet einem eine wunderbare Natur in einem wenig besiedelten Land. Wenig besiedelt, weil die Rote Armee dort ein riesiges Areal als Truppenübungsplatz für sich beansprucht hatte. Auch die Nationale Volksarmee hatte in der Gegend ihr Übungsrevier. Hinzu kamen die ausgedehnten Flächen, in denen im Tagebau Braunkohle gebaggert und in gewaltigen Kraftwerken verfeuert wurde, um die Städte der DDR im Winter zu beheizen und die Industrie mit Strom zu versorgen. Die gigantischen Löcher und die Berge des Erdaushubs hinterließen eine trostlose Mondlandschaft. Aber das Leben hat es in sich, wie der zu Asche verbrannte Phönix sich immer wieder zu erneuern. Bald wuchsen auf dem Ödland Seggen, Beifuß, Kiefern, Birken und andere lichtliebende Vegetation. Dann kamen auch die Tiere zurück, die Libellen und Insekten, die Frösche und Lurche, und als der Wald wieder heranwuchs, folgten die Hasen, Eichhörnchen, Haselmäuse, Rehe, Wildschweine, Hirsche, die Vögel und die Wolfsrudel, die dort gut zu fressen fanden. Ganz spontan zog das Leben wieder ein, ohne dass der Mensch hatte eingreifen müssen. *Wu wei* nennen das die chinesischen Taoisten, »man braucht nichts zu tun, und doch bleibt nichts ungetan«.[25] Als Arbeitsbeschaffungsmaßnahme nach der Wende hat man dennoch vielerorts den Wildwuchs roden lassen, um alles wieder schön in Reih' und Glied neu aufzuforsten.

Für Naturfreunde ist die Region, in der man vielleicht die Wölfe heulen hört oder gar zu Gesicht bekommt, auf jeden Fall einen Besuch wert. Wildtiere sind die Verkörperung der Seele eines Landes; ihnen zu begegnen, tut auch der Menschenseele gut.

---

24 Biosphärenreservat Oberlausitzer Heide- und Teichlandschaft

25 »Der Weg [die Natur] bleibt immer im Zustand des Nicht-Tuns, und doch gibt es nichts, das ungetan bliebe.« (*Tao-Te-King* 37)

RIDING BRONCO

Es ist schon einige Jahre her, da ritt ich mein Pferd Fallada hinaus auf die grüne Frühlingswiese. Im Stall wieherte ihre Schwester, die auch mitwollte. Fallada war aufgeregt, nervös, aber ich hatte sie gut im Griff. Plötzlich schoss ein Mountain-Biker um die Ecke. Fallada erschrak, raste los und buckelte. Sie hatte sich in ein bockendes, wild gewordenes Rodeo-Pferd verwandelt.

Die guten Geister, die mich wie fast jeden Menschen begleiten, sagten mir: »Spring ab, ehe etwas passiert!« Ich hätte auf sie hören sollen, aber irgendwie war ich in einem Rodeo-Film beim *Bronco*-Reiten[26], und ehe ich mich versah, flog ich im hohen Bogen vom Pferd und landete auf dem Rücken auf dem Wiesenboden. Zum Glück war der Boden nass und weich. Dennoch hatte ich eine Nierenprellung, und beim Pinkeln war der Harn rot.

Am nächsten Tag sollte ich nach La Palma auf die Kanaren fliegen, wo ich ein Seminar halten sollte. In La Palma kannte ich Angelika Eppig, die dort eine Heilpraxis betrieb. Sie gab mir homöopathische *Bellis-perennis*-Globuli; das ist Gänseblümchen. Wie durch ein Wunder wurde mein Harn klar und die Schmerzen hörten auf.

Da muss doch was dran sein an dieser Homöopathie, dachte ich. Bisher war ich diesbezüglich eher skeptisch gewesen. Ich glaubte nämlich, wie ich es gelernt hatte, an die Stoffwirksamkeit der medizinischen Präparate. Aber in den homöopathischen Tröpfchen oder Globuli ist oft nicht einmal mehr ein einziges Molekül der Ausgangssubstanz enthalten, sondern nur deren »energetische Wirkung«. So etwas war mir immer eher wie Wunderglauben vorgekommen. Inzwischen bin ich nicht mehr so skeptisch.

---

26 *Bronco*, aus dem Spanischen für »rüde«, »derb« oder »unwirsch«, bezieht sich in der Sprache der Cowboys auf ein ungezähmtes Pferd.

REISESCHUHE

Unbekanntes Land,
unbekannte Strömungen im Meer,
vorsichtig wage ich mich in die Wellen,
vorsichtig taste ich mich durch die Welt,
die äußere
wie auch die innere;
wach in meinen Sinnen,
wie ein Tier.

W.-D. Storl, »Winter in Afrika«

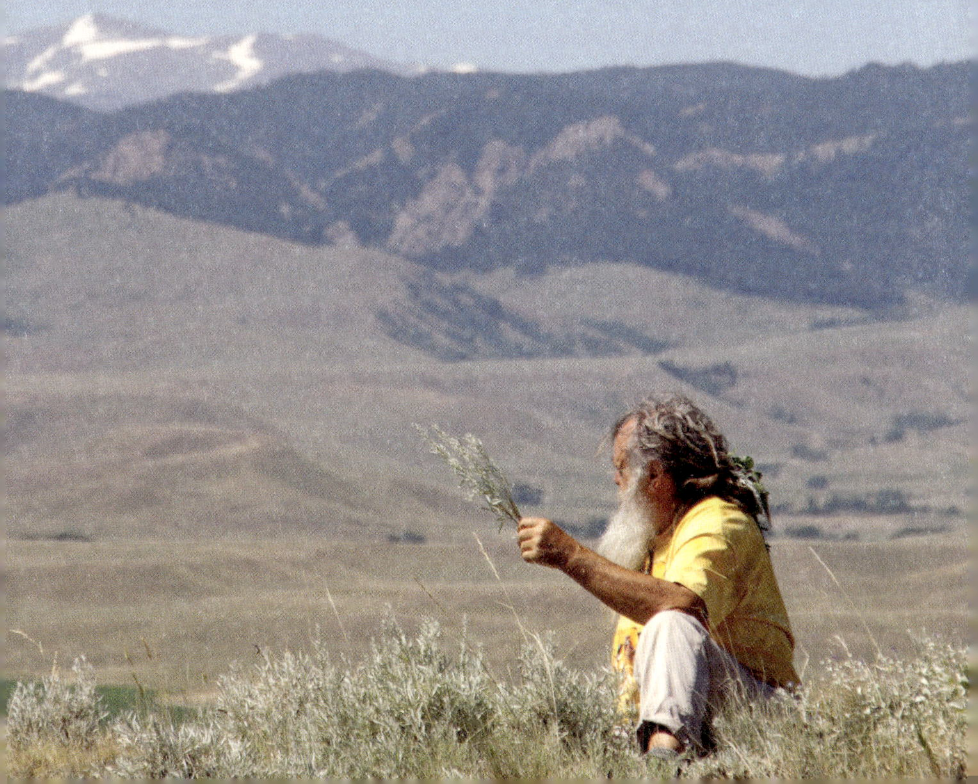

WYOMING: BIGHORN MOUNTAINS

August 2019. Eigentlich hätte ich den Garten besorgen sollen, aber ein Familientreffen in Wyoming ließ mir keine Wahl, als mitzufliegen. Da waren wir nun also am Fuß der Bighorn Mountains nicht weit von Lake de Smet, dem heiligen See der Cheyenne-Indianer, mit Blick auf den schneebedeckten, 4013 Meter hohen Cloud Peak.

Kühles Wetter empfing uns. Wyoming war in diesem Jahr ungewöhnlich grün. So grün, wie die Landschaft im Windschatten des Big-Horn-Gebirges sonst nur im Frühling ist, ab dem Sommer färben sich die Gräser normalerweise gelb. Viel Regen und kühle Temperaturen habe es gegeben. Und nun, Mitte August, seien schon die Kanadagänse erschienen und machten am See Rast, ehe sie weiter in den Süden ziehen. »Das wird einen frühen Winter geben«, meinte ein alter Cowboy, »es könnte schon im September schneien!« Er behielt recht: Im September kam der erste Schnee.

Heiliger See

Schon der erste Tag führte mich und meine Frau Christine zu dem magischen See, an dem mich vor Jahren einmal eine Klapperschlange angesprungen hatte, deren rasselnde Warnung ich (fast) zu spät bemerkt hatte. Zum Glück konnte ich ihr gerade noch ausweichen. Ich schaute damals in ihre kohlschwarzen Augen, und sie nahm mich mit in die archaische Welt der Urzeitreptilien. Sie veranlasste mich, auf eine kleine Insel zu schwimmen und die Nacht dort unter dem Sternenhimmel zu verbringen. Die Insel war vollkommen vom Kot der Kormorane, Entenvögel und Kanadagänse bedeckt, sodass es keinen Platz zum Hinlegen gab. So saß ich bis am nächsten Morgen unter dem funkelnden Sternenhimmel schlotternd am Ufer, derweil eine ewige Zeit lang ein riesiger Wels vor mir hin- und herschwamm und mich mit weisen Fischaugen anglotzte.

Ich kann gut verstehen, dass dieser See für die Indianer ein Tor zu der Welt der Geister ist, zum Reich der Großmutter, der Seelenhüterin. Oft streifte ich mit dem Medizinmann Bill Tallbull seinem Ufer entlang, oft versenkten wir unseren Geist in die Tiefe unter dem Seespiegel, wo wir die *Spirits,* die »kleinen Leute« (Naturgeister und Zwerge) und die Geister der verschollenen Büffel besuchten. Einmal riss uns ein Motorboot mit einem Wasserskifahrer im Schlepptau aus der meditativen Trance. Die Insassen johlten und warfen leere Bierdosen ins Wasser. Tallbull konnte das nicht verstehen: »Was ist mit denen los, können sie die Geister nicht sehen?«, fragte er sichtlich entgeistert.

Es war auch an diesem See, wo Ingo seinen ersten Film, *Manitus grüne Krieger*, drehte. Für die Aufnahmen wollte er einige der Cheyenne, die wir in einer Taverne in Sheridan aufgesammelt hatten, mit einspannen. O nein, sagten diese, auf keinen Fall würden sie dort hingehen, es gäbe da zu viele Geister. Eigentlich gehen nur Medizinleute da hin.

Auch wenn inzwischen einige wohlhabende Weiße aus den Oststaaten sich unweit des Sees teure Häuser gebaut haben und Sportboote die Ruhe stören, zeigte uns der See, dass er noch immer eine Schwelle zur Welt der Geister ist. Es war keine rasselnde Klapperschlange, die mich im zarten Morgenlicht begrüßte, diesmal waren es kleine Hasen, die uns über den Weg hoppelten und gar nicht scheu waren. Am Himmel kreiste ein Adler, Kormorane segelten vorüber, und plötzlich offenbarte sich das magische Wesen des Ortes. Es war ein Gnadenmoment, ein Augenblick, in dem der Alltag schwindet und der spirituelle Hintergrund sichtbar wird. Wie gebannt standen wir da, während die in der Morgensonne glitzernden Wellen sich in einen Tanz der Lichtelfen verwandelten. Nicht auf dem Wasser tanzten sie, sondern in ungefähr einem Meter Höhe.

Überwältigt von dem andersweltlichen Anblick sagte Christine zögernd: »Das tanzende Licht, das lässt sich doch irgendwie wissenschaftlich erklären.«

»Das mag sein«, antwortete ich, »aber solche Überlegungen nehmen nur den Zauber weg!«

Mir kam mein vor einigen Jahren verstorbener Freund und Lehrer Tallbull in den Sinn. Es war, als wäre er in diesem Augenblick gegenwärtig. Auch der Geist von Christines Großvater, der gerne hier angelte und dessen Asche im See verstreut worden war, schien da zu sein.

Alte Pflanzenfreunde

In diesem Zustand des natürlich erweiterten Bewusstseins grüßten mich die Pflanzen wie alte Freunde, die man nach langer Abwesenheit wiedersieht und umarmt. An vorderster Stelle war der Steppenbeifuß (*Artemisia ludoviciana*), den die Cheyenne in allen ihren Zeremonien benutzen. Mit dem silbrigen Grau seiner Blätter und seinem würzigen Duft dominiert er die hügelige Landschaft. Hier und da wuchs dazwischen der zarte Kalte Beifuß oder Indianische Frauenbeifuß (*A. frigida*), der – wie Tallbull sagte – nur von Frauen verwendet werden darf. Das Gummikraut (*Grindelia squarrosa,* engl. *gumweed*) mit seinen mit Harz überzogenen, klebrigen, aromatischen gelben Blüten strahlte uns an; oft hatte Christine mit *gumweed tea* den durch den Giftsumach (*poison ivy*) verursachten Ausschlag erfolgreich behandelt. Bartfadenpflanzen (*Penstemon*), deren tiefschlündige Blüten sich in helles Himmelsblau hüllen, ließen uns staunen. Gelbe Goldruten und Schafgarben, die zu meinen pflanzlichen »Verbündeten« gehören, grüßten uns ebenfalls freudig. Und nicht weit vom Ufer entfernt blühten einzelne von Bienen und Schmetterlingen umtanzte rosafarbene Seidenpflanzen (*Asclepias speciosa*); für die Indianer galten deren junge Triebe ebenso wie die an kleine grüne Papageien erinnernden unreifen Balgfrüchte als gutes Wildgemüse. Die Seidenpflanze, die voller Milchsaft ist und deswegen im Englischen *milkweed* heißt, ist die Futterpflanze der Raupe des bunten Monarchfalters. Wie zum Gruß umflatterte einer dieser Schmetterlinge meinen Kopf, als ich in dem See schwamm.

Die magische Stimmung hielt auch bei der Rückfahrt zum Haus an: Auf den offenen Flächen ästen kleine Herden von Gabelböcken – die Amerikaner nennen sie Antilopen – an den bitteren Steppenbeifußstauden. Eine Familie wilder Truthähne samt niedlichen Küken überquerte die Straße und verschwand im Dickicht. Weißwedelhirsche bewegten sich langsam und vorsichtig unter den Gelbkiefern (*ponderosa pine*). Und als wir auf der Schotterstraße anhielten, um einige Pflanzen näher zu betrachten, setzten sich nur wenige Meter entfernt zwei Kondore (Truthahngeier) auf einen Zaun und schauten uns an. Das berührte mich sehr, denn immer wieder in meinem Leben hatte ich Begegnungen besonderer Art mit diesen großen edlen Greifvögeln.

Ab da gingen wir jeden Tag in dem frischen Wasser des Sees schwimmen. Der Zauber jedoch, der uns am ersten Tag umfangen hatte, verblasste allmählich. Das war vor allem, weil immer wieder, besonders am Wochenende, Angler oder Sportboote den See bevölkerten. Offensichtlich zeigten sie wenig Respekt vor dem heiligen Ort. Manche warfen ihre Softdrink-Flaschen oder Schokoriegelpapier einfach in die Landschaft. Und als mich ein Fliegenfischer im Wasser entdeckte, schimpfte er über den *asshole swimmer,* der ihm angeblich die Fische verscheuchte. Mir wurde wieder einmal bewusst, dass auch Gedanken Teil der subtilen Atmosphäre sind. Überall ist das so. Niedere, disharmonische Gedanken vertreiben die feineren Geister und nehmen der Natur ihren Zauber.

SÜDAFRIKA: MUTHI-MEDIZIN

> *Es ist erfreuend und belehrend,*
> *hier unter einer Vegetation umherzugehen,*
> *die uns fremd ist.*
>
> Goethe, im botanischen Garten in Padua, 27. September 1787

Wenn der Alltag bleischwer wird, wenn die »Science-Fiction-Welt«, in der wir leben, uns überlastet, dann beanspruchen viele eine von der Kasse bezahlte Kur mitsamt Wellness, Jacuzzi, Massage, Trennkost, vielleicht einem heißen Flirt und anregenden Gesprächspartnern. Ich kann darauf verzichten. Auch auf Urlaub in den Bergen – schließlich lebe ich da –, auf einen Rückzug ins Kloster oder einen Aufenthalt am Ballermann-Strand oder wo immer es meine Zeitgenossen hinzieht, um ihre geschundenen Körper und Seelen zu regenerieren. Mich ruft die See, die Wellen, das Rauschen der Brandung. Das ist für mich ein Heimkehren, ganz im ursprünglichen Sinn. Denn dem Meer entstiegen wir zusammen mit den ersten Landpflanzen, vor rund fünfhundert Millionen Jahren. Unser Blut, das jede einzelne Zelle nährt, gleicht dem Meereswasser. Es hat noch immer dieselbe Salzkonzentration wie das Meer – eine Zusammensetzung in einem Verhältnis von 5 Teilen Kalzium, 10 Teilen Natrium, 160 Teilen Kalium –, nur der Magnesiumanteil hat sich im Meer inzwischen erhöht.

Diesmal, im Winter 2010, sollte es die südafrikanische Küste sein, wo der warme Indische Ozean auf den eiskalten Atlantik trifft. In Kapstadt und Umgebung gibt es, wie ich hörte, schöne Strände, aber das Wasser ist kalt – kälter im Sommer als im Winter, da es durch antarktische Strömungen genährt wird. Sogar Pinguine gibt es hier – wer hätte das gedacht! Wellenreiter gibt es trotzdem, aber sie tragen schwarze Ganzkörperschutzanzüge. Große Haie gibt es auch, und wenn einer gesichtet wird, geht eine Warnsirene an, und alle Surfer verlassen fluchtartig das Wasser.

Das entspannte Planschen im Wasser konnte ich also vergessen, dafür aber durfte ich in eine botanische Wunderwelt eintauchen. Die

Kapregion ist ein botanisches Füllhorn. Obwohl sie nur 0,04 Prozent der Erdfläche ausmacht, enthält sie rund 20 000 Arten, davon über 6000 endemische, also solche, die nur dort wachsen. Man vergleiche: Auf den britischen Inseln wachsen lediglich 1500 Pflanzenarten.

Zwanzigtausend Arten! Wie soll man damit klarkommen? Mit ein bisschen botanischem Wissen kann man froh sein, wenigstens die Familien zu erkennen. 2300 Korbblütler, 1700 Mittagsblumen, 1000 Schwertlilienarten, 800 Heidegewächse, deren rote Trichterblüten zum Teil von langschnäbeligen Vögeln bestäubt werden, 700 Seidenpflanzengewächse, 83 Silberbaumgewächse (*Protea*-Arten, Zuckerbüsche, Kaprosen), 470 Orchideenarten, viele Lobelien und andere Arten begegnen da dem staunenden Auge. Die Vegetation am Kap ähnelt derjenigen der Kanarischen Inseln – das Klima ist auch ganz ähnlich. Deswegen findet man auf den Kanaren so viele Kap-Pflanzen als wildwachsende Neophythen: Pelargonien, Kap-Sauerklee, Eiskraut oder Kristallblumen (*Mesembryanthemum*), Aloen.

Die Einstimmung in das faszinierende Land ging schnell. Bald fühlte ich mich zuhause. Wie kann das sein? Wenn man sich mit den Pflanzen, den wurzelnden Kindern der Erde, verbindet, dann hat man Teil an ihrem Verwurzeltsein. Dann bekommt man schnell selber Wurzeln, auch in einem fremden Land.

Es gäbe viel über die Reise nach Südafrika zu erzählen. Etwas Besonderes war der Gang durch den *Muthi*-Markt in Soweto (Johannisburg) zusammen mit einem Xhosa-Medizinmann. Das Wort *Muthi* beschreibt die einheimische Medizin der südafrikanischen Bantus. *Inyangas* (Zulu für »Männer der Bäume«), die traditionellen Kräuterkundigen und Kräutersammler, saßen da auf dem staubigen Boden und boten, auf Decken ausgebreitet, ihre Waren feil: Wurzeln, Rinden, Pulver und trockene Kräuter aller Art, Säfte in alten Coca-Cola-Flaschen; hinzu kamen Schlangenhäute, Knochen, Krallen, Innereien, Fell und Fleischstücke von Hyänen, Raubkatzen und anderen wilden Tieren. Echte »Hexenmedizin«. Die Tierteile sind dazu da, mit den Kräutern gemischt und zusammen gekocht zu werden, um diesen mehr »Kraft« zu verleihen. Die Heilkräuter rochen wunderbar aromatisch, die halbverwesten Tierteile stanken dagegen schrecklich. Die *Muthi*-Medizin ist nicht nur für Bauchschmerzen, Husten oder Kopfweh gedacht, sondern auch für magische Zwecke, etwa gegen den Einfluss Andersweltlicher, um sich unsichtbar oder unverwundbar zu machen, um Fußballspiele zu gewinnen, gegen Liebeskummer, Blitzschlag oder bösen Zauber. Heimlich, das sagte mir ein Völkerkundler, verwenden Schwarzmagier auch Menschenteile, insbesondere die von gemeuchelten Albinos, um einem Zaubergebräu besondere Kraft zu verleihen.

Immer wieder blieb ich stehen, um die Kräuter anzuschauen, zwischen den Fingern zu reiben und daran zu riechen. Ich gab mir Mühe, die Pflanzen zu identifizieren, aber es war hoffnungslos – es waren lauter »böhmische Dörfer« für mich. Bei einem *Inyanga,* dessen Gesicht weiß gekalkt war, sodass er wie ein Geist aussah – mit der Gesichtsbemalung gab er auch zum Ausdruck, dass er ein Auserwählter der Geister ist –, lag neben anderen Dürrkräutern ein großer Haufen getrockneter, grauer, stark nach Currygewürz riechender Blätter und Stängel. Ich fragte den befreundeten Xhosa-Chief, was das für eine Pflanze sei. Er riss die Augen weit auf und rief mit donnernder Löwenstimme: »Oooo ... *Imphepho!* Das vertreibt die Teufelsgeister!«

Nun, das war wie eine Aufforderung. Ich kaufte mir ein großes Bündel, hatte aber keine Ahnung, was ich damit anfangen sollte. Auf der weiteren Reise durch Gauteng, Mpumalanga, KwaZulu-Natal und andere Stammesgebiete lernte ich die Bedeutung der Pflanze kennen. In einem Hotel fragte mich die ältere schwarze Angestellte, die das Zimmer sauber machte, ob ich ihr etwas von dem *Imphepho*-Kraut schenken würde.

»Ja«, erwiderte ich, »aber Sie müssen mir erst sagen, wozu es gut ist.«

»Wenn man damit räuchert, kann man mit den Ahnen Verbindung aufnehmen«, antwortete sie.

Beim Tanken meines Mietwagens sah der junge Tankwart den Kräuterbüschel auf dem Rücksitz. Auch er fragte, ob ich ihm etwas davon geben würde. Auch ihn fragte ich, wofür er es wolle.

»Es macht guten Rauch, vertreibt böse Geister, Läuse und saugende Insekten und reinigt die Atmosphäre«, erklärte er mir.

Auf diese Weise erfuhr ich viel über dieses Räucherkraut, das bei den südafrikanischen Stämmen ungefähr den Stellenwert hat wie der Steppenbeifuß (*Artemisia ludoviciana*) bei den Prärieindianern Nordamerikas, der Weihrauch in Arabien oder der Beifuß bei unseren heidnischen Vorfahren. Ich lernte auch, dass es vielfach als Heilpflanze verwendet wird: Die Blätter dienen in Milch gekocht als Hustenmittel. Der eingeatmete Rauch soll Kopfschmerzen lindern. Die frischen Blätter werden aufgelegt oder gekocht in Salben als entzündungshemmendes Wundheilmittel eingesetzt. Babys werden als Allererstes mit *Imphepho*-Tee gewaschen, um ihnen Schutz zu verleihen.

Als sakrale Räucherpflanze spielt *Imphepho* eine wichtige Rolle bei den *Samgoma* der Zulu, Xhosa und Swazi; das sind die traditionellen Schamanen – die Briten nannten sie *witch doctors* (Hexer). Im Gegensatz zu den *Inyanga* treten die *Sangoma* in Trance und kommunizieren mit den Ahnengeistern oder werden von ihnen besessen. Sie werfen Knochen als Orakel, um zu erfahren, wo die negativen Energien herkommen, die Leid und Krankheit auslösen. Das heilige, leicht halluzinogene Kraut schwelt und glimmt dabei auf alten Tonscherben, um mit dem Rauch die Totengeister herbeizurufen.

Selbstverständlich besuchte ich Kirstenbosch, den berühmten botanischen Garten am Tafelberg. Da waren all die unbekannten Pflanzen Gott sei Dank mit Schildchen versehen. *Nomen est omen:* Wenn man den Namen kennt, dann hat man so etwas wie eine Handhabe; sie sind leichter in Griff zu kriegen.

Dort in dem Garten entdeckte ich auch das *Imphepho* – nicht als trockenes Kräuterbündel, sondern als quicklebendigen Zwergstrauch – sogar mit Namensschild! Nun konnte ich die Pflanze ohne Weiteres bestimmen. Es handelt sich um eine Strohblumenart (Gattung *Helichrysum*), und zwar um das sogenannte Klartraumkraut (*H. odoratissimum*); auch die nah verwandte Lakritz-Strohblume (*H. petiolare*) gilt als *Imphepho.* Diese Pflanzen, verwandt mit unseren Strohblumen, den Katzenpfötchen und Immortellen, enthalten stark duftende ätherische Öle und haben grauweiße Blätter, deren filzige Behaarung sie vor der intensiven Sonneneinstrahlung schützt. Wie das nah verwandte im Mittelmeerraum heimische Italienische Currykraut (*Helichrysum italicum*) hat es dank der ätherischen Öle eine entzündungshemmende, antimikrobielle Wirkung.

Auf meinen Wanderungen und Erkundungen steckte ich mir die heilige Pflanze, die in der *Fynbos*-Landschaft des Kaps (Afrikaans für »Feinbusch«) überall massenhaft wächst, in die Haare und hatte dabei das Gefühl, dadurch dem Geist des Landes, dem *Spiritus loci,* näherzukommen. Tatsächlich öffnete sie mir viele Türen, und ich lernte durch sie mehr über das Land und seine Leute. Ein junger Xhosa in der Nähe der Stadt George schaute mich prüfend an, als er das Kraut in meinen Haaren sah. »Eh, Rasta man!«, sagte er, fasste Vertrauen und begann zu erzählen, dass die *Sangomas* sich damit mit den Ahnen verbinden. Drollig fand er, dass die Weißen ihre Hunde wie Kinder behandeln und ihnen nette Namen geben. »Wir wollen, dass unsere Hunde bösartig und einschüchternd wirken, und geben ihnen schreckliche Namen, wie etwa ›Mugabe‹.« (Mugabe, der Diktator von Zimbabwe, hatte es fertiggebracht, alle weißen Farmer aus dem Land zu vertreiben, was eine Hungersnot zur Folge hatte.)

Ein alter, noch ganz traditionell lebender Zulu, den ich ebenfalls nach dem Kraut *Imphepho* fragte, sagte, er kenne es nicht. Ich hatte den Eindruck, er wolle einem Fremden nicht die Geheimnisse seines Volkes preisgeben. Eine junge, modisch gekleidete Zulufrau erklärte, sie wisse zwar, dass man mit dem Rauch die Ahnen zu rufen versuche, aber sie glaube absolut nicht daran, es sei eben Aberglaube.

In der Sprache der Afrikaaner, der Buren – das sind die eine niederdeutsche Sprache sprechenden Siedler, die im 16. Jahrhundert am Kap Fuß fassten –, wird das *Helichrysum* »Kooigoed« (Kojen-Gut) genannt. Das hat damit zu tun, dass man es einst in die Matratzen stopfte, um Flöhe und Ungeziefer aus der Koje fernzuhalten. So hätten es schon die Ureinwohner, die Buschmänner oder »Strandlooper« (Strandläufer), gemacht, die darauf geschlafen haben. Übrigens gaben die Buren den Khoi oder San den Namen »Buschmänner«, weil diese ihre Körper mit einer wohlriechenden Salbe aus Fett und den zu Pulver zerstoßenen aromatischen Blättern des Buchu-Busches (*Agathosma betulina*) einrieben. Der Buchu-Tee, inzwischen erhältlich in Apotheken, wird heute in der Phytotherapie als Mittel bei Harnwegsentzündung empfohlen.

Vom Kap aus fuhr ich nach Osten, wo sich um Knysna regelrechte Märchenwälder mit Lianen, Baumfarnen und Baumriesen erstrecken. Dort gibt es auch die letzten Waldelefanten, eine kleine Elefantenart, die von Großwildjägern und Elfenbeinwilderern fast ausgerottet worden war. Die sanften Riesen haben da ein kleines Gebiet, in dem sie unter Schutz stehen. In Wilderness, einem kleinen Ort südöstlich von George, fand ich einen Strand, der bestens zum Bodysurfing geeignet war.

Überall bat ich Menschen, mir etwas von den Pflanzen zu erzählen. Eine Fremdenführerin an dem Aussichtspunkt »Map of Africa« in Wilderness fragte ich zum Beispiel nach einigen Kräutern, die da wuchsen. »Tut mir leid, ich kenne sie nicht. Außer dieses da.« Sie zeigte auf einen hübschen gelb blühenden Korbblütler, der wie Löwenzahn im Gras wuchs. »Ich hatte einmal einen Insektenbiss«, fuhr sie fort, »ganz arg entzündet und geschwollen. Die Medizin der Ärzte nützte nichts. Da zeigte mir jemand die Pflanze, zerquetschte einige Blätter, legte sie auf, und im Nu war die Schwellung weg. In der Umgangssprache der Buren heißt es *Geneesblad,* also heilendes Blatt.«

Ein Blatt zur Genesung! Das stand in keinem Buch, war also Teil der Überlieferung, die nie aufgeschrieben worden war. Nicht alles steht in Büchern oder im Web. *Arctotheca prostrata* ist der botanische Name, den ich dafür fand.

Eine andere Afrikaanerin zeigte mir ihren Kräutergarten, wo sie sorgsam dahinkümmernde europäische Heilpflanzen wie Schafgarbe, Brennnessel und Beinwell pflegte. Aber auch südafrikanische Kräuter wuchsen da, etwa Aloen, deren schleimiger Saft als Wundheilmittel inzwischen weltweit bekannt ist, und der Rotbusch (*Aspalathus linearis*, Afrikaans: *Rooibos*), aus dem der auch bei uns beliebte gut schmeckende, antioxidantienhaltige Tee gemacht wird. Ganz stolz zeigte mir die Frau den *Kankerbos,* einen Schmetterlingsblütler, und gab mir einige Zweige; damit sollte ich einen Tee brauen. Der Tee helfe gegen Krebs, AIDS, Diabetes, Viruserkrankungen und Immunschwäche.

»Ein Mittel gegen AIDS«, sagte ich, »das wäre ja wunderbar!«

»Es ist wunderbar«, sagte sie, »aber die großen Pharmakonzerne fürchten es, denn sie würden ja nichts daran verdienen.«

Mit Hilfe eines Tauchsieders bereitete ich den Tee in meinem Zimmer zu. Er schmeckte verdammt bitter. Ich sah nach, wie die Pflanze botanisch heißt: *Sutherlandia frutescens,* englisch »cancer bush«, deutsch »Ballonerbse«. Klinische Untersuchungen hatten gezeigt, dass sie tatsächlich eine antitumorale Wirkung hat und AIDS-Patienten sich besser erholten, wenn die anderen Umstände, etwa die Ernährung, stimmten. *Unwele,* »wunderbare Medizin«, nennen sie die Zulu; *Phetola,* »Veränderung«, heißt der Krebsstrauch bei den Tswana, da er als Alterativum den Zustand des Kranken (zum Besseren hin) verändert.[27]

Auch den afrikanischen Beifuß (*Artemisia afra*), würzig und mit feinen, filigranen graugrünen Blättern, hatte die Kräuterfrau im Beet. Ein Sirup daraus helfe bei Grippe. Bei Malaria habe sich die Pflanze ebenfalls bewährt. Die Buren nennen diesen Beifuß *Wilde-Als* und legen ihn mit Zucker in Branntwein ein. Als solcher dient er als Volksmedizin für alles Mögliche.

Es gäbe noch viel über Südafrika zu berichten, über die Tierwelt – die lustigen Paviane, die wilden Strauße, die Waldelefanten usw. –, über die verschiedenen Ethnien und Kulturen – die Zulu, Swazi, Xhosa, San, Khoi, Afrikaaner, Engländer, Deutschen und die Inder, die die Briten einst als Arbeitssklaven (*coolies*, Kulis) nach Südafrika verfrachtet hatten. Interessant auch die Kultur der Afrikaans sprechenden, muslimischen *coloreds*, in denen sich die Gene von Ureinwohnern, Buren, und südostasiatischen Zwangsarbeitern mischen. Ein Paradies für Völkerkundler. Auch wenn die Apartheid für viele unerträglich war, konnte unter ihrer Herrschaft zumindest jede Ethnie ihre Eigenart bewahren und ihre Sprache erhalten.

Am letzten Tag ging es noch einmal in den botanischen Garten von Kirstenbosch, um mir die Pflanzen noch einmal einzuprägen. Ich stand gerade bei einem nach Zitrone duftenden Eisenkrautgewächs (*Lippia javanica*), als ein Mann auf den Strauch zeigte und seiner Familie zurief: »Schaut, da ist *Koorbossie*! Das hat mein Großvater gekaut, wenn er eine fiebrige Erkältung oder Bronchitis hatte.«

Ich spitzte die Ohren und fragte nach.

»Ja, auf Englisch heißt sie *fever tea* (Fiebertee)«, erklärte er mir. »Der Alte hat es gekaut, den Saft geschluckt und den Rest ausgespuckt. Dann hat er sich aus der *Wild Dagga* einen Tee gebraut – siehst du, da wächst sie, diese Minzart mit den orangefarbenen Blüten; den hat er dann getrunken.«

»Ist das ein altes Afrikaaner-Rezept?«, fragte ich.

»Nein, das hatte er von den Xhosa, er war ja ihr Nachbar. Gute Medizin!«

Ich schaute mir die »wilde Dagga« an – ein Lippenblütler –, zerrieb die Blätter und genoss den Duft. *Leonotis leonurus* stand auf dem Schild.[28] Traditionell wird der Tee äußerlich bei Hautkrankheiten, innerlich bei viraler Grippe, Hepatitis und anderen Krankheiten verwendet. Eigentlich ist *Dagga* der gebräuchliche südafrikanische Name für Marihuana (*Cannabis*), das übrigens in Südafrika aus sozialen und religiösen Gründen viel geraucht wird. Wieso heißt diese Pflanze »wilde Dagga«, fragte ich mich. Ich fand heraus, dass dieser mit unserem Herzgespann verwandte Lippenblütler in der Sprache der Ureinwohner (Khoi-Khoi oder Hottentotten) *daga-b* hieß und von diesen als mildes geistbewegendes,

27 Mehr dazu in: van Wyk, Ben-Eric, Bosch von Oudtshoorn, Nigel Gerike: *Medical Plants of South Africa*, Pretoria: Briza Publications, 2000
28 Die deutsche Bezeichnung ist Afrikanisches Löwenohr.

euphorisierendes Mittel geraucht oder gegessen wurde. Und sie behandelten damit die Fallsucht (Epilepsie).

Gerne wäre ich ein ganzes Jahr dageblieben, um mich in die Ethnologie und Ethnobotanik Südafrikas zu vertiefen, bin aber froh, dass mir wenigstens ein Mondumlauf, also ein Monat, gegönnt war.

MEXIKO: SCHLEIMVERKLEBTE TOTENZÄHNE

Schon im Oktober kam eine Kältewelle, und dann, nach der bombastischen Klimakonferenz in Kopenhagen (2009), welche die menschenverursachte (anthropogene) Klimaerwärmung zum Thema hatte, folgten wie eine Antwort der Naturgeister Schnee und Kälte, und das Schneien wollte nicht aufhören. Bei uns auf dem Berg verschwanden die Zaunpfosten unter dem Weiß. Zwei Meter hohe Schneeverwehungen und, mit Dachlawine, drei Meter vor dem Haus. Zur selben Zeit herrschte Schneechaos in den USA, Schnee und Kälte in Sibirien und China.

In den siebziger Jahren wurde eine neue Eiszeit vorausgesagt, nun aber eine künftige Hitzekatastrophe. Doch was wissen wir wirklich? Computermodelle scheinen nicht viel besser zu sein als der Blick in die Kristallkugel. Wer weiß wirklich, welches Karma sich entfaltet? Wer weiß, welches Schicksal uns die Göttin Werdandi (*Wyrd*) hervorspinnen wird?

Tiefer Winter auf dem Berg. Stille, wochenlang keinen Menschen zu Gesicht bekommen: Beste Voraussetzung, den Geist zu vertiefen und ein neues Buch hervorzubringen. Neophythen – Pflanzen mit »Migrationshintergrund« – sollte das Thema sein. Interessant, weil die einheimische Kräuterheilkunde, Volksmedizin und Brauchtum nichts über die neuen pflanzlichen Zuwanderer wissen. Da muss die Ethnobotanik her. Da muss man die Schamanen und Heilkundigen der Herkunftsländer fragen. Man kann natürlich auch den Geist meditativ in die Pflanzen versenken, schamanische Trancetechniken anwenden. Aber das ist leichter gesagt als getan. Und die Pflanzen lassen sich viel Zeit, um zu antworten. Sie leben ja in einer anderen Zeitdimension als wir Menschen.

Während ich also fleißig schrieb, hörte ich, dass Daniel, ein Schulfreund meines Sohnes, in Mexiko an einem medizinischen Experiment teilnehmen wollte, einer randomisierten, doppelblinden Studie zur Erforschung einer Impfung gegen den durch Kolibakterien ausgelösten

Durchfall – »Montezumas Rache«, »Bombay Bomber« –, der rund zehn Millionen Touristen jedes Jahr ihren Tropenurlaub vermiest. Eine solche Impfung würde der Pharmaindustrie satte Gewinne verschaffen. Der Freund ließ sich impfen – mit dem echten Mittel oder einem Placebo, er wusste es nicht – und sollte es sich auf Kosten der Pharmafirma einen Monat lang in Mexiko gut gehen lassen und ohne Bedenken alles essen und trinken. Da gehen wir mit, dachten mein Sohn Ingo und ich. Ich schaue mir dort die Pflanzen an und stöbere etwas bei *Curanderos* (eingeborenen Heilern) und *Yerberos* (Kräuterkundigen). Einige mexikanische Pflanzen – Mais, Amarant, Studentenblume, Chilipfeffer – haben schließlich als Neophythen auch ihren Weg in die wärmeren Gegenden Europas gefunden. Und ein bisschen Body-Surfen in den Pazifikwellen im Süden Mexikos wäre auch nicht zu verachten.

Am Tag vor dem Abflug entzündete sich einer meiner Backenzähne. Ein Jahr zuvor, als mein Zahnarzt im Urlaub war, hatte mir ersatzweise ein Zahnklempner mit dicken, groben Fleischerhänden eine Amalgamfüllung in den Zahn gedrückt, und diese hatte sich nun entzündet. Mein Zahnarzt bedauerte, dass der Zahn nun aber unbedingt gezogen werden müsse. Ich hatte keine Wahl, der Zahn kam raus. Bis zum Abflug spülte ich die wunde Stelle im Mund ununterbrochen mit einer starken Mischung aus Schafgarben- und Kamillentee. Leider konnte ich keine Flasche mit dem heilsamen Gebräu mit an Bord nehmen, aber mit Geisteskraft, mit fokussierter Meditation und Propolis (Bienenharz) würde ich dem Aufflammen einer Entzündung doch Einhalt gebieten können. Geist über Materie sozusagen. Es ging auch alles gut.

In der ersten Woche in Mexico City entdeckte ich viele Neophyten, viele europäische Wildkräuter – Hirtentäschel, Rauke, Gänsedistel, Löwenzahn, Ackersenf, Wegerich, Reseda, Portulak usw. –, die dort als ortsfremde Eindringlinge Fuß gefasst hatten. Globalisierung findet eben auch in der Pflanzenwelt statt.

Selbstverständlich besuchten wir den riesigen Pyramidenkomplex der Tolteken in Teotihuacan, dem Herzen des amerikanischen Doppelkontinents, dem Kraftzentrum, wo aztekische Priester ihren Opfern mit Messern aus Naturglas (Obsidian) die Brust aufschlitzten, um das noch schlagende Herz der Sonne zu opfern, um dieser Kraft zu geben. Interessanterweise glauben die Mormonen, dass zur selben Zeit, als Jesus auf dem Golgathahügel gekreuzigt wurde, er ebenfalls in der Gestalt des Quetzalcoatl auf den Pyramiden hingerichtet wurde.

In Teotihuacan war ich schon einmal gewesen, vor langer Zeit, als ich als Zwanzigjähriger per Anhalter von Ohio aus mit nur fünf Dollar in der Tasche nach Mexiko getrampt war. Indios hatten mich mit Tortillas durchgefüttert, und ein heftiger Anfall von »Montezumas Rache« hatte mich fast umgebracht. Aber das ist eine andere Geschichte, die ich schon in einem früheren Buch erzählt habe. So interessant sie auch war, lange wollte ich in der Riesenmetropole mit ihren sechzehn Millionen Einwohnern nicht verweilen. Ich brauchte Meer und Wellen. Im Bundesstaat Oaxaca an der Pazifikküste sollte es herrliche Wellen geben und einsame Strände. Die Jungs reisten weiter in Richtung Yucatán.

Die Fahrt mit dem Überlandbus würde fast vierundzwanzig Stunden dauern. Ich war wegen dem Zahn noch immer angeschlagen. Aber indem man sich zentriert, die Wunde im Mund bewusst begleitet und mit Propolis pflegt, wäre die Reise zu machen, vorausgesetzt, der Bus war nicht mit einer Klimaanlage ausgestattet, dank der man nicht nur friert, sondern auch kein Fenster öffnen und damit auch keine frische Luft bekommen kann. Wie im Flugzeug atmet man dann ständig den Atem der anderen Reisenden mit ein. Wenn Kranke mit im Bus sind, wäre das Immunsystem doppelt belastet. Am Fahrkartenschalter erklärte ich also der Verkäuferin, dass ich auf keinen Fall einen Bus mit *aire acondicionado* haben wollte. Sie versicherte mir freundlich, dass in dem Bus keine Klimaanlage vorhanden sei. Erst als wir fuhren, merkte ich, dass der Bus doch mit einem Luftkühlgerät ausgestattet war.

Nach Umsteigen am Busbahnhof in der Hauptstadt Oaxaca ging es auf einem mit Indios vollgepackten Pritschenwagen an die Küste, an einen Ort, der in der Lokalsprache (Zapotekisch) »Bitte legt viele Eier« heißt. Der Name bezog sich auf die Seeschildkröten, denn die Lokalbevölkerung lebte von den Eiern und dem Fleisch dieser harmlosen Reptilien. Mit der Globalisierung begann sich dann auf einmal der nimmersatte Weltmarkt für die als aphrodisisch geltenden Schildkröteneier und -panzer zu interessieren, und ein transnationaler Büchsensuppenkonzern hat ihr Fleisch für seine *Turtle soup* in Beschlag genommen. Allein an dem Ort wurden pro Jahr fünfzigtausend dieser friedlichen Tiere getötet. Zum Glück wurde 1990 ein Fangverbot verhängt. Touristen müssen nun als die »Eierleger« herhalten.

Dort angekommen, schlug mich die rauschende See sofort in Bann, die hellen Strände, die stolzen Wellen und der klare Himmel voller Möwen, Kondore (Truthahngeier), Kormorane, ganzer Schwärme

Pelikane, die sich wie Sturzkampfflieger auf die Fische stürzen, und viele andere Vögel, die ich nicht kannte. Im Hinterland sah man dichten Wald. Schillernde Kolibris huschten von Blüte zu Blüte, und bunte Echsen sprangen über die Steine. Ich war froh, da zu sein. Das Wellenreiten, die Mangos, Papayas und anderes frisches Obst, die *Tamales, Enchiladas, Tortillas* und das gute mexikanische Bier würden mir guttun.

Es kam aber, wie es kommen musste. Kaum hatte ich eine Unterkunft am Strand gefunden, da suchte mich in der schwülheißen Nacht ein starker Traum heim: Die Atmosphäre war düster, ein alter Mann saß da, den Rücken mir zugekehrt. Ich glaubte, es könnte Albert Hofmann sein. Er drehte sich um und, ehe ich mich versah, berührte er mich. Seine langen bleckenden Zähne waren mit ekligem, eitrigem Schleim verklebt. Es war nicht nur ein Totengeist – es lauern dort viele *espíritus de los muertos* –, sondern ein Krankheitsgeist. Am Morgen hatte ich Mühe, wach zu werden. Auch der doppelte Espresso konnte nicht helfen. In der Nacht darauf folgten Fieber, starke Kopfschmerzen, die Mandeln schwollen an, entzündeten sich, und die Lungen sonderten zähen gelben Schleim ab.

Man muss nicht unbedingt krank werden, wenn einem ein solcher Krankheitsgeist erscheint. Wenn man auf der nicht-alltäglichen Ebene wach genug ist, kann man mit dem Geist verhandeln oder ihm geben, was er braucht, was ihm fehlt. Aber ich war einfach überrumpelt worden; ich war anfälliger, weil ich noch eine offene Wunde im Mund hatte. Wie immer in solchen qualvollen Situationen denke ich an Goethes Wort: »Du, danke Gott, wenn er dich presst, und danke ihm, wenn er dich wieder entlässt!« Oder an Nietzsche, der gesagt haben soll: »Was mich nicht umbringt, macht mich stärker.«

Nach sechs Tagen starker Halsschmerzen setzte sich die Krankheit in den Lungen fest. Ein- und Ausatmen fiel schwer. Die Mandeln blieben entzündet, und – das war wenigstens eine Veränderung – eine Beule formte sich in der Mundhöhle. Gurgeln mit Salzwasser brachte nichts. Ich kramte in meinem Medizinbeutel: Propolistinktur schien es noch schlimmer zu machen, es verklebte Zähne und Gaumen. Aber der Tigerbalsam, mit dem ich den Hals einschmierte, und das Kauen von Kamillenblüten schien ein wenig zu helfen – Kamille ist einer meiner pflanzlichen Verbündeten, ich nehme sie auf jede Reise mit.

Draußen an der Straße gegenüber meiner Unterkunft sah ich eine große Werbetafel, auf der stand: »Wenn Sie zähen gelben Schleim husten, dann haben sie möglicherweise *tuberculosis.* Suchen Sie sofort einen Arzt auf.« Ich muss zugeben, das machte mir schon etwas Angst. Nicht weit von dem Plakat entfernt entdeckte ich einen Baum, der mir bekannt vorkam. Könnte es ein Niembaum sein? Ich kaute zögerlich an einem Zweig. Es schmeckte bitter. Ja, das war der Niem (*Azadirachta indica,* spanisch *Margosa,* englisch *Neem*)! Den Baum aus der Familie der Mahagonigewächse (*Meliaceae*) hatte ich in Indien kennengelernt und jeden Morgen wie die Inder meine Zähne mit den angekauten und zerfaserten antiseptisch wirkenden Zweigen geputzt. Ich brach mir eine Handvoll frischer Niemzweige und kaute darauf herum. Sie sind ein natürliches Antibiotikum. Die entgiftende, entzündungshemmende, auswurffördernde Wirkung ist unumstritten. Und es half wirklich! Für die Inder ist Niem das, was für uns der Holunder ist: des Bauern Apotheke. »Heiler allen Leidens« heißt er dort und ist der Göttin Shitala, der Pockenheilerin, geweiht. Für mich ist der Baum ein »pflanzlicher Verbündeter«, ein Freund, der sich mir zur richtigen Zeit zeigte. Es dauerte nicht lange, und nach einem kurzen heftigen Durchfall war es mit meinem Leiden vorüber.

Das Kranksein war wohl notwendig gewesen, um alte Verspannungen, seelische Verhärtungen und Verkrustungen zu lösen, um das Ego etwas zu raspeln, damit andere Dimensionen wieder hindurchschimmern konnten. Und nun, nach dieser Reinigung, konnte ich mich der Ekstase des Wellenreitens hingeben und erneut erfahren:

Das Meer ist eine Göttin, eine liebkosende. Überbewusst und uralt ist sie.
Wie soll unser kleiner Verstand sie begreifen, die Göttin, aus deren Schoß wir alle krochen?
Wir Licht fangenden, nährenden Pflanzen,
wir Einzeller, Würmer, Krebse, Insekten, Tausendfüßler,
wir Weichtiere, Schnecken, Mollusken,
wir Lurche, Echsen, Vögel, Säugetiere und Menschen.
Sind wir nicht alle ihre Kinder? Sind wir nicht alle Geschwister?
Alle aus dem Meer kommend, der alles Gebärenden und alles Verschlingenden.
Bin ich nicht das Meer selber, auf Abenteurerreise auf trockenem Land?
Noch immer trage ich das Meer in mir als Blut, das jede Zelle des Körpers umspült und die gleiche Salzkonzentration hat wie Meereswasser.
Nun sitze ich am Strand im sonnendurchglühten Sand und singe der salzigen See zu:

In mir schaut das Meer auf das Meer zurück – mit bewundernden Augen.
In mir lauscht das Meer seiner eigenen Symphonie, dem Rauschen,
Tosen, Brausen und flüsterndem Geplätscher der Wellen.
Ich bin das Meer selbst, das in die Wogen springt und delfinartig
Wellenkämme reitet – bis hin zur Ekstase.
Auch Kind der Sonne bin ich, Kind des Himmelslichts,
Sternensaat, die sich aus kosmischen Fernen strahlend, tief in ihren
wässrigen Schoß hineinversenkte und sie wonnevoll schwängerte.
Wie alles Leben trage auch ich Licht in mir und himmlische Zeugungskraft.

So dankte ich dem Totengeist mit seinen ekligen, schleimverklebten Totenzähnen, denn nun konnte meine Seele wieder das Meer sehen und den Himmel, konnte wieder das Opfer des Fischleins erkennen, das mir eine Zapotekin zum Abendessen briet.

Nun konnte ich die Gegend erforschen. Der weiße Sandstrand erstreckte sich über viele Kilometer. An einer Stelle entdeckte ich ein Flugzeug, das abgestürzt war und sich mit seiner Nase tief in den Sand gebohrt hatte. Einheimische erzählten mir, es sei ein Kokaintransportflieger aus Kolumbien gewesen; der Pilot und ein anderes Besatzungsmitglied hätten den Absturz überlebt und seien in den Dschungel geflüchtet. Dieser sei aber so unheimlich, voller Krokodile, Schlangen, großen Leguanen, Spinnen und anderen gefährlichen Tieren, dass sie sich schließlich doch den *Federales* ergeben hätten und nun in irgendeinem mexikanischen Gefängnis schmachteten.

Der Dschungel hatte tatsächlich etwas Unheimliches. Zwei junge Indios nahmen mich in ihrem Paddelboot in eine der mit Mangroven bewachsenen Lagunen mit. Das Wasser war schwarz wie die schwärzeste Tinte. »Schau da! Ein Leguan, da, auf dem Ast!« Oder: »Da, siehst du die Affen?« Meistens sah ich in dem Wirrwarr von Blättern, Ästen und Zweigen nichts, meistens waren die Tiere zu gut getarnt. Als Fremder hatte ich einfach nicht das geübte Auge der Einheimischen.

Dann klatschten sie mit den Händen auf die Wasseroberfläche. »Pass auf, das lockt das alte Krokodil!« Tatsächlich kam ein mächtiges, mindestens drei Meter langes Krokodil, Beute vermutend, dahergeschwommen. Auf einem Auge war es blind. Die Indianerjungen machten sich einen Spaß daraus, es zu necken. Irgendwie konnte ich verstehen, dass die Kokainschmuggler der Mut in dieser grünen Hölle verließ und sie sich lieber den Behörden stellten.

Ehe es wieder ins kalte Allgäu ging, schaute ich mir die schöne alte Hauptstadt Oaxaca de Juárez an, deren Bevölkerung fast rein indianischen Ursprungs ist. Sie wird von der beeindruckenden antiken Tempelanlage Monte Albán überragt. Die Sternen- und Himmelsbezogenheit der alten Zivilisation schimmert noch immer durch die Ruinen hindurch und spricht mit den ebenfalls archaischen Schichten unserer Seele – wenn man es denn zulässt. Der Bundesstaat Oaxaca bietet übrigens eine der vielfältigsten Floren der Erde. In der Stadt selbst gibt es einen gut gepflegten ethnobotanischen Garten (*Jardín Ethnobotánico*), den jeder Pflanzenfreund besuchen sollte. Er enthält ausschließlich einheimische Pflanzen: Agaven, Feigenkakteen, Baummelonen (Papaya), den Wollbaum (Kapok, *Ceiba*), der für die Mayas der Weltenbaum ist, den *Chicozapote* genannten Kaugummibaum (*Manilkara zapota*), den Ur-Mais *Teosinte*, den Tempelbaum (*Plumeria*), aus dessen Blüten das Frangipani-Parfüm gewonnen wird, den Terpentinbaum, aus dessen köstlich duftendem Harz das heilige Räuchermittel (Kopal) der Indianer gewonnen wird und dessen Rinde sich schält wie die sonnenverbrannte Haut der Touristen (daher nennt der einheimische Volksmund den Baum »ein sich schälender Gringo«) und viele interessante Pfanzen mehr.

Auch eine Unterart der Amerikanischen Traubenkirsche (*Prunus serotina*), die in Mitteleuropa inzwischen als »aggressiver Neophyt« auftritt, wächst dort. *Capulin* heißt sie in der Nahuatl-Sprache. Sie wurde von den Azteken sogar kultiviert. Noch heute wird eine Capulin-Maisgrütze (*Tamales de Capulin*) gegessen. Zudem gelten, wie auch bei den nordamerikanischen Indianern, Rinde und Frucht des Baumes als wertvolle Medizin.

SOMMERSONNENWENDE AM ÖSTLICHEN UFER DER OSTSEE

Braue, Bruder, Gerstenbier
Gib Janis zu trinken.
Dieses Jahr wuchs die Gerste fett,
Das Bier gärt schäumend.
Lettisches Daina-Lied

Die Einladung zum Fest der Sommersonnenwende 2014 in Lettland war wie ein weiterer Puzzlestein auf meiner Suche nach den verborgenen, fast vergessenen Wurzeln der Kultur der indigenen europäischen Waldvölker. Die Balten, insbesondere die Letten, sind erst spät christianisiert worden. Erst im 16. Jahrhundert setzte eine rigorose Missionstätigkeit der lutherischen Kirche ein, vor allem in den Städten. Bei den einfachen Leuten, dem Bauernvolk auf dem Land, blieb vieles von dem naturnahen vorchristlichen Brauchtum erhalten. Egal wer gerade herrschte, die Deutschritter, die geschäftstüchtige Hanse, die Polen, die die Letten zwangskatholisieren wollten, die evangelischen Schweden oder der russisch-orthodoxe Zar, das Landvolk pflegte die lettische Sprache, sang weiterhin seine mantraartigen Lieder, die *Dainas,* erzählte die alten Märchen und pflegte die überlieferten Rituale für den Ackerbau ebenso wie bei Hochzeiten und Bestattungen. Auch in den komplizierten Web- und Strickmustern und den Verzierungen von Tüchern hielt die Volkskultur überlieferte Liedinhalte fest, wob – ähnlich wie die Shipibo-Indianer im Amazonasgebiet – ihre spirituellen Visionen und Götternamen als Muster in Schals, Hemden und Schürzen, lesbar für jene, die sich darin auskannten. Für die fremden Herrscher waren das lediglich bäuerliche Verzierungen. Nicht einmal die atheistischen Sowjets, die das Bauernvolk von ihren Einzelhöfen vertrieb und in die trostlosen Plattenbauten der Kolchosen zwängte, schaffte es, die Kultur der Letten zu zerstören.

Das Mittsommerfest, zu dem ich eingeladen war, ist vielleicht das wichtigste Fest der Letten überhaupt. Sämtliche Zimmer im Haus werden mit frischen Birkenzweigen geschmückt, Roggenbrot, Kümmelkäse und gutes einheimisches Bier für den Schmaus bereitgestellt. Aber es wurde nicht innerhalb der vier Wände gefeiert, sondern am Sonnwendabend fuhren wir mit anderen Feiernden mit einer Flottille von Ruderboten auf eine waldige Insel inmitten eines Sees. Die Frauen und Mädchen waren in schöner Tracht gekleidet und trugen prachtvolle Kränze aus zusammengeflochtenen Wildblumen auf dem Kopf, die Männer waren mit Kränzen aus Eichenlaub gekrönt. Während wir über das Wasser glitten, erklangen die Dainas-Gesänge und verstummten auch nicht, als uns die Insel mit ihren uralten hohen Birken, Eschen, Linden und Eichen in Empfang nahm. Die Gesänge erzählten von der Sonnengöttin *Saule*, die an diesem Tag in einem goldenen Wagen, gezogen von ihren goldenen Pferden mit silbernem Zaumzeug, über den Himmelsberg fährt. Die Lieder sangen vom blitztragenden Eichengott *Perkunas* und von der Glücksgöttin *Laima,* der die Linde heilig ist. Und alle, Männer, Frauen und Kinder, kannten die Lieder und sangen begeistert mit.

Welch kultureller Reichtum! Keine Museumskultur, nichts künstlich Konserviertes, sondern lebendiges Kulturgut.

Die Insel war von der Zivilisation unberührt. Gezwieselte alte Birken und dunkle Eichen, wahrscheinlich sechs, sieben Jahrhunderte alt oder noch älter, und viele große Findlinge gaben das Gefühl, auf einer heiligen Insel zu sein. Die Eichenholzscheite für das Sonnwendfeuer waren sorgfältig aufgeschichtet, mit Blumen und Kränzen geschmückt und von einer riesigen Eichenlaubgirlande umwunden. Der Erdboden rund herum war mit Farnkraut und würzig duftenden Kalmusblättern ausgelegt. Ein Mann zündete den Holzstoß feierlich an, sodass er, von außen nicht sichtbar, von innen her zu brennen anfing und dann aufloderte. Derweil räucherten Frauen mit Beifuß, sprengten Wasser auf die Teilnehmer und opferten dem Sonnenwendfeuer schließlich Wasser, Honig, Blumen und Bernstein. Traditionelle Speisen – dunkles kräftiges Roggenbrot, Erdbeeren, Kümmelkäse und Getränke – lagen wie Opfergaben vor dem Feuer. Alleweil erklangen, begleitet von Trommel und Dudelsack, die uralten sakralen vierstrophigen Gesänge, und man tanzte Hand in Hand Reigentänze um die feurige Mitte. Irgendwann wurden die verdorrten Blumenkränze und Laubkronen vom vorhergehenden Jahr dem Feuer geopfert.

Ein weiteres schönes Ritual: Vor dem Fest sammelte jeder Blumen: Neun Blumen, die einen Wunsch für sich selbst und für das eigene Leben symbolisierten, neun weitere Blumen mit guten Wünschen für die Mitglieder der Familie und schließlich nochmals neun Blumen mit Wünschen für das Land, in dem man geboren wurde und lebt, und für das Volk. Auch ich sammelte den Strauß mit siebenundzwanzig Blumen, die man dann, sich an jeden Wunsch erinnernd, dem Feuer opferte. Ich war mir nicht sicher, ob ich mir die siebenundzwanzig Wünsche merken könnte. Ob neun genügen würden, fragte ich. Nein, es mussten drei Mal neun sein. Ich habe mir dann auch wirklich jeden Wunsch wieder vergegenwärtigen können.

Die Götter schienen nahe zu sein. Es war, als lockten die Gesänge sie ins Bewusstsein und ins Dasein. Es sind alte indoeuropäische Götter, die da angerufen werden, Götter der Natur, nicht ferne, abstrakte, absolute Divinitäten. Und manchmal nehmen sie menschliche Gestalt an und feiern, von wenigen erkannt, mit. Es sind die Götter, die die Ahnen dieser Menschen kannten. Als Teil des morphogenetischen Feldes können die Ahnen mitfeiern und ihre Nachkommen segnen.

Dampfbad

Besonders heilig ist auch das lettische Dampfbad (*Pirts*). Das Badehaus ist getrennt vom Wohnhaus und steht meistens neben einem Teich, See oder Fluss. Es ist anders als eine Sauna, mehr wie die indianische Schwitzhütte, in der Steine erhitzt und mit Wasser übergossen und viele Heilkräuter verwendet werden. Im Badehaus schwitzt man geistige, seelische und körperliche Unreinheiten aus; es ist der Ort, wo man Krankheiten heilt, wo Kinder geboren werden und wo die Götter und Ahnen in der Vision erscheinen können.

Meistens verläuft das Schwitzen in vier Phasen: Nachdem man die *Pirts Mata,* die Göttin des Dampfbades, begrüßt hat, wird man vom Dampfbadmeister mit Kräutern eingerieben, schwitzt und springt dann in den nahen Teich oder Fluss. Anschließend wird man von Kopf bis Fuß mit Lehm eingerieben, schwitzt und kühlt sich im Teich ab. Dann folgt eine Abreibung mit Honig und zermahlenem Bernstein (die kostbaren Steinchen werden am Ostseestrand gesammelt), und wieder schwitzt man und kühlt sich daraufhin ab. Beim vierten Mal wird man mit Birkenlaub oder Gagelbuschzweigen leicht geschlagen und massiert. Das heftige Schwitzen, die starken Heilkräuter und die plötzliche Abkühlung verändern schrittweise das Bewusstsein. Das alltägliche Kopfbewusstsein rückt in den Hintergrund, die Wesen der geistigen Welt, Götter und Ahnengeister, rücken näher und bringen Segen und Heilung.

Auch mir war es gegönnt, das Schwitzritual mitzuerleben. In unserer messbaren Zeit dauerte es mehrere Stunden, aber es war zeitlos, es berührte – ähnlich wie in der indianischen Schwitzhütte – die Ewigkeit. Beim dritten Mal im kalten Wasser hob mich, während ich an der Oberfläche trieb, eine Dampfbadmeisterin mit beiden Armen und sagte: »Nun flieg!« Sie meinte, nun kann sich die Seele vorübergehend vom Körper lösen und in die Göttersphäre abheben. Solche Techniken, die den Seelenflug ermöglichen, sind bei fast allen traditionellen Völkern bekannt. Ich konnte aber nicht fliegen. Ich war noch zu sehr im Kopfbewusstsein, im beobachtenden Modus, war noch zu sehr der objektivierende Wissenschaftler. Aber auch das war egal.

Farnblüten und Baldriansaft

Lettland ist ein dünn besiedeltes Land, so groß wie Holland und Belgien zusammen, aber mit nur 2,2 Millionen Einwohnern. Schier endlose Wälder kann man bei der Fahrt durch das Land erleben; hier und da tauchen Weideflächen und Getreidefelder auf, welche die traditionellen Einzelhöfe umgeben. Jeder Hof hat sein Storchenpaar. So viele Klapperstörche habe ich noch nie auf einmal gesehen. Überhaupt, die Vogelwelt! Überall zwitschert und singt es; jubilierende Lärchen stiegen immer wieder von den Feldern auf und brachten mir meine frühe Kindheit in Erinnerung, als es diese Vögel bei uns noch gab. Wölfe, Elche und sogar Bären soll es hier noch geben, aber ich habe leider keine gesehen. Auf unserer Reise besuchten wir tief im Wald verborgene heilige Quellen und beseelte Findlinge. Manche dieser verstreut liegenden Felsbrocken glichen schlafenden Drachen.

Ein Ausflug führte uns an den endlosen weißsandigen Ostseestrand. Die lichten Kiefernwälder, mit einem Unterwuchs von Sumpfporst (*Ledum palustre*), Gagelstrauch, Moosbeeren und Preiselbeeren, reichen bis zum menschenleeren Strand. Hier sammeln meine Gastgeber nach Stürmen den an die Sandoberfläche gespülten frischen Bernstein, den sie für die Abreibung im Dampfbad und als Opfer für das Mittsommerfeuer verwenden. Am Strand wächst auch der Ur-Roggen. Mit seiner ausgeprägten Doppelähre galt er im alten Lettland als eine Erscheinung *Jumis*, des Gottes der Getreideäcker. Aus diesem Wildgetreide wurde das täglich gegessene schwere, nahrhafte, dunkle Roggenbrot gebacken, das dem Volk seine Kraft und Identität gibt.

Interessant waren die Friedhöfe, die man hier und da im Wald sah. Die Toten brauchen Bäume, wurde mir gesagt. Die alten Letten glaubten, dass die Seelen der Verstorbenen in den Bäumen – die Frauen in Linden, die Männer in Eichen – Unterschlupf finden und dass sie auch in Tiere, in Wölfe, Störche, Adler und dergleichen, schlüpfen können, bis sie schließlich als Menschen in ihrer Familie wiedergeboren werden. Wie viele Völker, auch die Germanen, Hindus und Indianer, glaubten sie, dass die Milchstraße am Nachthimmel der Totenpfad ist, auf dem die Verstorbenen wandern.

Ich fragte meine Gastgeber nach den Werwölfen, den »Hunden Gottes«, denn ich hatte gelesen, dass sich an besonderen Tagen wie Pfingsten, zu Johanni oder zur Weihnachtszeit Zauberer in Werwölfe verwandeln, um mit den Teufeln und bösen Hexenmeistern zu kämpfen, um gestohlene Rinder und Getreide zurückzuholen und um die Bauern zu schützen – eine schamanische Praxis, die auch andernorts in der Völkerkunde bekannt ist. Ich merkte jedoch, dass meine Gastgeber über solche Themen nicht reden wollten.

Den letzten Tag verbrachte ich in Riga, der Hauptstadt und ehemaligen Hansestadt. Eingebettet zwischen Ost und West, ist die Stadt auf jeden Fall einen längeren Aufenthalt wert. Zum Bedauern der ethnischen Letten besteht die Bevölkerung der Stadt inzwischen mehrheitlich aus Russen, Ukrainern und Weißrussen, die sich in Sowjetzeiten dort angesiedelt haben. Viele waren hochrangige sowjetische Funktionäre, die dort samt ihren Familien in den Ruhestand gingen. Es gibt Gaststätten und Lokale, wo die Sowjetunion im Wodkadunst weiterlebt, wo Hammer und Sichel und ein Porträt Josef Stalins die Wände schmücken.

Eine Anekdote bezüglich der Stadt in Sowjetzeiten, die jeden Pflanzenfreund zum Schmunzeln bringen wird, will ich noch erzählen. Während der sowjetischen Okkupation gossen Widerständler Baldriansaft rund um die Statue Lenins. Das zog alle Kater an. Diese spritzten und schissen den Platz voll, sodass es höllisch stank. Weder Touristen noch Schulkinder beim obligatorischen Ausflug hielten es dort lange aus.

Den Riesenbärenklau (Herkulesstaude) findet man als Neophyten recht häufig in Lettland. Man erzählte mir, er sei ein Geschenk der Sowjets. Diese hatten die Kolchosebauern gezwungen, das vitale Gewächs als Futterpflanze fürs Vieh großflächig anzubauen. Es sei wieder einmal so eine Schnapsidee der zentralen Planung gewesen, die nichts wert war. Weder die Rindviecher noch die Schweine nahmen das Futter an.

Zu guter Letzt will ich noch auf die mysteriöse Farnblüte zu sprechen kommen, die um Mitternacht zur Sonnenwende einen Augenblick rötlich oder regenbogenfarbig aufblüht. Wer sie findet, der wird die Sprache der Tiere verstehen können, Glück in der Liebe und beim Spiel haben und die Heilkraft sämtlicher Pflanzen erkennen. Das glaubte man vielerorts im mittelalterlichen Europa, wurde aber von der Kirche verboten und gehörig bestraft. In Lettland ist der Brauch noch lebendig. Selbstverständlich gibt es keine wirklichen Blüten bei Farnen. Meine Gastgeberin erklärte mir jedoch, dass diese »Blüte« eine seelisch-ätherische sei: Im Moment der Sonnenwende küsst der Himmel die Erde, und dann leuchtet die Blüte in der mystischen Schau auf.

Sankt Petersburg

Im Juli des Jahres 2016 wurde ich wieder in das schöne Lettland eingeladen, um ein Pflanzenseminar für eine lettische und anschließend für eine deutschsprachige Gruppe zu leiten. Da Russland nicht weit entfernt ist, unternahm ich mit meinem Sohn und meiner Tochter vorher eine Schnuppertour nach Sankt Petersburg. Da die Zarenstadt auf demselben Breitengrad liegt wie die Südspitze Grönlands, wird es hier im Sommer nie richtig dunkel, Abenddämmerung und Morgendämmerung gehen ineinander über. In diesen »weißen Nächten« zeigt die Millionenstadt am Newafluss ihr schönstes Gesicht. Es wird geschmaust, viel getrunken und überall Musik gemacht. Auch wenn die Leute hier Fremden gegenüber etwas zurückhaltend sind, ist die Atmosphäre freundlich und entspannt. Eine junge Russin, die uns begleitete, klärte uns über den scheinbar mürrischen Gesichtsausdruck auf. »Man soll nicht denken, wir Russen seien unfreundlich. Wir glauben nur, dass jemand, der einen ständig anlächelt, entweder debil oder schwul sein könnte oder uns etwas verkaufen will.«

Selbstverständlich galt mein Augenmerk auch den wildwachsenden Kräutern, die in Mauerritzen und am Straßenrand wuchsen. Da war wenig Neues, nichts Exotisches, sondern lauter alte Bekannte: Wegerich, Knopfkamille, Beifuß, Knöterich, Löwenzahn und so weiter.

Die meisten historischen Gebäude, Kirchen und Zarenpaläste mit ihren leuchtenden goldenen Kuppeln sind nach der Zerstörung des Zweiten Weltkriegs und der siebzigjährigen düsteren Misswirtschaft der Sowjetzeit wieder restauriert worden. Aber es gibt noch einiges zu tun. Man wünscht dem Land Frieden; man wünscht, dass das Säbelrasseln der Nato aufhört und dass die Russen nicht zu einem neuen, kostspieligen Wettrüsten gezwungen werden.

Über Finnland und Estland gelangten wir wieder in das Land am östlichen Ostseestrand. Mit der lettischen Gruppe durchstreiften wir Wald und Wiese und schauten uns die wildwachsenden Heilkräuter, steinalte Eichen, Linden und Birken sowie Kultplätze an, wo man die Anwesenheit der Naturgeister, der »Mütterchen«, spüren kann. Dabei sangen die Teilnehmer immer wieder ihre Dainas. Indem man die Natur mit Liedern besingt, gibt man ihr Kraft. Wenn man die Natur nicht bewundert und besingt, schwindet sie, rückt in den Hintergrund, wird blass und krank. Wieder einmal wurde mir klar, dass der dumme Spruch, den man immer wieder hört: »Wir brauchen die Natur, aber die Natur braucht uns nicht«, vollkommen verfehlt ist. Doch, die Natur braucht uns! Sie braucht unsere Lieder und unsere Liebe, um zu gedeihen. Wir gingen also singend durch den schönen Wald und über blühende Wiesen. Ein bisschen erinnerte mich das alles an die sogenannten *songlines* der australischen Ureinwohner, die das Land als »Traum der Ahnen« mit ihrem Gesang im Dasein erhalten.

Das graue Geisterheer

Nach dem Ende des lettischen Seminars holten wir die deutschsprachigen Teilnehmer in Riga ab. Auf dem Weg zu unserem Ziel zeigte uns Ieva, die Gastgeberin, einen Soldatenfriedhof im Kurland, ein riesiges Meer von Kreuzen, wo dreißigtausend gefallene deutsche Soldaten bestattet worden waren. Ein erschütternder Anblick: dreißigtausend junge Männer, Jugendliche, die plötzlich aus dem Leben gerissen worden waren, die nie ihre Heimat, ihre Liebste, ihre Eltern und Geschwister wiedersahen und als graues Geisterheer in den Zwischenwelten dahinziehen. Für sie hat der Krieg nicht aufgehört. Oft merkt eine plötzlich und gewaltsam dem Leben entrissene Seele nicht, dass sie tot ist.

Der erste Teil des Seminars fand in einem Waldgebiet an einem kleinen See statt, wo gelbe Mummeln blühten und man schwimmen konnte, die zweite Hälfte an der Ostsee, wo der weiße Strand sich schier endlos erstreckte, die Wellen rauschten und wir uns im Wasser erfrischten. Der Höhepunkt des Besuchs war die Teilnahme an einer traditionellen lettischen Schwitzbadzeremonie. Dank Ievas organisatorischem Können wurden für vierzig Teilnehmer an verschiedenen Orten Dampfbadmeister aufgeboten. Das Dampfbad, *Pirts* genannt, ist, wie schon erwähnt, ein heiliger Ort, dessen Ursprung bis in die jüngere Altsteinzeit zurückreicht und mit der Schwitzhütte der Indianer verwandt ist.[29]

Das Kraut, das die Bademeisterin für mich sammelte und zu einem Büschel zusammenfasste, war die Schafgarbe. Sie muss intuitiv erfasst haben, dass diese Pflanze für mich so etwas wie ein »pflanzlicher Verbündeter« ist. Als Wundheilkraut war die *Achillea* immer so etwas wie ein Schutzengel der Krieger. Sie wurde ja nach Achill, dem trojanischen Krieger benannt, der damit die Wunden seiner Kameraden heilte. Während des Schwitzens entfaltete der *Achillea*-Deva seinen Einfluss: Ich war plötzlich einer der Gefallenen, deren Gräberfeld wir besucht hatten und die so lange im trostlosen Zwischenreich verharren mussten. Es war, als ob eine Göttin meine Leiche mit ihren Tränen wusch und mich bestattete, sodass meine Seele Ruhe finden konnte. Auch die Bademeisterin spürte, dass da etwas Kraftvolles stattfand. Der Sprung ins kalte

29 Mehr über Letztere in: Storl, W.-D.: *Ur-Medizin*, Aarau und München: AT Verlag, 2015

Wasser löste mich von der Vision, sodass nichts davon haften blieb. So ist es mit den ruhelosen Seelen: Wenn sie einmal bewusst wahrgenommen werden, dann ist die Erlösung nahe.

Für die anderen Teilnehmer war die *Pirts* ebenfalls ein starkes Erlebnis. Am Abend trafen wir uns wieder im Gasthaus. Die Augen leuchteten, die Stimmung war fröhlich und ausgeglichen. Alle hatten auf ihre Weise eine seelische Reinigung erfahren.

PILGERREISE ZUM KAILASH

Irgendwann im Herbst 2010 rief mich mein Freund Konrad an.[30]

»Du, Wolf, hast du Lust, nach Tibet zu fahren und eine Kailash-Umrundung zu machen?«

»Nee«, antwortete ich, »dafür bin ich zu alt, das spare ich mir für mein nächstes Leben auf.«

»Ach, was! Tun wir es einfach!«

Es war nicht schwer, meinen Widerstand zu brechen. »Ja, gut! Tun wir es!«

Der Kailash ist wohl der heiligste Berg der Erde. Heilig für die Hindus, denn oben im ewigen Schnee sitzt Shiva, der »Gott der Götter« (*Mahadeva*) und erträumt das Universum. Oder er tanzt und spielt ausgelassene Liebesspiele mit der schönen Parvati, seiner ewigen Gefährtin. Heilig ist der Berg den Buddhisten, er ist das Herzchakra Buddhas. Heilig ist er den Anhängern des Jainismus; sie sehen in ihm den Weltenberg *Meru*. Für die Anhänger des *Bön*, der schamanischen Urreligion der Tibeter, gilt er als Mittelpunkt der Welt. Ganz Asien verehrt den Berg. »Wer ihn sieht, dessen Sünden werden ausgelöscht, wie der Tau in der Morgensonne«, heißt es. Wie kann man da Nein sagen, wenn sich die Möglichkeit ergibt, das Heiligtum zu umwandeln.

Bald darauf – es war inzwischen Anfang Mai – saßen wir im Flugzeug nach Kathmandu. Als wir am Abend nach unserer Ankunft in einem Dachrestaurant die Abendmahlzeit einnahmen, zogen Wolken auf, es donnerte und regnete kurz. Krächzende Raben und weiße Kraniche

30 Gemeint ist Konrad Halbig vom Koha Verlag, der mein Shiva-Buch und andere Bücher, die sich mit dem Thema der indischen Spiritualität befassen, herausgegeben hatte. Eine Fassung dieser Geschichte ist in meinem Buch *Streifzüge am Rande Midgards* (Koha Verlag, 2014) erschienen.

zogen vorbei; die Sonne leuchtete golden über der Stadt, und ein voller Regenbogen überspannte das Kathmandutal. Was für ein Zeichen, dachte ich. Die Götter, die meine Seele kannte, waren alle da. Der starke Donar, Wotan, mit seinen Raben, Baldur, der Sonnengott, und Heimdall, der die Regenbogenbrücke zu den Götterreichen hütet, ebenfalls. Es würde eine gute Reise werden!

Schon am nächsten Tag ging es mit einem Geländewagen Richtung tibetische Grenze. Wir wollten uns nicht in der lauten, überfüllten, vermüllten Stadt aufhalten, wir pfiffen auf die Zeit, die man sich nehmen sollte, um sich zu akklimatisieren, und fuhren los. Immer höher ging es auf einer nach zahllosen Murgängen notdürftig geflickten Straße durch Bauernlandschaften und subtropische Wälder. Auf halbem Weg stießen wir auf einen Hanuman-Tempel. (Hanuman ist der »Affengott«, der Superkräfte wie Superman hat und einst die Welt rettete, indem er in den hohen Himalaja flog und einen Berg voller Heilkräuter zurückbrachte.)

»Sollen wir halten?«, fragte Konrad. »Mir ist's egal.«

»Klar, halten wir«, sagte ich und dachte an die Geschichte in der *Ramayana,* wo Hanuman einst in die ewigen Schneeberge flog, mit einer Heilpflanze zurückkehrte und die von Zauberpfeilen getöteten Helden wieder lebendig machte. Der Tempelbesuch würde uns gut auf den Weg bringen, dachte ich, während wir an verschiedenen zinnoberrot bemalten, mit Blumengirlanden behangenen Hanuman-Statuen vorübergingen. Beim Ausgang wollte uns ein alter, gütig aussehender graubärtiger *Sadhu* einen roten Punkt auf die Stirn drücken und uns mit einem Schluck Gangeswasser segnen. Dankbar trank ich das Wasser, das er mir mit einem Zinnlöffel in die Handfläche gegossen hatte. Konrad war klüger, er tat nur so, als trinke er das heilige Wasser, dabei rieb er es sich ins Haar. Das sogenannte »Gangeswasser« kam wahrscheinlich aus dem völlig verschmutzten, zur Kloake verkommenen Bagmatifluss, der durch Kathmandu fließt und auch als »Ganges« gilt.

Nachdem wir übernachtet hatten, überquerten wir die Grenze. Viele indische Pilger mit ihren Gurus und Mahatmas warteten auf den Übergang. Ein freundlicher in Orange gekleideter Sadhu erklärte uns, dass der nächste Vollmond für Pilger zum Kailash besonders glückverheißend sei. Was für ein guter Zufall, dachte ich.

Die chinesischen Beamten durchsuchten unser Gepäck gründlich. Sie wollten verhindern, dass irgendjemand Bilder des Dalai Lama in das besetzte Land hineinschmuggelt. Wir trafen Nima, unseren tibetischen Fremdenführer, und dann ging die Fahrt weiter aufwärts. Je höher wir kamen, umso kühler wurde es. Der Wald veränderte sich. Mit Koniferen, Hemlocktannen, Rhododendren, blühendem Holunder und anderen Bäumen und Sträuchern nahm er immer mehr den Charakter der Wälder der gemäßigten Zonen an. Bald war es ein Frühlingswald, der gerade ergrünte; Aurikel (Schlüsselblumen) und andere Frühlingsblumen blühten. Schließlich erreichten wir die Ebene oberhalb der Baumgrenze. Die drei folgenden Tage fuhren wir durch eine unendlich erscheinende, weite, öde, kalte Landschaft. Auch wenn es so schien, als hätte der Winter das Land noch im Griff, sah man immer wieder dicke gelbe Murmeltiere. »Ein sicheres Zeichen, dass es nun Frühling wird! Eine Freude für uns Tibeter«, sagte unser Guide. Hier und da zogen Nomaden mit Yaks oder Schafen vorbei. Endlose Ketten von Schneebergen, von denen viele über achttausend Meter hoch sind, säumten den Horizont. Die Straßen waren gut. Die Chinesen, auf materiellen Fortschritt bedacht, hatten sie gebaut. Auf den alten Schotterpisten hätte die Reise von der Grenze zum Kailash mindestens sieben Tage gedauert. Man sah, dass sich in den Ortschaften viele Chinesen angesiedelt hatten. Die Tibeter sind inzwischen eine Minderheit im eigenen Land geworden.

Übernachtet wurde in Ortschaften entlang des Weges, in Unterkünften ohne Heizung, fließendes Wasser oder Toiletten. Die erste Nacht war kalt. Als ich in meinen Schlafsack kroch, fror ich. »Der Schlafsack ist nichts wert«, dachte ich, »der sollte doch für mindestens fünfzehn Grad unter null gut sein!« Bald jedoch merkte ich, dass nicht der Schlafsack das Problem war, sondern dass ich Schüttelfrost hatte. Das »heilige Gangeswasser«, diese Bakteriensuppe, die der Sadhu mir gegeben hatte, begann seine Wirkung zu entfalten. Auch Konrads Magen rumorte, er musste sich übergeben. Dazu kamen Kopfschmerzen, sodass er überhaupt nicht schlafen konnte. Und als ich glaubte Darmwind zu lassen, merkte ich, dass es ein wässriger Dünnpfiff war.

Am dritten Tag kam der heilige Berg in Sicht. Aus der Entfernung hatten wir in der Kette der Achttausender zwar schon den Mount Everest, den höchsten Berg der Welt, gesehen, aber der Kailash war einmalig. Wie ein Juwel, wie ein gigantisches Lingam, ragte er heraus. Wir übernachteten in einer Ortschaft am Manasarovarsee, dem heiligen See unterhalb des Kailash.

Leider ging es uns wirklich schlecht. Das war enttäuschend, denn am nächsten Morgen hatten wir doch im See baden wollen! Auch wenn er eiskalt ist, wäscht er einem die Sünden von vielen Tausenden Lebzeiten weg. Oder, wie man sagt, ein Bad garantiert eine göttliche Wiedergeburt. Wir waren aber nicht in dem Zustand, in den See springen zu können. Doch eine *Puja,* ein kleines Ritual der Verehrung, wollten wir trotzdem abhalten. Ein befreundeter *Baba*, ein Shiva-Anhänger, hatte mir drei ungebrannte Statuen Ganeshas mitgegeben – das ist der »Elefantengott«, der die Wege entweder blockiert oder sie freimacht. Die Statuen, das hatte ich dem Baba versprochen, würde ich rituell im heiligen See versenken. In den frühen Morgenstunden versuchten wir das Ritual durchzuführen, aber es klappte nicht so richtig. Der Wind blies immer wieder die Streichhölzer aus und, da wir die Höhe nicht gewöhnt waren und es uns miserabel ging, kamen wir nicht gut in das Ritual hinein.

Am nächsten Tag fuhren wir nach Darchen, einem kleinen Ort, der der Ausgangspunkt für die Umwanderung des Kailash ist. Die Inder, die wir an der Grenze kennengelernt hatten, waren auch schon da. Auch sie hatten Schwierigkeiten mit der Höhe und der Kälte.

Uns ging es immer schlechter. Weder Konrad noch ich konnten nachts ein Auge zudrücken. Essen konnten wir beide nichts. Als ich es dennoch versuchte, musste ich erbrechen. Konrad teilte seine Kohlepillen mit mir; die halfen aber auch nicht, und als ich mich dennoch übergeben musste, kam es kohlschwarz aus mir heraus. Ich hatte den Eindruck, je näher wir dem Kailash kamen, umso mehr rumpelten und rumorten die Dämonen, die man in Leib und Seele mit sich trägt. Sie können die Gegenwart des heiligen Berges nicht ertragen; in Form von Durchfall, Erbrechen, übelriechenden Darmwinden und Fieber springen sie von einem ab. Kailash hat eine reinigende, läuternde Wirkung.

Konrad, der Bayer, trank ein Bier, im Glauben, das würde ihm helfen. Aber er bekam davon in der dünnen Luft nur einen knallroten Kopf.

Unser Guide schleppte uns unaufgefordert zu einer reizenden jungen chinesischen Ärztin, um nach uns zu schauen. Sie schien etwas aufgeregt zu sein, zwei von diesen »haarigen Affen« in ihrer Praxis zu haben. Sie gab Konrad, der immer noch einen roten Kopf hatte, Pillen. Mich schloss sie an einen Infusionstropf an, wahrscheinlich weil ich durch den Durchfall dehydriert war. Zusätzlich gab sie mir giftig aussehende rote und blaue Pillen. Seit ich vor fast dreißig Jahren wegen Antibiotika eine gefährliche Superinfektion erlitten hatte, hatte ich mich gescheut, diese Art von Medikamenten einzunehmen. Sie ließ mich wissen, dass damit die massive Diarrhö in ein oder zwei Tagen vorüber sein würde. Na gut, ein wenig Vertrauen muss man haben; außerdem wäre es praktisch unmöglich, die Umrundung des Berges in dem Zustand durchzuführen. Tatsächlich war der Durchfall am nächsten Tag so gut wie weg; der kleine Teufel, der durch ihn den Körper verlassen wollte, war jedoch noch immer in mir drin.

Unser Guide wollte sich vergewissern, ob wir die nötige Ausdauer und Kraft hätten, um die Kailash-Umrundung durchzustehen. Als Probelauf schnauften wir an der Südflanke hinauf zu zwei abgelegenen buddhistischen Klöstern. In der dünnen Atmosphäre mussten wir wie gestrandete Fische nach Luft schnappen. Dass uns das Atmen schwerfiel, ist verständlich, denn schließlich befanden wir uns auf einer Höhe über 5000 Meter, also deutlich über den 4800 Metern des Mont Blanc, des höchsten Berges Europas. Aber die Anstrengung lohnte sich, denn beim zweiten Kloster, wo uns der Einsiedler freundlich empfing, hatte man einen herrlichen Blick auf den magischen Berg.

Wie der Tautropfen im Lotos umkreist von Blütenblättern, so ist Kailash umgeben von einem Ring von Vorbergen. Für die Tibeter sind diese Höhen Götter, die den Nabel der Welt hüten, den Ort, wo die Erde die kosmische Energie aufnimmt. Den Vorberg, der vor uns lag, deuten die Hindus als *Nandi*, Shivas treues Reittier, den kosmischen Stier.

Wir bestanden die Prüfung. Unser Guide fand uns fit genug für die Umrundung – die *Kora,* wie die Tibeter sie nennen, oder *Parikrama,* wie sie bei den Hindus heißt. Früh am nächsten Morgen zogen wir los. Drei Tage sollte die Umrundung dauern. Der Weg, der dem Tal entlang zur ersten Station führte, war relativ einfach zu bewältigen. Dennoch kamen uns viele indische Pilger, die es nicht weiter geschafft hatten, auf Yaks oder Ponys reitend und in warme Kleider eingepackt, entgegen. Trotz Rückzug schienen sie glücklich, den Kailash wenigstens gesehen zu haben. Gelegentlich gibt es Pilger, sagte Nima, die sich von Yaks oder Ponys um den Berg herumtragen lassen. Aber, erklärte er, das sei sehr schwierig für die Tiere. Sie leiden, bluten an den Hufen, und so fallen die karmischen Verdienste der Umrundung ihnen zu, und nicht den faulen Menschen, die sich tragen lassen.

Die erste Station war eine Karawanserei, wo Hirten mit ihren Yaks Halt machen, wo es Tee und Nudelsuppe gibt, und ungeheizte Zimmer ohne Wasser oder Klo. Einer der schönsten Blicke auf den Kailash werden einem dort gewährt. Wir schauten lange. Manchmal öffnete sich der Nebelschleier, in den sich der Berg gerne hüllt. Im Licht des Vollmondes strahlte er wie ein wahrer Götterpalast! Voller Ehrfurcht schenkte ich dem leuchtenden Berg einen Kieselstein von unserem im Vergleich winzigen Berglein im Allgäu, und bat um Segen.

Später in der Nacht überkam mich ein schrecklicher Hustenanfall. Es war, als lösten sich meine Lungen auf. Ich konnte nicht liegen, musste die ganze Nacht sitzend verbringen. Tuberkulose oder Schlimmeres? Wahnvorstellungen peinigten mich. Nima, unser Guide, wollte zurückgehen und die chinesische Ärztin rufen. Doch mitten in der Nacht erschien mir ein andersweltliches Wesen, ein Engel, der mir sagte, ich brauche keinen Arzt, das Schlimmste wäre am nächsten Tag vorüber. Nima verstand es, als ich ihm sagte: »Heute Nacht ist mir der Medizin-Buddha erschienen; er wird mir helfen.« Später erklärte mir ein befreundeter Arzt, dass das Lungentrauma eine Nebenwirkung der Antibiotika gewesen sei: Was ursprünglich als Durchfall herauswollte, quälte sich dann über die Lunge hinaus.

Am nächsten Morgen stapften wir über eine frische Schneedecke, die in der Nacht gefallen war, in die Höhe. Jeder Schritt forderte die Willenskraft. Mit jedem Atemzug und jedem Tritt murmelte ich *Shivo-ham, Shivo-ham*, »Ich bin Shiva«, »Shiva bin ich«. Der Vorhang zwischen dieser und der Götterwelt wurde immer dünner, mein Bewusstsein schwebte zwischen den Wirklichkeitsebenen hin und her. Die Steine fingen an zu vibrieren und zu leuchten. Jeder Stein offenbarte sich als eine Persönlichkeit. Es fehlte nicht viel, und ich hätte mit ihnen gesprochen. Wenn ich stehen blieb, zeigte mir die Erde wundersame Bilder. Tiefe Einsichten kamen und glitten wie Träume wieder aus dem Bewusstsein und dem Gedächtnis. *Shivo-ham, so-ham ... ham sa*. Die Seele war im Flug, jeder Atemzug der Flügelschlag eines wilden Ganders. Das Gangeswasser des alten Hanuman-Sadhus hatte die Bindung zum Körper dermaßen gelockert, dass ich mich vom dumpfen Alltagsbewusstsein löste und sich mir das Tor zu jenseitigen Dimensionen öffnete.

Immer höher wand sich der Pfad bis hinauf zum Dölmapass auf 5670 Meter. Es ist der »Pass der Retterin«, der tibetischen Göttin Tara, der Sternengöttin, die die Seelen aus der Verstrickung der Welt des *Samsara,* aus dem endlosen, gnadenlosen Kreis des Leidens und der Illusion hinausführt und das Rad der Wiedergeburt anhält. Lange Reihen flatternder Gebetsfahnen markieren den Pass. Jacken, Hosen, Schuhe und andere Kleidungsstücke liegen dort überall verstreut herum. Sie gehörten den Toten, denen man dort eine »Luftbestattung« gegeben hat. All ihr Besitz wird weggegeben, derweil Wildhunde und Geier den entseelten Körper entsorgen.

Pilger werfen sich nieder und robben auf dem steinigen, vereisten Pfad vorbei: Hände falten, Mantra aufsagen, drei Schritte voran, der Länge nach hinwerfen, aufstehen, Hände falten, Mantra aufsagen, drei Schritte voran, hinwerfen, aufstehen ... und so weiter. In tiefer Konzentration, im Zustand der Trance, bewegen sie sich, Verdienste sammelnd. Zwölf bis vierzehn Tage brauchen sie für die 58 Kilometer der *Korma* (Umrundung). Während sie vorbeiziehen, zünde ich Räucherstäbchen an, streue rotes Pulver (*Sindur*) auf einen Stein, gieße Wasser, verneige mich vor den Hütern der vier Himmelsrichtungen und begrüße die Wesen der oberen, der mittleren und der unteren Welt und jene, die in den Tiefen unseres Herzens wohnen; ich bitte um Heil und Segen für Familie und Freunde, für unser Land, für die Lebenden und Verstorbenen, für die Wälder und Felder, die Tiere und Pflanzen. Und dann geht es weiter, steil hinab ins Tal. Immer wieder bleibe ich stehen, zwischen Welten schwebend. Konrad stürmt voraus. Hält an, wartet.

»Was wartest du?«, frage ich.

»Auf dich. Wenn dir was passiert, du ein Bein brichst oder so was.«

Was für ein Blödsinn, denke ich. »Mir passiert nichts! Geh weiter. Ich brauche keinen, der auf mich aufpasst!« Seine Fürsorge war natürlich gut gemeint, aber ich wollte einfach in ruhiger Meditation laufen und lauschen, was mir die Steine zuflüstern.

Unser Guide kommt noch mal auf mich zu und blickt mich fragend an. Ich verstehe ihn, schließlich trägt er die Verantwortung. »Ich will allein laufen, nicht unter Gruppenzwang«, sage ich ihm. Ich merke, dass er ganz tief in mich hineinschaut und erkennt, dass er keine Sorge zu haben braucht.

Kailash strahlt eine mysteriöse Kraft aus, ein ätherisches Leuchten. Ich nehme es auf, die Landschaft und die Geistwesen, die diese beseelen. Sich niederwerfende Tibeterinnen überholen mich und erinnern mich dadurch, dass ich noch eine lange Strecke vor mir habe. Der sich im Tal schlängelnde Fluss ist zum Teil mit einer weiten weißen Eisfläche bedeckt. Ich folge den Fußspuren im frischen Schnee über die Eisfläche. Plötzlich kracht es. Das Eis unter mir bricht weg. Unten tosendes Wasser und Gestein. Der Nordic-Walking-Wanderstock in der linken Hand zerbricht, der in der rechten hakt sich fest und bremst den Fall. Außer einem zerrissenen Hosenbein ist mir nichts passiert. Keine Aufregung, ich nehme das Ganze sowieso wie von einer anderen Dimension wahr. Am Ende der Eisfläche zieht gerade gemächlich eine Yakherde vorbei, zottige Tiere, deren Anblick mich in die nacheiszeitliche Tundra, in der einst unsere steinzeitlichen Vorfahren lebten, hineinverzaubert.

Es wird immer dunkler. Habe ich mich mit der Zeit vertan? Zu lange getrödelt? Ich sehe keine weiteren Pilger. Ich hoffe, es ist nicht schon Abend. Ich habe keine Uhr bei mir. Schwere, düstere Wolken jagen über den Himmel. Und plötzlich, vom Kailash her, entlädt sich unmittelbar über meinem Kopf krachend ein gewaltiger Blitz. Er überspannt das ganze Tal und taucht es für einen kurzen Augenblick in ein grelles weißes Licht. Da ist keine Zeitspanne zwischen dem Aufleuchten und dem Donnerknall, so nah ist er. Andere Blitze folgen, durchzucken den schwarzen Himmel wie feurige Schlangen. Am Kailash vom Blitz getroffen zu werden! Wäre das nicht ein fantastischer Abgang!

Dem Gewitter folgt Schnee. So dicht fallen die Flocken, dass ich zunehmend Schwierigkeiten habe, dem Pfad zu folgen. Wie ein Indianer auf Fährtensuche bücke ich mich nieder. Zu meinem Glück kommen drei Tibeter schnellen Schrittes heran und wollen mich überholen.

»*Gömpa?*«, frage ich sie, als sie neben mir sind. *Gömpa* ist das einzige Wort, das ich in ihrer Sprache kenne, es bezeichnet die Gebetshalle eines Klosters. Ich frage das, weil die nächste Unterkunft, wo wir übernachten sollen, die Herberge eines Klosters ist. Stumm weisen sie mit vorgestrecktem Arm den Weg: Immer weiter geradeaus und dann beim nächsten Tal rechts abbiegen. Ich versuche ihnen zu folgen, mit ihnen Schritt zu halten. Aber sie sind die Höhe gewohnt, ihre Lungen sind stärker, und bald verschluckt sie die weite Landschaft.

Der Schneefall hört auf. Einige Raben krächzen – Wotan sei gegrüßt. Es wird heller. Vor mir sehe ich ein Nomadenzelt, Yaks und Schafe in der Nähe. Davor steht unser Guide; er schaut den Pfad hinauf, anscheinend besorgt, ob ich noch komme. Konrad liegt ausgestreckt und sichtlich erschöpft drinnen nahe am Herd, wo ein warmes Feuer aus getrockneten Yak-Fladen brennt. Der Nomade, der einen kleinen Nebenverdienst betreibt, indem er Tee und kleine Imbisse an Pilger verkauft, macht mir eine chinesische Nudelsuppe – fade Fertigkost in Styropor, der man nur heißes Wasser hinzufügen muss.

»Es sind noch vier Kilometer zur Klosterherberge«, sagt Nima, unser Guide. Die Nacht ist sehr kalt, die Decken aus Yak-Filz sind warm; Wasser und Klo sind, wie üblich, nicht vorhanden. Vor uns liegt der letzte Streckenabschnitt, hauptsächlich bergabwärts.

Am Morgen verzichteten wir auf das Frühstück und liefen los. Ich sah keinen Grund zur Eile; immer wieder ließ ich meine Sinne in die Steine, in die karge Vegetation, in die winzigen Tundrapflanzen und Flechten hineintasten. Recht häufig sah man eine stachelige Berberitzenart, die gerade ergrünte und von den Yaks und Schafen gemieden wurde. Irgendwann kam mir ein unglaublich wild aussehender, mit Federn und Fellen geschmückter, einen bunten Zauberstab tragender Bön-Schamane entgegen. Es war, als wäre es der wilde Shiva selbst, der diese Berserkergestalt angenommen hatte. Die Bön, die Anhänger der vorbuddhistischen Naturreligion, umlaufen – im Gegensatz zu den Buddhisten und Hindus – den Berg gegen den Uhrzeigersinn. Er grüßte freundlich. Ein Gruß, der die Seele im Tiefsten berührte. Vielleicht war es doch Shiva.

Bald erreichten wir eine von den Chinesen planierte Piste. Die Regierung hatte geplant, eine Straße um den Kailash herum zu bauen, um die Touristenscharen mit Kraftfahrzeugen befördern zu können. Das würde Devisen bringen und dem Berg etwas von seiner übersinnlichen Ausstrahlung nehmen. Auch würde es helfen, die Tibeter von ihren rückständigen, abergläubischen Vorstellungen abzubringen. Die Bauarbeiten wurden jedoch eingestellt, als es weltweite Proteste dagegen gab. Auch der Plan, den heiligen Berg dem rationalen Geist unterzuordnen, ihn zu erobern, indem man ihn besteigt, musste aufgegeben werden. Reinhold Messner, den die chinesische Regierung dazu eingeladen hatte, weigerte sich, diesen Frevel zu begehen. Bis jetzt hat noch kein einziger Mensch den heiligen Berg bestiegen.

Am Rande der Piste zog ein gewaltiger zerbrochener Stein meine Aufmerksamkeit auf sich. Er sah aus wie eine urzeitliche Riesenechse mit einer Haut aus leuchtenden, metallenen Schuppen. Anklagend und traurig blickte er drein. Ein Bagger hatte ihm den Kopf abgebrochen.

Und dann waren wir irgendwie wieder in Darchen angekommen mit seinen Adobe-Lehmhäusern, Chörten, Läden und neuen chinesischen Verwaltungsgebäuden. Wir hatten es geschafft. Wir waren von dem Erlebnis so tief beeindruckt, dass wir keine Lust auf die geplanten Besichtigungen von Klöstern und anderen Touristenattraktionen hatten. Wie nach einem großzügigen Festmahl waren unsere Seelen gesättigt. *Om, Nama Shivaye*!

Nun ging es wieder durch die karge, teilweise gefrorene Landschaft des tibetischen Plateaus. Eine Landschaft, wie es einst vor zehntausend Jahren, als die großen Eiszeitgletscher auf dem Rückzug waren, in Europa ausgesehen haben muss. Neben vereinzelten dürren Grashalmen und kleinwüchsiger Tundraflora sah man hier und da eine Art Beifuß und niedrige Wacholdersträucher. »Das sind für uns Tibeter heilige Pflanzen«, sagte Nima, »sie halten Dämonen fern; damit räuchern wir.«

Immer wieder sah man wettergegerbte Nomaden mit ihren Herden. Kleine zähe Pferdchen und große Hunde begleiteten sie. Manchmal galoppierten Wildesel (*Kyangs*) vorbei, Gazellen zogen vorsichtig die Hänge entlang. Erstaunlich, wie diese Tiere von der kargen Vegetation leben können. In kleinen Siedlungen in den Tälern wurden gerade die Felder mit Hilfe von Pferden gepflügt, um Gerste auszusäen. Aus dem Getreide wird *Chang*, das tägliche Bier, und *Tsampa*, das Grundnahrungsmittel aus geröstetem Mehl, hergestellt.

Uns blieben noch einige Tage im warmen Kathmandu zum Ausruhen. Wir besuchten den Dakshinkali-Tempel im Urwald, wo der Göttin Kali mit Blumen geschmückte Ziegenböcke und schwarze Hähne geopfert werden. Man redet den Tieren gut zu, sagt ihnen, dass sie nun in den Himmel kommen werden. Die Göttin trinkt das Blut, die Menschen nehmen das Fleisch mit für einen Festschmaus. Wir besuchten Sadhus im heiligen Hain von Pashupatinath und waren zu Gast bei dem bekannten »Milch-Baba« (Dud Hari Baba), der sich seit Jahrzehnten nur von Milch ernährt. Er ist fast achtzig Jahre alt, aber sein Körper ist geschmeidig und sein Geist kristallklar. Und in ihrem Tempelpalast in Kathmandu durften wir Kumari-Devi sehen, ein Mädchen von ungefähr acht Jahren, das als Verkörperung der Göttin Durga gilt. Aber das alles sind andere Geschichten, die anderswo erzählt werden.[31]

31 Ein schönes Video von der Kailash-Umrundung ist zu finden unter: https://www.youtube.com/watch?v=f_zvqkzTovA

SCHAMANENTREFFEN IN NEPAL UND FILMREISE AM GANGES

Indien? Was hat mich wieder mal nach Indien gebracht? Zum einen hatten mich Claudia Müller-Ebeling und Christian Rätsch – Freunde, die ich wahrscheinlich schon von früheren Leben her kenne – im Oktober/November 2012 nach Nepal zum zweiten *Tiger-meets-Jaguar*-Treffen als Referent eingeladen. Es handelte sich um eine Begegnung echter Schamanen aus der Neuen und der Alten Welt. Es war sozusagen ein ethnologisches Feldexperiment: Wie würden sich die »Tiger«, Schamanen aus dem Himalaja, mit den »Jaguaren«, den Schamanen aus den Anden, verstehen? Welche Unterschiede, welche Gemeinsamkeiten gibt es?

In der Abgeschiedenheit eines Bergresorts, umgeben von subtropischem Wald und einfachen nepalesischen Bergdörfern, und vor einer Kulisse schneebedeckter Achttausender konnten die Schamanen ungestört ihre Künste vorführen, Techniken vergleichen, Ähnlichkeiten und Unterschiede ihrer schamanischen Praktiken in Erfahrung bringen.

Die »Tiger«, die Mohan Rai, Gründer des Shamanic Studies Research Center in Kathmandu, zusammengerufen hatte, kamen von den Himalaja-Bergstämmen der Tamang, Sherpa und Kirati. Wir nahmen teil an *Chintas*, nächtlichen Heilzeremonien, in denen die Schamanen trommelnd und schüttelnd im Zustand der Entrückung (Trance) in »andere« Dimensionen reisen, um den Rat und Segen der Götter und Ahnengeister zu erfahren und zu vermitteln. Für mich waren besonders die Pflanzen interessant, die bei den Ritualen auf dem Altar lagen, wie etwa das heilige *Dharba*-Gras, Ingwerwurzeln, mit denen orakelt wurde, aromatische Räucherkräuter, die Weihepinsel aus zerfaserten Bambusstängeln und auch die frischen Beifußzweige (*Artemisia vulgaris* subsp. *indica*), die Shiva, dem Beschützer der Schamanen, geweiht sind. Der Beifuß – betonte Mohan Rai – sei ein mächtiger Verbündeter der Schamanen, dessen bloße Anwesenheit die Umgebung reinige.

Als »Jaguare« waren zwei bekannte kolumbianische Schamanen anwesend, die magische nächtliche Zeremonien durchführten. Claudia Müller-Ebeling erklärte die Geheimisse der *Thangkas*, der buddhistischen Meditationsbilder. Christian Rätsch, promovierter Altamerikanist, der viele Jahre Feldforschung unter Maya-Stämmen betrieben hatte, klärte die Teilnehmer über den Maya-Kalender auf. Das war auch notwendig, denn in esoterischen Kreisen herrschte gerade wieder einmal Endzeitstimmung. Die verschiedenen Zyklen des Maya-Kalenders bewegten sich am 12. Dezember 2012 auf einen gemeinsamen Kumulationspunkt zu. Auch die Sternenkonstellationen seien an dem Tag ungewöhnlich. Nicht wenige der spirituell Bewegten befürchteten an dem Tag den Weltuntergang; möglicherweise würde es zu einem Polsprung kommen, und massive Tsunamis würden die Küstenregionen überfluten. Ein befreundeter Arzt aus München befürchtete, sämtliche Computer könnten abstürzen und die gesamte zivilisierte Welt ins Chaos führen, daher flüchtete er vorsichtshalber mit seiner Frau und seinen fünf Kindern zu den Steinzeitgärtnern im entfernten Papua-Neuguinea. Da versprach er sich eher eine Überlebenschance.

Der Psychedeliker Terence McKenna sah den schicksalsträchtigen Tag im Dezember als den finalen Kumulationspunkt, an dem alle Zeitwellen, alle Vektoren, die in der Erdentwicklung im Spiel sind, zusammenfließen würden. Angezogen von einem kosmischen »Attraktor«, hätten sich die Zeitwellen seit Anfang der Schöpfung immer mehr beschleunigt. Die Evolution bis zum Menschen und die Steinzeit dauerten lange, fast eine Ewigkeit; nach dem Entstehen der Zivilisationen beschleunigten sich die Zeitwellen; mit der industriellen Revolution ging es noch schneller und inzwischen, im elektronischen Zeitalter, überstürzen sich die Ereignisse. Wir erleben nun – so Terence Mckenna – eine ungeheure Beschleunigung, wobei die Zeit auf einen Nullpunkt (*time wave zero*) zurast, einen Punkt, an dem die Zeit aufhört, und eine neue Welt entsteht. Um diesen Zeitpunkt zu errechnen, hatte er ein aufwendiges Computerprogramm entwickelt. Und er entdeckte, dass auch die sternkundigen Mayas diesen Punkt vorhergesehen hatten. Christian Rätsch, der sich zum Thema der Mayas wie kaum ein anderer auskennt, konnte die Zuhörer wieder auf den Boden bringen. Die Welt würde nicht enden, beruhigte er sie. Und, siehe da, sie endete auch nicht!

Meine Aufgabe bei dieser ethnologischen Veranstaltung war es, etwas über die kulturelle Bedeutung der Bäume, Sträucher und Kräuter zu erzählen. Auch zu Shiva sollte ich etwas sagen. In ihm sehen viele Hindus das göttliche Selbst, aus dessen Meditation das gesamte Universum erscheint, lebt und wieder vergeht. Shiva, der Quell allen Seins, springt in diese seine Meditation hinein, verliert sich darin und lebt sich in allem und in allen Wesen aus: In mir und dir, als Fliege, Kuh, Mensch, Seuche, Stein, Sünder und Heiliger, auch in der Gestalt eines Baumes oder Unkrauts irrt Shiva durch die Welt und vergisst dabei völlig, dass er in Wirklichkeit *Mahadeva*, Gott der Götter, ist – das heißt, bis er die Erleuchtung erreicht und sein wahres Wesen wiedererkennt.

Rückkehr an den Ganges

Nach dem Schamanentreffen flog ich nach Delhi, wo mich Ingos Filmteam erwartete. Indien hatte sich verändert. Man sah es gleich an dem hochmodernen Flughafen. Vorbei waren die Zeiten, da die Wände rot vom ausgespuckten Betelsaft waren, wo Pilger und in weiße Baumwollkleidung gehüllte Bauern auf dem Boden hockten oder schliefen, wo Verkäufer lauthals heißen Tee und Biskuits feilboten und sich auch mal eine Kuh oder ein Hund in die Halle des Flughafens verirrte.

Geplant war ein Film über die heiligen Pflanzen Indiens: den heiligen Feigenbaum, unter dem Buddha die Erleuchtung fand, den Hanf, der Shiva träumen lässt, die rote Hibiskus, mit der man die Göttin Kali besänftigen kann, das heilige Basilikum (*Tulsi*), in dem sich Krishna verkörpert, den Lotos als Sitz der Götter, die köstliche Mangofrucht, den Niembaum, dessen Rinde als natürliches Antibiotikum in Indien nicht wegzudenken ist, und andere mehr.

Im Unterschied zu dem ersten Film, den Ingo gemacht hatte, hatten wir dieses Mal eine professionelle Regisseurin mit dabei: Joanna Michna, eine erfahrene, künstlerisch begabte Filmemacherin, deren Filme auf Arte und anderen Fernsehstationen laufen. Mit von Partie war der furchtlose Alexander Hein, einer der besten Kameraleute Deutschlands, der schon öfter Peter Scholl-Latour begleitet hatte. Noch am selben Tag fuhren wir nach Rishikesh, wo wir den gletschermilchführenden Ganges, langhaarige Ganja rauchende Sadhus, heilige Kühe, Würgefeigen und die Dschungelwildnis mit der Kamera einfangen wollten.

»Das mit den Pflanzen ist schon okay«, sagte Joanna, »aber wer wird sich dafür begeistern außer ein paar Pflanzen-Freaks. Da muss eine spannende Geschichte mit hineinverwoben werden, etwas was die Gefühle aufwallen lässt.«

Wir brauchten nicht lange zu suchen, die Geschichte kam zu uns. Sie war da in der Person von Sandesh, dem Sohn unserer besten Freunde in Indien. Der junge Mann aus der Kaste der Krieger (*Kshatrya*) war gerade nach Indien zurückgekehrt. Sechs Jahre hatte er in Deutschland Biotechnologie studiert, und nun befand er sich gerade an einem Scheidepunkt des Lebens. Seine Eltern, sehr traditionelle Hindus, wollten, dass er nach Hause kommt und endlich heiratet. Sie hatten eine

Frau für ihn ausgesucht, eine, bei der Horoskop, Kaste und sozialer Stand passten. Nicht im Hormonrausch sollten junge Leute ihre Ehepartner auswählen, sondern die Familie, die ja ihre Kinder kennt und nur das Beste für sie will, sollte den Ehepartner aussuchen. Das führe zu einer vernünftigeren und sachlicheren Entscheidung als die westliche Idee einer sogenannten *love-marriage*. Die Liebe würde sich dann schon einstellen. So hatten es seine Eltern und Schwestern gemacht, so hatten es die Großeltern gemacht, so war es immer schon.

Da Sandesh seine Eltern liebte, wollte er sie nicht enttäuschen – aber da gab es zufällig eine andere Frau, eine moderne junge Städterin, die er in Delhi kennengelernt und in die er sich verliebt hatte. Sie war nicht einmal Hindu, sondern Christin. Welche sollte er nun zur Frau nehmen? Er musste sich bald entscheiden. Das war der erste Schicksalsknoten, an dem er zu knabbern hatte. Der zweite war: Seine Familie, insbesondere seine Mutter, würde sich freuen, wenn er in Indien bliebe. Er hatte ein gutes Job-Angebot in Bombay, zugleich aber auch eine Anstellung bei einer deutschen Gen-Tech-Firma in Aussicht, wo er viel mehr verdienen würde und ihm ein Dienstwagen zur Verfügung gestellt werden würde. Auch da musste er sich entscheiden.

Sandesh fragte mich, ob er uns auf der Filmreise begleiten könnte, das würde ihm Zeit geben, sein zukünftiges Leben zu überdenken. Vielleicht, meinte er, könnte ich als älterer Freund ihm bei der Entscheidung helfen. Ja, dachte ich, es wäre gut, wenn er mitreise, er könnte auch übersetzen, Unterkünfte ausfindig machen und dem Team die oft rätselhaften indischen Gepflogenheiten erklären. Weisungen für sein Leben würde ich ihm jedoch keinesfalls geben, denn ich hüte mich, mit vermeintlich guten Ratschlägen in das Karma anderer Menschen hineinzupfuschen; aber zuhören könnte ich ihm natürlich schon.

Von Rishikesh aus fuhren wir entlang dem Ganges nach Varanasi, der »Stadt Shivas«. Dort am Ufer des heiligen Flusses war Sandesh aufgewachsen, dort lebte auch seine Familie. Seine Eltern sind alte Freunde von meiner Frau und mir aus fernen Zeiten, als man noch Flower-power-Träume, Träume von Love and Peace, träumte.

Wer es schon erlebt hat, weiß: Die Straßen in Indien sind mehr als abenteuerlich. Es ist ein wahres Hürdenrennen, mit Kühen und Ziegen, streunenden Hunden, Menschen auf Fahrrädern oder zu Fuß, abgestellten Pannenfahrzeugen und immer wieder Geisterfahrern auf der Fahrbahn – ausweichen tut, wer zuerst die Nerven verliert. Ampeln sind nur

Dekoration, auf die niemand achtet. Ununterbrochen wird gehupt, und nachts fahren heutzutage alle mit voll aufgeblendetem Licht. Vor nicht allzu langer Zeit war es umgekehrt, da fuhren die meisten im Dunklen ohne Licht, vermutlich um die Birnen zu schonen. Die neu gebaute Autobahn benutzten die Fahrer wie zwei parallel laufende Straßen, man konnte wählen, auf welcher man fahren wollte. Bauern breiteten ihr Getreide auf der Fahrbahn aus, sodass die darüberfahrenden Autos es für sie dreschen würden. Für deutsche Verkehrspolizisten wäre dieses Chaos ein (Alp-)Traum.

Vor allem die Städte hatten sich verändert. Bei unserem Besuch in Delhi vor inzwischen fast vierzig Jahren war es für meine Frau und mich fast wie ein Nachhausekommen. Eine friedliche, entspannte Atmosphäre begrüßte uns. Der Fluss Yamuna strömte klar und sauber dahin. Vögel, Streifenhörnchen und andere in der Stadt lebende Tiere waren zutraulich, denn die Hindus töten keine Lebewesen – *Ahimsa* (das Nicht-Verletzen) nennen sie das. Nun aber war der Fluss schwarz wie Tinte, graue Schaumkronen und Plastikabfälle schwammen darauf; trotzdem badeten Kinder darin, und Wäscher versuchten darin die Wäsche sauber zu bringen. Smog lastete schwer über der Stadt, und die Straßen waren endlos verstopft mit knatternden, hupenden Rikschas, bunt bemalten Tata-Trucks, zerbeulten, rußenden Lieferwagen und Bussen und den importierten Luxuskarossen der Bessersituierten.

Auf einer der Zufahrtsstraßen in Delhi saßen Alexander, Sandesh und ich im Stau, eingequetscht in den engen Sitzen einer Rikscha, stundenlang, wie es schien. Indien hat seine Seele, seine Spiritualität, verloren, dachte ich. Früher war der Schleier, der die übersinnliche von der alltäglichen Welt trennt, hauchdünn; immer wieder konnte man erleben, wie im Gesicht eines Menschen, in einer Kuh, einem Hund oder einem Affen das Göttliche durch die äußere Erscheinung hindurchschimmerte. Nun aber war es, als ob der Maschinenlärm, der Schmutz, die Hast, die Gier und Gemeinheit der modernen Zeit dieses Fenster geschlossen hätte. Während ich diesem niederdrückenden Gedanken nachhing, merkte ich, dass Augen auf mich gerichtet waren – ich spürte förmlich die Berührung. Sicher einer der Bettler, die die im Stau stehenden Fahrzeuge abklappern, um ein paar Rupien zu erbetteln. Meistens gebe ich den armen, zerlumpten Gestalten einige Rupien; für uns ist das ja nicht viel Geld. Also kramte ich mein Portmonnaie heraus und sah, dass ich kein Kleingeld hatte, sondern nur einen 500-Rupien-Schein.

»Tut mir leid«, sagte ich etwas verlegen, indem ich zu dem vermeintlichen Bettler aufschaute. Er aber blickte mir tief in die Augen und sagte: »Ich bin nicht gekommen, um zu betteln!«

Es war ein Sadhu. Er sah fast genauso aus wie der heilige Satya Sai Baba von Shirdi.[32] Dieser Heilige, der vor mehr als hundert Jahren gelebt hatte, war in der Aura dieses Wandermönchs völlig gegenwärtig. Sandesh merkte das sofort; spontan faltete er die Hände und rief erstaunt aus: »Sai Baba!« Ehe ich mich versah, war der Heilige verschwunden, als hätte er sich in Luft aufgelöst.

Am nächsten Tag wollten wir nach Dheradun weiterreisen, um die mutige Umweltaktivistin Vandana Shiva zu treffen. Ich hatte mir Gedanken gemacht, wie ich dieser international bekannten Power-Frau, einer Doktorin der Quantenphysik und weltweit bekannten Umweltaktivistin, begegnen sollte. Da ihr die Erde und die Pflanzen heilig sind, hatte Vandana sich mit den mächtigen internationalen Chemie- und Saatgut-Riesen angelegt, jenen Konzernen, die weltweit die Kleinbauern in den Ruin treiben und dafür Agrarkombinate etablieren, in denen gigantische Monokulturen mit genveränderten Organismen, wie etwa den sogenannten »Terminator-Saaten«, angebaut und mit Glyphosat behandelt werden. Als Terminator-Saat bezeichnet man Saatgut, das nur einmal keimt und unfruchtbare, sterile Samen ausbildet. Auf diese Weise können die Bauern nicht mehr ihr eigenes Saatgut erzeugen und sind gezwungen, es jedes Jahr neu zu kaufen. Vandana, Trägerin des Alternativen Nobelpreises, hatte die Welt darauf aufmerksam gemacht, wie umweltzerstörerisch, teuer und unnötig diese neuen Technologien sind. Sie hatte auch bekannt gemacht, was die Massenmedien gerne verschweigen, nämlich, dass sich inzwischen 270 000 Bauern in Indien das Leben genommen haben, weil sie den falschen Versprechen der Gen-Tech-Multis geglaubt hatten und dadurch in einen hoffnungslosen Schuldenstrudel gelangt waren. Ganze Familien beendeten ihre Schuldknechtschaft und ihr Leben, indem sie dieselben Chemikalien tranken, die ihnen die Firmen aufgeschwatzt hatten.

32 Sai Baba von Shirdi (1838–1918) ist nicht zu verwechseln mit dem bei westlichen Esoterikern populären wuschelköpfigen Sathya Sai Baba (1926–2011), der in Südindien ein Ashram betrieb.

Vandana, die mir wie eine Verkörperung der löwenreitenden, dämonenköpfigen Göttin Durga vorkam, weist auf die Umweltschäden (Bodenzerstörung, Artenschwund) und die genetische Verarmung der Nahrungspflanzen hin, die durch den Anbau von genverändertem Saatgut und die Anwendung von Totalherbiziden verursacht werden. Im Gegensatz zu Gensaaten sind die traditionellen Sorten nämlich an die lokalen Umweltbedingungen angepasst. Sie brauchen keine oder kaum künstliche Bewässerung, weniger Pflanzenschutzmittel und sind belastbar – *resilient,* wie es Vandana nennt –, was Umweltveränderungen oder Klimawandel angeht. Eines ihrer wichtigsten Projekte ist eine internationale Bewegung (Navdanya-Movement), um das kostbare Saatgut zu retten und das Land den Menschen wieder zurückzugeben. Auch für unseren Filmhelden Sandesh, der in Bonn Gentechnologie studiert hatte, war das eine schicksalshafte Begegnung.

Auf jeden Fall entstand ein ausgereifter Film mit schönen Bildern. Der Titel des Films ist: *Rückkehr an den Ganges.*[33]

MANITUS GRÜNE KRIEGER

Im Sommer 2011 war ich wieder einmal in den USA. Ich war zum »Montana Herbal Gathering« vom 22. bis 24. Juli in den Rocky Mountains eingeladen worden. Das Treffen unter dem Motto *Plants can do it!* (»Pflanzen können es!«) hatte fast etwas Konspiratives an sich. Kräuterweise Frauen, Wurzelkundige, Heiler, Hersteller von Salben und Präparaten und auch einige Indianer kamen hier zusammen, um ihre Erfahrungen auszutauschen, Vorträge zu halten und auf Pflanzenerkundungen zu gehen. Man muss wissen, dass es die Heilkräuterkunde in Amerika – unter dem Druck der mächtigen Pharma-Lobby – sehr schwer hat. Man kann zwar Kräuter als »Nahrungsergänzungsmittel« in den Handel bringen, darf aber auf keinen Fall angeben, für welches gesundheitliche Pro-

---

33 Die DVD des Films enthält zusätzlich zum Hauptteil noch 55 Minuten Hintergrundmaterial zu bekannten indischen Pflanzen, etwa dem *Bhodi*-Baum, dem heiligen Basilikum, Zuckerrohr, Mango- und Niembaum, Tagetes usw., sowie ein langes Interview mit Vandana Shiva. Hinzu kommt ein bunt illustriertes 48-seitiges Büchlein über die Gewächse. Besonders schön, ja bewegend ist die Filmmusik, die Friedrich Glorian, ein genialer Musiker aus Ulm, der selber lange in Indien Musik studiert hat, extra für den Film komponiert hat. Sie vermittelt das Gefühl und die Klänge des magischen Landes. Neben der DVD ist auch eine CD der Tonspur (Soundtrack) des Films im Online-Shop erhältlich.

blem sie anwendbar sind oder wie man sie dosieren muss. Das würde als »illegale medizinische Praxis« (*illegal practice of medicine*) gelten und wäre somit strafbar. Auf dem Verpackungsetikett sollen einzig und allein mögliche schädliche Nebenwirkungen der pflanzlichen Mittel angegeben werden. Trotz dieser Hindernisse nehmen viele Amerikaner, besonders jene, die sich die ärztliche Versorgung nicht leisten können, die Heilkräuterkunde in Anspruch.

Auf der Feier zu Albert Hofmanns hundertstem Geburtstag einige Jahre zuvor in Basel hatte mich ein Amerikaner angesprochen – seine roten Haare waren zu Zöpfen geflochten, und er trug Wildlederkleidung wie ein Indianer. Man würde sich freuen, teilte er mir mit, wenn ich bei der alljährlichen Kräuter-Veranstaltung in Montana mitmachen würde. Dabei überreichte er mir einen Zopf aus Mariengras (*sweet grass*) und einen Beutel getrocknetes Büffelfleisch. Es sei ein Gruß der Cheyenne-Indianer: Sie hätten mich nicht vergessen.

In diesem Jahr schien also die Zeit reif zu sein für die weite Reise. Ausschlaggebend war wohl, dass Ingo mitfahren wollte, um aus der Reise ein pfiffiges Roadmovie zu machen. Er organisierte zwei junge Kameraleute und einen Tontechniker, mietete einen silbernen Chevrolet-Bus, und los ging die Reise.

Die Fahrt begann in den Laubwäldern des Mittleren Westens, die ich seit meiner Kindheit kannte und liebte. In Menominee, Wisconsin, besuchten wir meinen alten Freund Larry Berger, einen Gärtner, der die endlos langweiligen englischen Rasen der Suburbs in Heilpflanzen- und Blumenoasen verwandelt. Wir fuhren durch die Prärie, wo einst hundert Millionen Büffel grasten und sich heute die endlosen Mais- und Sojafelder der Agrarindustrie ausdehnen. Monokulturen ohne jede Begleitflora, ganz im Sinne des Films »We feed the World«! Dennoch wachsen da an den Straßenrändern viele interessante »Unkräuter«. Hanf zum Beispiel, der einst im Zweiten Weltkrieg angebaut wurde, um daraus Stricke, Seile und Zeltplanen herzustellen, und der dann in dem günstigen Klima verwilderte. Jäger und Naturschützer begrüßen den Hanf, dessen Samen ein wertvolles Vogelfutter sind. Die staatlichen Behörden jedoch versuchen ihn, obwohl er fast kein THC enthält, auszurotten. Die Polizei (*state troopers*) lauert Jugendlichen aus anderen Bundesstaaten auf und durchsucht den Kofferraum ihrer Fahrzeuge nach der verbotenen Pflanze, und wenn sie gefunden wird, dann Gnade Gott den armen potenziellen Sündern.

Auch das Beifußblättrige Traubenkraut – die berüchtigte *Ambrosia*, die angeblich Heuschnupfen verursacht – ist in dieser Region heimisch. Als Kinder kannten wir diese Pflanze gut; weder wir noch die Farmer litten an Heuschnupfen, das taten höchstens naturferne Städter.[34] Auf den Mittelstreifen der Autobahnen wuchs massenweise Wilde Karde. Das war neu, die gab es in meiner Jugend nicht. Erst seit den 1980er Jahren verbreitet sich das stachelige Skabiosengewächs als »aggressiver Neophyt« von New England aus westwärts über den ganzen Kontinent. Zeitgleich und ebenfalls von New England (Lyme, Connecticut) ausgehend, verbreitete sich die von Zecken übertragene Lyme-Borreliose. Die Karde ist ein wirksames phytotherapeutisches Mittel bei dieser aggressiven Spirochäten-Erkrankung. Kann das Zufall sein?[35]

Verschwörung der Kräuterfreunde

Wir düsten durch die Black Hills, den spitzen, schneebedeckten Zacken des Grand-Teton-Gebirges entlang und durch die Yellowstone-Wildnis; wir filmten Tiere – Elche, Büffel, Antilopen, Pferdeherden –, Indianer und Cowboys und selbstverständlich die Pflanzen. Und schließlich, in den Bergen, auf einer Höhe von über 2000 Metern, in der Nähe der nahezu verlassenen Bergarbeiterstadt Anaconda, weitab von der gewohnten Zivilisation, waren wir am Ziel. Hier, beim »Montana Herbal Gathering«, trafen wir die verschworenen Kräuterfreunde. Die Pflanzenbegeisterten hielten Workshops, machten abends Musik und schliefen unter freiem Himmel in Schlafsäcken, in Zelten oder in Blockhütten. Das Essen war gut und naturbelassen. Viele fröhliche Kinder sprangen herum, und es herrschte eine frohe, hoffnungsspendende Stimmung. Joanne Rand – sie nennt sich selber »psychedelische Folk-Revival Sängerin und Liedermacherin« – spielte Gitarre und sang Lieder, die die Herzen öffneten und im Einklang mit Himmel und Erde tanzen ließen. Ihre Musik ist auch in Ingos Film *Manitus Grüne Krieger* zu hören.

Ebenso wurde das traditionelle Trommeln des Crow-Indianers Shane Doyle, der über die zeremoniellen Pflanzen der Prärieindianer erzählte, mit in den Film aufgenommen. Shane erzählte, dass er von der US-Heimatschutzbehörde angeheuert wurde, um den Indianerkindern

---

34 Zum Thema Ambrosie und Heuschnupfen siehe: Storl, W.-D.: *Wandernde Pflanzen*, Aarau und München, AT Verlag, 2012, S. 188–194

35 Storl, W.-D.: *Borreliose natürlich heilen*, Aarau und München: AT Verlag 2007

Lieder beizubringen, die sie motivieren sollten, Neophyten auszureißen, Lieder, mit denen sich die kleinen Eingeborenen gut identifizieren können, wie etwa:

Ihr fremden Pflanzen, ihr Eindringlinge,
ihr invasiven Aliens, ihr gehört nicht hierher,
ihr dürft unser Land nicht besetzen!

Was er erzählte, war für mich eher befremdlich, denn mein alter Freund, der Cheyenne-Medizinmann Bill Tallbull, hatte mir ausdrücklich gesagt, dass für ihn auch die neuen fremden Pflanzen Kinder der Mutter Erde sind und man sie respektieren solle. Das sagte ich Shane. Er überlegte nicht lang und sagte: »Tallbull hat recht! Ich werde den Kindern diese negativen Lieder nicht mehr beibringen.«

Dass er den Rat eines Cheyenne-Medizinmanns annimmt, war für Shane, der zum Volk der Crow oder Absorakee gehört, nicht selbstverständlich. Denn einst hatten die Crow auf Seiten der US-Kavallerie gegen die Cheyenne und Sioux gekämpft, und sie mögen einander bis zum heutigen Tag nicht. Absorakee-Krieger dienten auch als Scouts für General George Armstrong Custer.

Unter Pflanzenleuten herrscht fast immer Harmonie. Das war hier ebenso. Auch mit dem beim Kräutertreffen ebenfalls anwesenden Cheyenne-Pflanzenmedizinmann Linwood Tallbull vertrug sich Shane bestens.

Das Wiederfinden der Stehenden Süßwurzel

Für mich war die Begegnung mit Linwood Tallbull, dem Sohn des alten Medizinmanns Bill Tallbull, der Höhepunkt des Kräuterfestes. Mit seinem Vater, der so etwas wie der Botschafter seines Stammes für das »grüne Volk« der Pflanzen war, bin ich über anderthalb Jahre hinweg durch die Kiefernwälder und Beifußsteppen des Bighorn-Gebirges gewandert. Er schenkte mir ein tieferes Verständnis der Spiritualität der Vegetation. Er redete *mit*, nicht *über* die Pflanzen. Mit Linwood über die Wiesen und durch den Wald zu gehen, war fast so, wie mit seinem Vater unterwegs zu sein. Derselbe Geist lebt in ihm.

Linwood zeigte mir Pflanzen wie etwa den Wollknöterich (*Eriogonum subalpinum*), im Volksmund auch als »Schirmpflanze« (*umbrella plant*) oder »wilder Buchweizen» bekannt. Ein einziges Exemplar dieses Kräutleins war für die Cheyenne so kostbar, dass sie mit einem Pferd dafür bezahlten.

»Ein Pferd! Wie kann das sein?«, fragte ich. »Die kann doch jeder pflücken.«

»Nein«, klärte mich Linwood auf, »diese Pflanze wuchs nicht im Territorium der Cheyenne. Sie musste erhandelt werden. Hier lebten die Shoshonen, die Blackfoot und andere Stämme. Es ist eine Blutmedizin. Wenn das Bluten bei der Frau nicht aufhört, dann kann ein Tee aus den Blüten und Stängeln ihr das Leben retten.«[36]

Neben dem Knöterichgewächs wuchs eine Gruppe Perlkörbchen oder Silberimmortellen (*Anaphalis margaritacea* var. *subalpina*), eine absolute Kraftpflanze für die Cheyenne, eine Kriegerpflanze. Krieger kauten die getrockneten weißen Blüten, spuckten sie in die Hände und rieben Arme, Beine und Brust damit ein, um ihre Kraft und Ausdauer zu erhöhen. Keine Frau durfte den Mann berühren, nachdem er sich so eingerieben hatte, denn das würde die Kraftmedizin unwirksam machen. Auch Pferden rieb man das Pulver an die Hufe und hinter die Ohren, damit sie schnell laufen und nicht müde werden. Man streute das trockene Kraut in die Glut und zog Speere oder Gewehre durch den aufsteigenden Rauch. Noch heute benutzen es die »alten Männer« (Medizinmänner), um Pferde für Wettrennen fit zu machen oder um Basketballspieler zu »dopen«. Das Perlkörbchen, das sich auch als Gabe an die Sonne oder die Geister eignet, erinnerte mich an die ähnlich aussehenden nahe verwandten Immortellen (*Helichrysum*), die ich in Südafrika gesehen hatte und die von den Zulu ganz ähnlich verwendet wurden.

Als wir sprachen und ich von der spezifischen Heilwirkung der jeweiligen Kräuter erzählte, sagte der Indianer: »Das mag schon stimmen, dass bestimmte Pflanzen bestimmte Wirkungen haben. Aber Pflanzen helfen ganz allgemein; man muss nur auf sie eingehen, sie anschauen, mit den Sinnen berühren und sie um Hilfe bitten. Das hören sie und helfen, egal was für Wirkstoffe sie haben. Pflanzen sind unsere besten Freunde.«

Linwood hatte auch die getrockneten Wurzeln der *Sweet Medicine* in seinem Medizinbeutel bei sich. Das ist die Pflanze des Cheyenne-Kulturheros, des Urschamanen Motsiuef, der bei den himmlischen Wölfen, in deren Tipis im Sternbild Aldebaran und Orion, in die Lehre ging und dann in der Urzeit auf die Erde herabkam und bei dem Cheyenne-Volk, den *Tsisistas*, lebte und ihnen alles beibrachte, was sie zum Überleben wissen mussten, etwa die Büffeljagd und die Heilpflanzenkunde. Als er sie nach 445 Jahren verlassen musste, hinterließ er dem

Stamm eine Pflanze, die »Stehende Süßwurzel«, in der seine Kraft und sein Geist anwesend war. Beim Sonnentanz, der die Menschen mit den Göttern (*Maijun*) verbindet, kauen die Sonnentanzpriester ein winziges Stück der Wurzel und reiben damit die Tänzer ein. Wenn ein Kindlein geboren wird, wird ihm eine homöopathische Dosis des Wurzelpulvers gegeben, sodass es sich mit dem Stammesgeist verbinden kann.

Nach ihrer Niederlage gegen die US-Kavallerie wurden die Cheyenne 1884 in ein kleines Reservat gezwungen, wo es diese Pflanze nicht gab. Der Vorrat im Medizinbeutel des Stammes wurde immer weniger. Die Cheyenne befürchteten, ohne die sakrale Wurzel ihr Wesen zu verlieren, und machten sich auf die Suche danach. Deswegen schickte der Stammesrat auch Bill Tallbull zu mir, denn ich lehrte gerade einen Kurs in Ethnomedizin (*Medical anthropology*) am Sheridan College in Wyoming. Wir wurden gute Freunde. Erst nach einem Jahr offenbarte mir Tallbull sein Anliegen; das erste Jahr hatte nur dazu gedient, mich zu prüfen. Durch ungewöhnliche Zufälle fand ich die gesuchte Sweet-Medicine-Pflanze: Es war das Christophskraut (*Actaea rubra*)[37], ein im Wald wachsendes Hahnenfußgewächs. Tallbull war sich sicher, das dieses seltene Kraut mit roten Beeren die verlorengegangene sakrale Pflanze war. Der Medizinmann George Elkshoulder war sich aber nicht sicher, denn die frisch ausgegrabene Wurzel schmeckte ätzend scharf und nicht süß.

Bei dem Herbal Gathering in Anaconda war Karin, eine deutsche Archäologin, mit dabei. Sie war ebenfalls mit Linwood befreundet. Sie erzählte, dass sie vor einiger Zeit die getrocknete Wurzel des Christophskrauts, die sie Linwood bringen wollte, neben sich auf dem Beifahrersitz ihres Wagens liegen hatte. Ein winziges Stückchen der Wurzel, das sie zufällig mit dem Nagel des Zeigefingers abgekratzt hatte, gelangte beim Fingernägelkauen in ihren Mund. Und siehe da, es schmeckte süß!

Ich fragte Linwood, ob ich ein kleines Stück der *Sweet Medicine* haben dürfte? Selbstverständlich, sagte er. Ich kaute ein verschwindend kleines Stückchen und hatte das Gefühl, als öffne sich für einen kurzen Augenblick eine senkrechte Achse zwischen Himmel und Erde; die Energie schoss von oben nach unten und von unten nach oben. Es war nicht wie ein Psychedelikum, nicht etwas, mit dem man auf einen Trip

---

36 Siehe das Video unter: https://www.storl.de/videos/im-gespraech-mit-einem-cheyenne-indianer/

37 Mehr zu dem Thema in: Storl, W.-D.: *Pflanzendevas*, Aarau: AT Verlag, 1997, S. 79f., und in meinem Vorwort zu: Treben, Maria: *Meine Heilpflanzen*, Steyr: Ennsthaler Verlag, 2008

gehen konnte, sondern eher ein nichtmaterielles, energetisches, segensvolles Geschehen. Da ich mich mitten unter den Leuten befand, versuchte ich schnell wieder in den Normalzustand zu kommen, was mir auch gelang.

Das Herbal Gathering hat uns tief berührt. Es machte Hoffnung. Hier, im Schatten jener Megamaschine, die die Welt mit Kriegen, Gensaaten, Finanzkriminalität und Paranoia überzieht, wächst – kaum bemerkt – eine friedliche und freudvolle Gesellschaft heran. Hier keimen Samen eines neuen harmonischen Miteinanders. Mir kamen bei dieser Einsicht die geflügelten Worte Friedrich Hölderlins in den Sinn: *Wo aber Gefahr ist, wächst das Rettende auch.*

Auch unsere jungen Filmer haben das gespürt. Auch sie waren voll dabei. Später im September im Filmstudio in Freiburg schnitt unser Tontechniker das Material. Über zwanzig Stunden Filmaufnahmen sollten auf eine kinogerechte Stunde und zehn Minuten reduziert werden und mit der passenden Tonspur – Musik, Sprache – unterlegt werden. Das ist nicht einfach. Ich wollte den jungen Leuten nicht ins Handwerk pfuschen. Ich war mir bewusst, dass jede Generation die Welt durch ihre eigenen Augen sieht, merkte dann aber, dass ich doch etwas mehr hätte aufpassen müssen. Denn die Pflanzen kamen leider zu kurz; die Jungs interessierten sich mehr für die Fahrt im Chevrolet-Van durch die Weiten der Prärie als für das Grünzeug (es wäre fast ein Werbefilm für die Autofirma geworden). Auch die Indianer kamen für mein Gefühl etwas zu kurz. Eine Szene, in der Linwood seine Cheyenne-Sprache spricht, fehlte zum Beispiel. Als ich fragte warum, meinte der Cutter: »Das hätte ja sowieso keiner verstanden!«

Dennoch ist der Film mit dem Titel *Manitus Grüne Krieger* ein gelungenes Erstlingswerk geworden.[38] Der Geist des Herbal Gatherings und der wunderbaren Natur des Landes kommen gut rüber.

INDIAN SUMMER, ROSTGÜRTEL UND ALCHIMISTENKÜCHE

Die Einladung der »Wissensmanufaktur«, Mitte Oktober 2017 in Nova Scotia, Kanada, ein Kräuterseminar zu veranstalten, konnte ich nicht abschlagen. Oktober ist noch Indian Summer, die Jahreszeit, in der die nordamerikanischen Wälder im Farbenrausch entflammen. Und genau das war auch der Fall: karminrote Ahornbäume, kitschig orangefarbene

Sumachsträucher, lichtgelbes Birken- und Espenlaub, Lärchen im goldenen Kleid und dazwischen immer wieder tiefdunkle Fichten. Im Gegensatz zu Westeuropa mit seinem atlantischen Klima gab es kaum mehr Grünpflanzen – die meisten Kräuter und Gräser waren schon im Wintermodus, zurückgezogen in die Wurzeln, vergilbt, vertrocknet, verwelkt. Trotzdem gab es noch genug zu bewundern: Porst, Gagel, Goldporlinge unter den Lärchen, und viele Beerenarten, darunter Bärentrauben, Preiselbeeren, Rebhuhnbeeren (*Mitchella repens*), Krähenbeeren, Vogelbeeren, Wintergrün, Winterbeere (*Gaultheria*) und viele weitere – alles Leckerbissen für die Indianer wie auch für die lokalen Schwarzbären, ehe diese sich dann zur Winterruhe zurückziehen.

Das Seminar fand im »Friends United«-Zentrum statt, in dem indigene indianische Künstler schaffen und ihre Bilder ausstellen; mit dem Erlös kaufen sie Land, das ihnen ursprünglich gehörte, zurück. Es ist zugleich ein Ort, an dem sich die Mi'kmaq-Indianer zu Ratsversammlungen treffen können. Indianische Musiker unterhielten uns; dabei auch zwei Mohawk (Mohikaner), die purpurne Schals trugen, um zu signalisieren, dass sie mit friedlichen Absichten das Territorium der Mi'kmaq betreten, denn einst hatten die Mohawk als Verbündete der Briten viele Mi'kmaq abgeschlachtet, die ihrerseits Verbündete der Franzosen waren. Ein Höhepunkt für mich war die Begegnung mit dem Stammesoberhaupt der Mi'kmaq, Stephen Augustine, der mir die Ehre erwies, mit ihm eine Friedenspfeife zu rauchen.[39] Die Mi'kmaq, ein ehemaliges Volk von Jägern, Fischern und Sammlern, lebten ursprünglich in Wigwams, die wie Spitzzelte (Tipis) geformt und mit Birkenrinde bedeckt sind. Es ist genau dieselbe Konstruktion, wie ich sie bei den Ewenken (Tungus) in der sibirischen Taiga gesehen habe. Ein weiteres Beispiel der kulturellen Kontinuität zwischen Sibirien und Nordamerika, eine Verbindung, die bis in die jüngere Altsteinzeit zurückgeht.

Gegen Ende des Seminars kam Ingo. Wir flogen zusammen weiter nach Ohio, wo wir einige Schauplätze, die im Buch *Mein amerikanischer Kulturschock* (Kailash Verlag) erwähnt werden, filmisch dokumentierten. Ohio gehört zu den *flyover states*, jenen Staaten zwischen der Ostküste und Kalifornien, wo die Wirtschaft jahrelang stagnierte und wo sich

---

38 https://www.storl.de/shop/dvds/manitus-gruene-krieger-dvd/

39 Das Gespräch mit dem Stammesoberhaupt der Mi'kmaq, Stephen Augustine, findet man unter: https://www.immobilien-kanada.de/wolf-dieter-storl-und-indianerhaeuptling-stephen-augustine-im-gespraech-mit-rolf-bouman/

Donald Trump seine Wählerstimmen holte. Überall in Ohio und West Virginia sah man Zeugen des Niedergangs: kaputte Infrastruktur und – wie nach der Wende in der ehemaligen DDR – vergammelnde, leer stehende Fabrikhallen, vor sich hin rostende Kräne – der sogenannte *rust belt* (Rostgürtel) eben. Immer wieder sah man die Südstaatenflagge an den Wohnwagen und Fassaden der ärmlichen Häuser; das hat nichts mit Rechtsradikalismus zu tun, es ist die Flagge der Rebellen, die Flagge der Verlierer im Verteilungskampf.

Wir besuchten die kleine Ortschaft Spencer (Ohio), in der ich aufwuchs, auch die Wälder, die mir damals eine Art Heimat waren. Es war gerade Jagdsaison, überall wurde geballert. Jagdschein und Jagdprüfung kennt man dort nicht. Auch Kent State University, wo ich einst unterrichtete, und wo damals die Nationalgarde das Feuer auf rebellierende Studenten eröffnete, wobei vier Studenten getötet und zwölf verwundet wurden, statteten wir einen Besuch ab. Überall kam ich mir wie ein Geist vor: Keine bekannten Gesichter mehr, viele Gebäude waren abgerissen, neue gebaut. Die Siedlung der *Spiritualists*, einer tief im Eichenwald versteckt lebenden Sekte von Geisterbeschwörern, bei denen ich ein Jahr Feldforschung betrieben hatte, war komplett verschwunden, wie vom Winde verweht. Viele Eichen waren gefällt und eine langweilige Suburban-Siedlung gebaut worden.

Columbus, Ohio, wo ich in den wilden sechziger Jahren studierte und manche Abenteuer durchlebt habe, besuchten wir ebenfalls. Auch da hatte sich vieles verändert. Dennoch sah man hier und da auf dem Campus schrullige Elfenbeinturmbewohner; auch gab es noch Kneipen, in denen bärtige Revoluzzer, langhaarige, bekiffte Hippies, schwebende Weltverbesserer, künstlerische Individualisten und andere *beautiful people* abhingen. Die gleichen Typen wie damals, die gleichen archetypischen Erscheinungen, die gleichen Rollen, nur von anderen Darstellern besetzt.

In Columbus gibt es einen großen afroamerikanischen Stadtteil. Ingo, der mal echtes afroamerikanisches *Soul Food* probieren wollte, fand im Netz einen authentischen Essensschuppen in dem Schwarzen-Ghetto. Wir wurden nicht besonders freundlich empfangen, der Wirt vermied Augenkontakt, die anderen Gäste ignorierten uns oder blickten abweisend. Erst als ich dem Wirt erklärte, dass wir aus Europa kamen, schaute er uns in die Augen und lächelte freundlich. Wir waren also doch keine neugierigen *fuckin' white honkeys,* die den Schwarzen nun auch ihre Kultur wegnehmen wollten. »*Yea, man*, ich war in der U.S. Army, in Würzburg und Ansbach stationiert«, sagte er, »es war eine wunderbbare Zeit da drüben!«

Danach fuhren wir weiter nach Illinois zur Bestattungsfeier meiner Mutter, die Anfang Oktober in ihrem 101. Lebensjahr gestorben war. Sie wurde dort auf einem der trostlosen amerikanischen Friedhöfe unter einer Fichte neben meinem Vater bestattet. Auf dem Weg nach Illinois filmte Ingo mit seiner Drohne einige verlassene, verfallene Familienfarmen. Die Politik hatte ihnen zugunsten des Agrobusiness – der subventionierten Landwirtschaft der Großkonzerne mit deren endlosen Mais- und Sojamonokulturen und deren Massentierhaltung – die Weiterexistenz unmöglich gemacht. Amerika war ein anderes Land geworden als das, was ich von meiner Jugend her kannte. Der Optimismus war verschwunden. Wieder einmal wurde mir vor Augen geführt, dass alles im Wandel ist; alles, was entsteht, vergeht. Die Zeit – in Indien wird sie als Ausdruck der alles verschlingenden Göttin Kali gedeutet – kennt keine Gnade. Nur Shiva, das göttliche Selbst, das in jedem Wesen lebt, ist Zeuge des Wandels und ist ewig, so die Weisen Indiens.

Nach der Bestattung flogen wir nach New York City, wo ich in der sogenannten »Alchemist's Kitchen« einen Vortrag über das Wesen der Pflanzen hielt. Diese »Alchemistenküche« ist trendy und smart. Der Leiter – ein freundlicher Typ – erzählte, dass Kräuter absolut *in* seien, dass die junge Elite, die Gutverdienenden und Yuppies, immer mehr von den Pharmaprodukten abkämen und sich lieber natürlicher, ökologischer Mittel zur Körperpflege und Gesunderhaltung bedienten. Ich schaute mich um; auf den Regalen waren viele Wellnessprodukte, *brain food*, Anti-Aging-Elixiere, Cremes und Öle, alle mit tollen, zum Teil exotischen pflanzlichen Zutaten. Die Preise waren, um es milde zu sagen, gesalzen. Er strahlte: Ein gutes, lukratives Geschäft sei das; nur machte er sich Sorgen, dass die Pharmariesen – »die sind ja nicht blöd« – sich dieses Geschäft unter den Nagel reißen und selber an den natürlichen Phytoprodukten verdienen wollten.

Einfache, naturbelassene Kräuter waren in dem Laden nicht zu finden. Mit denen kann man ja auch nicht so viel verdienen. Der Leiter, mit dem wir sprachen, war stark erkältet, fieberte und schniefte. »Eigentlich müsste ich im Bett liegen«, sagte er, »aber ich wollte Sie unbedingt noch treffen.« »Sie könnten für Ihre Erkältung ja einen Holunderblütentee trinken; der wirkt immunanregend und antiviral und hilft, Toxine auszuschwitzen«, schlug ich vor. Er war ganz erstaunt; das habe er noch nie gehört. Kräutermedizin bestand für ihn nicht aus einfachen, billigen, lokal vorkommenden Kräutern, sondern aus gewieften, komplizierten, »alchemistisch« aufbereiteten Präparaten. Das sei eben der Trend.

Nach dem Vortrag spendierte man mir ein Kava-Kava-Smoothie. Das würde mir guttun, dachte ich. Kava-Kava, ein tägliches Getränk in Polynesien, soll entspannend wirken und in geselliger Runde freundlich stimmen. In Europa wird es als psychedelisch und vermutlich hepatotoxisch eingestuft und ist leider verboten. Der Trunk hielt mich die ganze Nacht wach – mir fehlte die gesellige Runde anderer Kava-Trinker.

PFLANZENFREUNDE UND DIE LETZTEN WAMPANOAG

Mai 2015. Ich bin gerade zurück aus Amerika und leide noch etwas unter dem Zeitverschiebungskoller. Ich war eingeladen zum »International Herb Symposium«, dem jährlichen Treffen der Kräuterzunft am Wheaton College in Massachusetts, nicht weit von Boston. Ein buntes, hoch motiviertes, inspiriertes, mutiges Völkchen von knapp tausend alternativen Medizinern, Heilkräutergurus, weisen Frauen, Pflanzenheilmittelherstellern, Ethnobotanikern und Schriftstellern aus aller Welt versammelte sich dort auf dem Campus, um den Pharmagiganten, denen es weniger um das Wohl der Menschen geht als um Macht und Geld, die Stirn zu bieten. Auch Rechtsanwälte waren dabei, die zum Teil erfolgreich gegen Gesetze kämpfen, die den Menschen die Heilkräuter verbieten wollen und auf deren Grundlage Hebammen und Kräuterheiler wegen »unerlaubter Ausübung der Medizin (*illegal practice of medicine*)« willkürlich verhaftet und eingesperrt werden können. Die Härte des Gesetzes kann jeden treffen, auch denjenigen, der beispielsweise seinem Nachbarn bei Bauchschmerzen einen Kamillentee verabreicht, oder den Farmer, der einem Kranken die immunanregende Kolostralmilch (Biestmilch, die erste Milch nach dem Kalben) verkauft.

Es waren dennoch keineswegs verbissene, verbitterte, ideologisierte »grüne Revoluzzer«, die da zusammenkamen. Der Geist des Symposiums war geprägt von Lebensfreude, Güte und Liebe zur Natur. Dafür sorgte schon Rosemary Gladstar, ein ehemaliges »Blumenkind« (*flower child*), die dieses internationale Treffen seit zwölf Jahren organisiert. »Verschwendet eure Kraft nicht, indem ihr das vermeintlich Böse bekämpft, sondern setzt sie ein, um das Positive zu stärken« – das sollte das Motto der Veranstaltung sein. Entsprechend zeigte sich das Wetter von seiner schönsten Seite, mit Sonnenschein und blauem Himmel.

Die Vortragenden und Leiter der Seminare waren durchaus sachkundig. Unter ihnen befand sich auch Matthew Wood, der mir zum Freund wurde und der mir einst den Hinweis auf die Karde (*Dipsacus*) als Heilmittel bei Borreliose gegeben hatte. Mein Beitrag war ein Workshop zum Thema »Globalisierung und Neophyten (*agressive alien plants*)«. Dank des globalen Handels wachsen immer mehr fremde Pflanzen in Amerika. Die invasive Flora stammt aus der ganzen Welt; die Mehrzahl – Wilde Möhre, Karde, Giersch, Johanniskraut, Habichtskraut, Knoblauchsrauke, Schwarze Schwalbenwurz und viele andere – kommt aus Europa. Inzwischen reagieren die Amerikaner panisch darauf. Mit massiven Herbizideinsätzen gehen sie gegen die neu eingebürgerten Pflanzen vor, nach dem altbekannten Motto »Erst schießen, dann fragen!«. Die Neophyten sind offiziell Angelegenheit der *Homeland Security*, jener Behörde, die auch für Terroristen und Jihadisten zuständig ist. Anstatt, wie gewohnt, diese Neophyten in das typische Schwarz-Weiß-, Gut-Böse-Schema zu pressen und dann Ausrottungsstrategien vorzuschlagen, versuchte ich den Zuhörern das Wesen dieser Pflanzen und deren ökologische und kulturelle Bedeutung klar zu machen.

Mein zweiter Workshop trug den Titel »Die altsteinzeitlichen Wurzeln der eurasiatischen und nordamerikanisch-indianischen Kräuterheilkunde« *(The paleolithic roots of Eurasian and Amerindian herbalism)*. Die Volksheilkunde der europäischen Waldvölker und die der Sibirier weisen verblüffende Ähnlichkeiten auf, was Heilpflanzenanwendung, Sammelrituale, Schwitzhüttenpraxis, Heilsprüche und dergleichen betrifft. Sie stimmen auch mit der Heilkunde der Indianer weitgehend überein, denn die paläoindianischen Mammut- und Büffeljäger nahmen dieses Wissen mit in die Neue Welt. Obwohl ihnen in Nordamerika eine breitgefächerte Vegetation zur Verfügung stand, blieben die indianischen Medizinmänner und -frauen bei den Heilpflanzen, die sie aus Sibirien kannten. Sie blieben auch bei der archaischen Schwitzhütte und bei bestimmten schamanischen Praktiken, die in den Weiten Russlands und Sibiriens ebenfalls noch vorhanden sind. Neben der Gelehrtenmedizin der gebildeten Ärzte und Apotheker hat jedes Volk, jede Ethnie eine funktionierende Heilkunde, angepasst an die vor Ort gegebenen ökologischen Bedingungen – an die vor der Hütte wachsenden Heilpflanzen, an das örtliche Klima, an die lokal vorkommenden gesundheitlichen Leiden. Dieses alte Heilwissen wurde hier wie dort meist von den Frauen gepflegt und weitergegeben, da sie sich traditionell um Kranke, Kinder und Alte kümmerten.

Nach unserer Ankunft in Boston machten Ingo und ich eine Rundfahrt durch die geschichtsträchtige Stadt. Boston war mit der berühmten »Tea Party« (1773) Mittelpunkt des Aufstandes der Siedler gegen die britische Kolonialherrschaft. Die junge Republik ging als Sieger gegen die autokratische Fremdherrschaft hervor und wurde für Demokraten weltweit zum Leuchtfeuer der Freiheit und Selbstbestimmung. Sogar Goethe war begeistert und schrieb: »Amerika, du hast es besser!« Das ist natürlich lange her. Yin verwandelt sich in Yang, wie es in der taoistischen Philosophie heißt. Die Freiheiten schmelzen zurzeit dahin, ein neuer Feudalismus, jener der internationalen Großkonzerne, ist im Vormarsch und strebt die globale Hegemonie an. Und damit sind wir wieder bei den sanften Aufständen, den Graswurzelbewegungen, wie sie in dem »International Herb Symposium« zum Ausdruck kamen. »Wir sind zwar wenige, wir sind klein, aber der Funke des Geistes lebt in uns, und aus einem kleinen Funken kann ein großes Feuer entstehen. Auch wenn die Konzerne und Regierungen noch so mächtig erscheinen, wir lassen uns nicht entmutigen, denn die Wahrheit ist immer stärker als die Unwahrheit«, verkündete Rosemary Gladstar.

Zu Boston gehören aber nicht nur historische Orte und bunte Stadtteile, in denen irische oder italienische Einwanderer leben, sondern auch die maßlosen, protzigen Gebäudekomplexe der Biotechkonzerne, der Gen- und Pharmaforschungsanstalten in Cambridge, Harvard und am MIT, wo gierige, hirngesteuerte, bösartige Primaten der Gattung *Homo sapiens* Tiere und Pflanzen schänden, ihr Erbgut mischen und patentieren lassen. Wie ein Spiegel dessen, was in den Forschungszentren vor sich geht, sahen die Bäume und eintönigen Rasen aus, die diese Zement- und Glasklötze umgeben: ungeliebt und trostlos. Für Naturgeister und Zwerge, die mit uns Zwiesprache halten können, war da kein Platz.

New England

Als die Tagung vorbei war, fuhren wir mit einem Mietauto durch das schöne, bewaldete Neuengland. Überall blühte gerade der einheimische

Blumen-Hartriegel (*Cornus florida,* engl. *flowering dogwood*), mit seinen spektakulären, bierdeckelgroßen, cremeweißen Blüten. Das Bäumchen, das mit unserem Hartriegel und unserer Kornelkirsche verwandt ist, ließ gute Erinnerungen an meine Jugend in den Wäldern Ohios aufsteigen. Auch die Robinie oder Falsche Akazie (*Robinia pseudoacacia,* engl. *black locust*) war in voller Blüte und duftete herrlich nach Honig. In Europa ist der Baum ein Neophyt und wird von naturpuristischen Fanatikern als Fremdling bekämpft. Dabei ist er eine hervorragende Bienenweide und der »Akazienhonig« von einmaliger Güte. Das fäulniswidrige Holz eignet sich im Bergbau als Grubenpfosten, im Weinbau als Trägerpfähle, für Zäune und Eisenbahnschwellen. Die Brennleistung des Holzes ist vergleichbar mit jener von Steinkohle; es brennt sauber mit wenigen Rückständen. Als elegantes Möbelholz kann es Tropenhölzer ersetzen. Die Indianer kochten die Samen der Hülsen als Nahrung; in der Volksheilkunde der Bergbewohner der Appalachen werden die zu Pulver zerriebenen Blätter bei Darmgeschwüren und Gastritis eingenommen; und sogar als Krebsmittel fand es Verwendung – man kann das alles in meinem Buch *Wandernde Pflanzen. Neophythen, die stillen Eroberer* (AT Verlag) nachlesen.

Große Flächen Neuenglands sind mit wildem Wein überwuchert. Es ist diese üppig wuchernde Schlingpflanze, die die Wikinger veranlasste, Nordamerika als *Vinland* (Weinland) zu bezeichnen. Diese amerikanische Wildrebe (*Vitis riparia*) hat die europäische Weinkultur gerettet, als in der zweiten Hälfte des 19. Jahrhunderts die Reblaus und der Mehltau die edlen Weinsorten auszulöschen drohten. Rudolf Steiner meinte damals zwar, »die Weinrebe hat ihre historische Mission erfüllt und verlässt den irdischen Plan«, aber die alten Sorten wurden auf die reblausresistenten amerikanischen Stöcke gepfropft, und so können wir uns weiterhin auf kultivierte Art und Weise »besäuseln«.

Wampanoag-Indianer

In den zwei Tagen, die uns nach dem Symposium noch blieben, besuchten wir an der schönen Küste Neuenglands den Ort (Cape Cod), wo im November 1620 die puritanischen »Pilgerväter« an Land gegangen waren. Die eingeborenen Wampanoag-Indianer, »das Volk des ersten Lichtes«, empfingen die Siedler freundlich. Ein Indianer namens Squanto sprach sogar fließend Englisch, denn Jahre zuvor hatten britische Sklavenjäger ihn gefangen und nach England verschleppt, ehe er auf abenteuerlichen Wegen zurück in seine Heimat fand. Ohne Squantos Hilfe wären die Puritaner verhungert und jämmerlich zugrunde gegangen. Die Indianer gaben den Siedlern Mais-Saatgut, zeigten ihnen, wie man fischt, und feierten schließlich das Erntedankfest (*Thanksgiving*) mit ihnen, zu dem sie Hirsch- und Truthahnbraten, Mais, Preiselbeeren und andere Leckerbissen auftischten. Bald aber nahmen die Spannungen zu. Die Puritaner – heute würden wir sie als Fundamentalisten bezeichnen –, die die Welt nach einem Schwarz-Weiß-Schema mit Gott auf der einen und Satan auf der anderen Seite einteilten, realisierten, dass die Indianer Wilde und schwer zu bekehrende, »gottlose« Heiden waren. Nach 1630, als Tausende weitere Puritaner eingewandert waren, kam es zu gewaltsamen Auseinandersetzungen. Epidemien, Gemetzel und Vertreibung löschten die Eingeborenen praktisch aus.

Auf der Insel Martha's Vinyard befindet sich Aquinnah, eine Klippe aus weißlich gelbem Lehm, durchzogen von einem breiten roten Streifen. Für die Wampanoag war es ein heiliger Ort, an dem ihr Kulturheros, der Riese Moshup, einen Wal zerschmettert hatte – daher die rote Färbung des Lehms. Neben dem Felsen befindet sich ein Restaurant, in dem wir einkehrten, um die berühmte Muschelsuppe (*clam chowder*) zu probieren. Ich war erstaunt, dass es Indianer waren, die den Betrieb führten. Man merkte, dass in ihnen viel afroamerikanisches und europäisches Blut floss, aber sie waren ganz offensichtlich Indianer.

»Ja, wir sind zwar nicht viele«, versicherte mir die freundlich lächelnde Kellnerin, »aber uns Wampanoag gibt es immer noch!«

»Jetzt bereut ihr es wohl, dass ihr die Puritaner, die weißen Bootsflüchtlinge, so freundlich aufgenommen und vor dem Verhungern gerettet habt?«, fragte ich.

»Woher sollten wir das wissen? Wir wollten doch nur gut sein«, gab sie zur Antwort.

DER CHINESISCHE PHÖNIX

Im August 2014 fuhr ich mit einer kleinen Gruppe nach China. Ich wollte vor allem etwas über die traditionelle chinesische Heilkräuterteekultur erfahren und die Vegetation kennenlernen, die in Ostasien die Eiszeit überlebt hat.

Mehr als drei Jahrzehnte zuvor waren meine Frau Christine und ich als Rucksackreisende in dem Land gewesen und hatten uns die Gemüsegärten und Felder angeschaut. Für die Chinesen, die damals kaum Ausländer kannten, waren wir fast wie Außerirdische. Auf staubigen Holperstraßen fuhren damals noch klapprige Fahrräder und gelegentlich Lastwagen russischer Machart. Nudelküchen und Straßengarküchen boten alles, von Hundegulasch bis zur Hühnerkrallensuppe. In den Gassen tönte schmissige Militärmusik oder alte chinesische Opern, die in unseren Ohren wie Katzengejammer klangen. Die Menschen waren alle in die graue oder blaue Mao-Kluft gekleidet. Das Land war offensichtlich arm, man sah jedoch keine Hungernden. Zu der Zeit hatte die Partei die Parole ausgegeben, dass Hunde nutzlose Mitesser seien, die geschlachtet werden und im Kochtopf landen sollten. Spatzen und Tauben galten als »Mäuse und Ratten der Luft«, auch sie sollten ausgerottet werden. Arbeiterbrigaden scheuchten die armen Vögel ständig auf, bis sie erschöpft tot zu Boden fielen. Wie mir jetzt ein Alter erzählte, kam es in den darauffolgenden Jahren zu einem heftigen Käfer- und Schädlingsbefall.

Als wir nun, nach über dreißig Jahren, in Shanghai landeten, traf mich ein Kulturschock. Das Land war nicht wiederzuerkennen. Ein futuristischer Wolkenkratzer neben dem anderen, schick gekleidete Menschen im Konsumrausch, Pop und Rap vibrieren im Äther, die Straßen gesäumt von glitzernden Läden, in denen alle großen Konzerne von Adidas über KFC, McDonalds, Starbucks bis hin zu Wal-Mart vertreten sind, auf den mehrspurigen Straßen viele teure Importwagen. Man hat das Mao-Grau abgestreift – wie Deutschland nach dem Krieg erlebt China ein Wirtschaftswunder, Ess- und Konsumwelle inklusive. Fortschritt und Wissenschaft – sagte mir einer – sind die neue Religion. Davon erhofft man sich, was man einst von den Göttern erbat.

Als Erstes, als Einstieg sozusagen, besuchten wir den Tempel des Jade-Buddhas, der mir vorkam wie das ruhende Auge im Wirbelsturm der Geschäftigkeit. Wie durch ein Wunder hatte der Tempel die Kulturrevolution, deren blinde Zerstörungswut viele heilige Stätten hinweggefegt hatte, überdauert. Die Ausstrahlung dieses Buddhas, dessen rechte Hand sanft die Erde ertastet, ist so lieblich und innig, dass es das Herz berührt. Man sagt, die im Tempelhof wachsenden Steineiben (*Podocarpus macrophyllus*) seien die in Bäume verwandelten Schüler des Buddhas. Ihm zu Ehren zündete ich Räucherstäbchen an und machte ein kleines *Puja*-Ritual.

Selbstverständlich besuchten wir die Chinesische Mauer – dort wächst übrigens sehr viel Beifuß (*Artemisia vulgaris*) – und die Verbotene Stadt, wo sich unter anderem die Halle des Erntegebets befindet, in der einst der Kaiser zweimal im Jahr eine schamanische Fruchtbarkeitszeremonie durchführte. Die Halle wurde ohne Verwendung von Eisennägeln aus dem Holz von Douglasien-Tannen gebaut.

Der gigantische, 600 Hektar große Botanische Garten war für uns eher enttäuschend, denn die einfachen Weg-, Wild- und Unkräuter spielen da keine Rolle, sondern nur die allgemein beliebten, kulturell relevanten Pflanzen: Etwa 1,5 Hektar sind bepflanzt mit Päonien, der Nationalblume, 6,1 Hektar sind reserviert für die Japanische Pflaume (*Prunus mume*), ein Zierbaum, dessen Blüte den Frühling symbolisiert, 3000 Quadratmeter sind mit Funkien (*Hosta*) bedeckt und der 7 Hektar große Rosengarten mit einer Million Rosen. Für die Stadtbewohner war der Botanische Garten vor allem ein Ausflugsort zum Picknicken und Zelten.

Mit dem Nachtzug fuhren wir nach Xi'an in der Mitte Chinas, wo einst der grausame Kaiser Qin Shihuangdi über siebentausend Krieger aus Ton anfertigen ließ, um seine Eroberungszüge in der jenseitigen Welt weiterzuführen oder zum Schutz vor den sich rächenden Geistern seiner vielen Opfer. Viele Chinesen glauben, Mao Tse-tung sei die Wiedergeburt dieses blutrünstigen Kaisers gewesen.

Die Terrakotta-Armee, die da teilweise ausgegraben in der Erde steht, erschien mir wie ein wahrhaftes Geisterheer. Die Krieger, von denen jeder individuelle Gesichtszüge trägt, wurden 1974 von Bauern entdeckt, die im Lössboden einen Brunnen graben wollten, um ihre Kaki- und Granatapfelbäume zu bewässern. Dabei stießen sie auf eine der Figuren und erschraken. Der örtliche Schamane sagte, es sei ein böser Geist, der Unglück über das Dorf bringen würde. Man solle die Figur auspeitschen und wieder in die Erde versenken. Doch ein Bauer, der in der Armee gedient hatte, benachrichtigte die Behörden. Tatsächlich brachte die Entdeckung den Bauern Unglück. Sie wurden umgesiedelt – wo einst Reisfelder und Obstbäume standen, sind nun archäologische Ausgrabungsstätten, Parkplätze und Touristenunterkünfte. In den achtziger Jahren wurden Dutzende Bauern erschossen, da sie sich einige der kostbaren Funde, die als Nationaleigentum gelten, unter den Nagel gerissen hatten.

In Chengdu besuchten wir die Panda-Aufzucht- und -Forschungsstation. Ihrer weiten Bambuswälder beraubt, weigern sich die armen Bären, sich fortzupflanzen. Nun werden sie künstlich besamt. Wenn die Pandamütter ihre Jungen nicht annehmen, kommen die kleinen Wesen in eine grell beleuchtete »Säuglingsstation«, wo Tausende Touristen sie ständig mit Blitzlicht fotografieren.

Ein Flug brachte uns in die 3200 Meter hoch gelegene Ortschaft Gyalthang, die zum tibetischen Kulturkreis gehört. Heute wird der Ort *Shangri-La* genannt, nach dem Bestsellerroman von James Hilton, *Lost Horizon* (1933). Die Geschichte erzählt von Überlebenden eines Flugzeugabsturzes, die dort ein verwunschenes Paradies finden. Der Kern der alten Stadt brannte 2014 vollkommen ab, nur die neuen Touristenburgen rundherum blieben erhalten. Buddhastatuen, Klöster, Lamas und Yaks findet man in der Umgebung trotzdem noch. Während Ingo und seine Freunde mit Motocross-Bikes unterwegs waren, wanderte ich im Potaso-Nationalpark, wo es noch Bären geben soll. Überall im Wald stieß man auf mit weißen Seidentüchern und Gebetsfahnen behangene Bäume, auf Quellen und Felsen. Aurikel, Läusekräuter, Kreuzkräuter, Schlangenknöterich und andere Blumen blühten in den lichten Kiefern- und Tannenwäldern. Die Spitzblättrige Eiche (*Quercus aquifolia*) gilt den Einheimischen als besonders heilig, weil ihre schirmähnliche Krone an Buddhas Sonnenschirm erinnert.

Auch nach Lijiang, einer wahrlich märchenhaften Stadt am Fuße der Jadedrachen-Schneeberge, einem Ausläufer des Himalajas, führte uns unsere Reise. Dort im heiligen Hain meditierte ich an einem lotosbewachsenen Teich; unter den Kronen achthundertjähriger Zypressen bei einer tropfenden Grotte wurde ich Gast singender und tanzender Wassergeister. In diesem heiligen Wäldchen oberhalb der Stadt wohnten einst die Priesterkönige des kleinen Volkes der Naxi, das hier zuhause ist. Es ist eine Ethnie, die ursprünglich aus Tibet stammt und noch immer ihre eigene Sprache spricht, einer matriarchalen Tradition anhängt und einem eigenen schamanisch-buddhistischen

Glauben folgt. Staunend bummelten wir durch die kopfsteingepflasterten Gassen der Altstadt und entlang den von klarem Gebirgswasser gespeisten fischreichen Kanälen. Wir bestaunten die alten Häuser mit ihren geschwungenen Ziegeldächern, ihren roten Türen und Balkonen und den aufwendigen Verzierungen mit mythologischen Figuren. Den Status eines UNESCO-Kulturerbes hat Lijiang, die Hauptstadt der Naxi, durchaus verdient. Wenige werden es wissen, aber hier wohnte über längere Zeit der österreichisch-amerikanische Botaniker Joseph Rock, der die Flora Chinas erforschte und ein Lexikon der Naxi-Sprache schrieb. Nach ihm wurden mehrere Pflanzenarten und die Gattung *Rockia* der Wunderblumengewächse (Nyctaginaceae) benannt. Mitten in dieser romantischen Idylle stießen wir völlig unerwartet auf eine Pizzeria. Es war ein Treffpunkt für Exilamerikaner. »Ja«, bemerkte einer der amerikanischen Aussteiger, »hier kann man gut dem Stress der westlichen Welt entkommen.« Er rümpfte die Nase und fügte hinzu: »Viele Geschäftsleute kommen hierher, alle voll freundlich und mit breitem Lächeln, aber zuletzt sind sie doch nur Diener der Konzerne.«

Weiter im Süden machten wir eine Radtour durch die konisch geformten Berge, die so aussehen wie Zuckerhüte, wie Berge, so wie sie Kinder malen würden. Ihre Hänge sind so steil, dass sie für Menschen nicht zugänglich sind, sodass Affen und andere Wildtiere hier ein Rückzugsgebiet finden. Bei diesen Ausflügen gilt mein Augenmerk den kleinen, intensiv gepflegten mit Reis, Taroknollen, Sesam, Baumwolle, Zuckerrohr und Gemüse bepflanzten Feldern. Der Anbau ist so nahe an Permakultur wie nur möglich. Wir besuchten auch die Bauernmärkte, wo es die merkwürdigsten Sachen gibt, die als Speise dienen, darunter Entenköpfe, Hahnenkämme, lebende Schildkröten, dicke Ochsenfrösche, Fledermäuse, Fische, Schnecken, Schlangen, Insekten. Alles, was sich bewegt, scheinen die Chinesen zu essen! Dazu werden seltene Gemüse feilgeboten: *Amaranthus*-Grün, Knoblauchschösslinge, frische Rettich-Samenschoten, Chrysanthementriebe, junges Franzosenkraut, Bohnensprossen, Gemüsemalven und vieles, was ich leider nicht kannte. Die lebenden Tiere taten mir leid, aber die Gemüse faszinierten mich und gaben mir Ideen für den eigenen Garten und die Küche.

Am Fluss sahen wir Fischer, die nachts beim Laternenlicht mit dressierten Kormoranen Fische fingen. Die Wasservögel haben einen Ring um den Hals, damit sie die Fische nicht schlucken können. Andere Fischer benutzten Autobatterien zum Fischen: Stromschläge töten dabei alles, was schwimmt – gelegentlich auch einen Fischer, der das Wasser versehentlich berührt. Aber nicht nur Boote und Kormorane gibt es auf dem Fluss, sondern Abermillionen weggeworfene Kunststoffflaschen treiben stromabwärts und werden sich zu dem schwimmenden Plastikmüll im Pazifik gesellen.

MONGOLISCHE GRASSTEPPE UND SIBIRISCHE TAIGA

Im Sommer 2017 führte mich eine Reise in die Mongolei und zum Baikalsee in Sibirien. Peter Germann, Leiter der Heilpflanzenschule PhytAro, hatte die Idee, mit einer Handvoll Heilpraktiker und Mediziner die Heilkunde und – für mich besonders interessant – die Ethnobotanik dieser Region näher zu erkunden. Als Völkerkundler hatte ich mich schon vor Jahren mit den Mongolen, Burjaten und Ewenken (Tungusen) eingehend beschäftigt. Den Ewenken verdanken wir übrigens das Wort *Schamane* – »jemand, der bewegt und abgehoben ist«, ein Meister der Ekstase.

In Ulan Bator begrüßten uns unsere Reisebegleiterinnen, die fließend Deutsch sprachen, da sie im sozialistischen Bruderstaat DDR studiert hatten. Darunter auch – was für eine Überraschung! – Orgilmaa, die ich von dem »Schamanenkongress« in Garmisch im Jahr 2000 her kannte. Sie war Assistentin des großen burjatischen Schamanen Zeren Baawai gewesen. Zusammen übersetzten wir das Gespräch zwischen dem Cheyenne-Medizinmann Elkshoulder und diesem Meister der Schamanen.[40]

In drei Geländewagen ging es über staubige Pisten durch eine Landschaft, eine *Artemisia*-Steppe, mit Bergen, die an der Nordseite mit Birken, Kiefern und Erlen bewachsen waren, eine Landschaft, die mich völlig an die Weiten Wyomings und Montanas erinnerte. Nur gab es hier keine Ranches, keine Zäune, keine Windräder, die Wasser pumpten, keine asphaltierten Straßen, sondern Jurten von Nomaden und freilaufende Herden von Rindern, Schafen, Ziegen, Yaks und Pferden. Es soll, statistisch gesehen, auf jeden einzelnen Mongolen drei Pferde geben. Natürlich werden sie geritten – von Kindesbeinen an reiten die Mongolen wie die Teufel –, aber die Pferde werden vor allem wegen der Stutenmilch gehalten. Vergorene Stutenmilch (*Airag*) stärkte schon

40 Siehe Storl, W.-D.: *Wolfsmedizin*, Aarau und München: AT Verlag, 2018, S. 19ff.

die kühnen Krieger Dschingis Khans, und auch heute wird dem Gast, der eine Jurte betritt, eine Schale des leicht alkoholischen Getränks gereicht. Sogar ein Wodka wird aus der Milch gebrannt, dieser wird auch gerne den Göttern und Berggeistern geopfert.

In sozialistischen Zeiten wurden die Schamanen verfolgt, eingesperrt oder erschossen, da sie als reaktionär, fortschrittsfeindlich und volksverdummend galten. Nun aber erblüht das Schamanentum erneut; immer wieder sah man die kultischen Steinhaufen – *Ovoos* genannt – mit Stangen, die mit bunten, vor allem blauen Stoffstreifen umwunden waren (Blau ist die Farbe Tengris, des mächtigen Himmelsgottes). Tierschädel, Krücken, Päckchen mit Schwarztee, Zigaretten und dergleichen lagen als Opfergaben darum herum. Auch wir hielten an und umwandelten die Kultstätten jeweils drei Mal, um den Segen der Geister für unsere Expedition zu erbitten.

Durch die vielen Tiere war die Grassteppe arg abgeweidet und erosionsgefährdet. Eine cannabisblättrige Pflanze aber kam häufig vor und schien von den Weidetieren verachtet zu werden. Als ich sie neugierig anfasste, »biss« sie zurück! Es war eine Brennnessel, genauer gesagt, die Sibirische Hanfnessel (*Urtica cannabina*), die den Nomaden als Gemüse, Heil- und Faserpflanze dient.

Selbstverständlich gab es auch eine Menge anderer Pflanzenarten zu entdecken, darunter viele Gewächse, die es einst auch bei uns in der eiszeitlichen Mammutsteppe gab. Etwa den filigranen, fein duftenden Kalten Beifuß (*Artemisia frigida*), den die Indianer »Frauenbeifuß« nennen – nur Frauen dürfen ihn verwenden – und den ich in Wyoming bei meinen Wanderungen mit dem Medizinmann Tallbull kennengelernt hatte. In der Mongolei wird damit zusammen mit Quendel (Thymian) und Wacholder geräuchert, um die Atmosphäre und die Seele zu reinigen und um die guten Geister anzulocken. Wilder Rhabarber gedieh überall; ein einheimischer Kräutermann erzählte, dass der untere Teil der Stängel pulverisiert bei Diabetes eingenommen werde. Auch Schafgarbe, Edelweiß, Rosenwurz, Engelwurz, Goldrute, Helmkraut und viele andere Heilkräuter wuchsen dort, deren indigene Anwendung wir zum Teil erfahren konnten. Sie alle aufzulisten, würde ein eigenes Buch füllen.

Wir zelteten in den wildesten Gegenden, schiefen in Jurten und gelegentlich in einem Hotel, aßen Hammelfleisch in Teigtaschen und auch ein Murmeltier, das die Nomaden geschossen hatten.

Die Mongolei ist, was die Bodenschätze betrifft, eines der reichsten Länder. Kupfer, Gold, Kokskohle und Seltene Erden – diese werden für moderne Technologien wie etwa die zukünftige E-Mobilität gebraucht – werden von internationalen Konzernen abgebaut; dabei werden weite Flächen verwüstet. Franzosen suchen nach Uran. Zudem lassen die Chinesen riesige Flächen der instabilen Steppenböden pflügen, um darauf Raps (als Rohstoff) und Getreide anzubauen. Wir konnten sehen, wie Windböen den Staub der trockenen Böden aufwirbelten. Es erinnerte mich an die Staubstürme (*dust bowls*), durch die in den dreißiger Jahren in den amerikanischen Steppen über 400 000 Quadratkilometer fruchtbarer Mutterboden vom Wind weggetragen wurde. Auf diese Weise verlieren die Nomaden immer mehr Weideflächen – deswegen auch die Überweidung. Viele Mongolen geben das Nomadentum gänzlich auf und ziehen nach Ulan Bator, eine Metropole, die aus allen Nähten platzt.

Eine unserer Begleiterinnen, Borgi, deren Bruder Schamane ist, fragte mich: »Wie können die zerstörerischen Kräfte so viel Macht haben, wenn die Schamanen doch Zugang zu den Geistern und Göttern, zu Himmel und Erde haben?« Das beschäftigte sie. Sie stellte mir diese Frage mehrmals. Ich wusste keine Antwort. Auch ich habe mir diese Frage öfter gestellt. Dazu fielen mir lediglich die Worte der Śatapatha-Brāhmana ein:

> *Die Himmlischen sprachen die ganze Wahrheit, die Dämonen die ganze Unwahrheit.*
>
> *Die Himmlischen, die beständig nur die Wahrheit sprachen, wurden scheinbar geringer und ärmer. Darum wird einer, der ständig die Wahrheit spricht, auch heutzutage scheinbar geringer und ärmer. Aber schließlich kommt er zum Gedeihen. (...)*
>
> *Die Dämonen dagegen, die beständig die Unwahrheit sprachen, glänzten wie Salzböden äußerlich, scheinbar wurden sie reich. Darum glänzt auch heutzutage einer, der ständig die Unwahrheit spricht, wie Salzboden äußerlich, scheinbar wird er reich. Aber schließlich gerät er ins Unglück.*

Das kam mir in den Sinn, aber ich sagte es nicht, ich wusste nicht, ob es passen würde. »Wie«, wollte Borgi weiter wissen, »gehen die Indianer Nordamerikas, die ja auch starke Medizinleute und Schamanen haben, damit um?« Sie habe gehört, dass auch dort die Erde von internationalen Bergbaukonzernen aufgerissen wird, dass Ölschiefer gefrackt wird und dass dadurch Mensch, Tier und Natur leiden.

Es gibt aber auch noch unberührte Naturgebiete in der Mongolei, die unter Schutz vor Ausbeutung stehen. Als wir in einem solchen unsere Zelte aufschlugen, heulte in geringer Entfernung ein Wolf. Ein wunderbarer Gruß! Mit Bold, einem einheimischen Kräutermann, der aussah wie ein Indianer, erforschten wir die Gegend. Selbstverständlich wusste er nichts von den in den Pflanzen enthaltenen Wirkstoffen und gab manchmal ganz unvermutete Indikationen an, die sich nicht mit der Wirkstoffanalyse decken; im Westen glauben wir ja, dass es diese Wirkstoffe sind, die die Heilung bewirken. Was ist es also hier? Placeboeffekte? »Nein«, sagte Marianne, eine mitreisende Ärztin aus Bern, die sich in TCM auskennt, »jenseits ihrer Inhaltsstoffe wirken Kräuter auf Energieflüsse und Blockaden, auf das Qi.«

Gleich nach der Grenze zwischen Russland und der Mongolei fing die Taiga an, das unendliche Waldgebiet Sibiriens. Wir fuhren einige Tage durch das Bargusintal, das »Land der tausend Geister«, eine fast unberührte Landschaft, die an die eiszeitlichen Steppen des jüngeren Paläolithikums erinnerte. Der Weg führte zum Baikalsee, der größten Süßwasserreserve der Welt. Nun konnte mich nichts mehr halten: Raus aus den Klamotten und rein in den See. Es ist magisch! Die Energie eines Sees, der 25 Millionen Jahre alt ist! Der See ist 673 Kilometer lang und im Durchschnitt um die 80 Kilometer breit.

Wir besuchten eine Siedlung orthodoxer Altgläubiger. Sie bewirteten uns großzügig nach russischer Art, ließen den selbstgebrannten Wodka fließen und ließen uns tanzen und singen. Sie zeigten uns die Geweihe paläozoischer Riesenhirsche, Mammutzähne, den Schädel eines Wollnashorns und andere Schätze, die sie in der sibirischen Wildnis gefunden hatten; auch in die wunderschöne kleine Dorfkirche nahmen sie uns mit, die einzige, die den Sturm der Bolschewiken überdauert hatte; sie diente damals als Kolchosen-Werkstatt.

Einen ganzen Tag verbrachten wir auf einem Dampfer, der uns zuerst zu einer Insel brachte, wo wir uns vorsichtig an eine Kolonie der endemischen Seehunde, der Baikalrobben, heranschleichen konnten. Noch immer ist es für Zoologen ein Rätsel, wie die Robben in diesen Inlandsee kamen. Wir übernachteten mehrmals bei russischen Bauern, die uns an reichlich gedeckten Tafeln großzügig bewirteten und immer wieder mit einem fröhlichen Trinkspruch – Auf die Gesundheit! Auf eine gute Reise! Auf die Liebe! Auf die Freundschaft! Auf die Frauen! Auf alle guten Dinge! – mit uns anstießen. Da zeigte sich die wunderbare russische Seele. Jeden Abend ging es in die *Banja,* zum Schwitzen im Badehaus, samt Schlagen mit Birkenruten. Das hielt uns gesund und ließ den Wodka wieder verdampfen. Und draußen in den Vollmondnächten heulten die Wölfe!

Die Ewenken (Tungusen), ein Volk sibirischer Ureinwohner, besuchten wir ebenfalls. Aus der Ethnologie war mir dieses schamanische Volk als Rentierhirten und Jägervolk bekannt. Sie lebten einst in Spitzzelten (Tipis), ähnlich wie die Prärieindianer, bis die Sowjets sie zur Sesshaftigkeit zwangen. Nun sind sie zu Rinderhirten geworden. Ihre Ähnlichkeit mit den Indianern ist verblüffend: Einmal zeigte ich meinem Freund Tallbull ein Bild von den Ewenken. Er war sich sicher, es seien Indianer, und konnte kaum glauben, dass es sibirische Eingeborene waren.

Beeindruckend war der Besuch bei einem Schmied-Schamanen. Weil Schmiede als Zauberer gelten, befinden sich ihre Werkstätten nicht in den Siedlungen, sondern weit außerhalb. Er sollte ein Orakel veranstalten, um zu sehen, ob wir mit unserer Reise guten Erfolg haben würden. Zuerst fragte er den Geist des Berges im Norden, indem er immer wieder Milch und Stutenmilchwodka in eine Schale goss und diese anschließend in Richtung des Berges warf. Wenn die Schale mit der Öffnung nach unten auf den Boden fiel, hieß es, wir seien nicht willkommen; fiel sie jedoch mit der Öffnung nach oben, wäre es ein gutes Zeichen. Beim dritten Versuch willigten die Geister ein. Nur die Männer durften die Schmiede betreten. Die Frauen unserer Gruppe waren damit nicht einverstanden, aber der Schamane erklärte ihnen, das Schmiedefeuer sei eine Frau, und sie wäre eifersüchtig, wenn eine andere weibliche Person den Raum beträte. Der Schamane sprach mit der Feuergöttin, opferte ganze Stangen Zigaretten, Süßigkeiten, Stutenmilch und Wodka in ihren glühenden Schlund, ehe er einige Eisenstangen hineinschob. Anschließend zog er die rot glühenden Stangen aus der Glut, leckte sie mit der Zunge und gab sie uns, um zu sehen, wie wir sie mit dem Hammer zusammenschmiedeten. Gut geschmiedet! Unsere Reise würde Erfolg haben, orakelte er. Der Schmied-Schamane heilt auch Kranke; er lässt sie ebenfalls schmieden, dabei müssen auch sie die rot glühenden Eisen mit der Zunge lecken. Wenn sie Angst haben und sich weigern, es zu tun, werden sie nicht geheilt werden.

Die Reise auf dem See führte uns zu einer Insel, die für Schamanen in ganz Sibirien heilig ist, die Olchon-Insel. Auch der Dalai Lama erkannte die spirituelle Energie dieser Insel und ließ dort, nahe dem »Schamanenfelsen«, ein buddhistisches Zentrum gründen. In der Nähe dieses Felsens beginnt die Seele von allein leicht zu levitieren.

Borgi, unsere mongolische Reiseführerin hatte uns erzählt, dass die Buddhisten eifrig missionieren und alte schamanische Orte besetzen. Das kennen wir ja auch aus unserer Geschichte, wo vor mehr als tausend Jahren die christlichen Missionare ihre Kirchen auf alten Kraftorten errichteten.

Auf der Insel, in den lichten Kiefern- und Lärchenwäldern, wuchs viel Schmalblättriges Weidenröschen (*Epilobium angustifolium*), aus dem die Russen den berühmten Ivan-Tee herstellen. Diesen nach Schwarztee schmeckenden Aufguss trank die dekadente Aristokratie zur Kur, und Schamanen benutzten ihn als Teil ihres verbotenen Fliegenpilzrituals, bis er von den Sowjets verboten wurde. Ein weiteres beliebtes Getränk ist der *Sagan-Dalya*-Tee, hergestellt aus einer endemischen Rhododendronart (*Rhododendron adamsii*). Er gilt als immunstärkend, verjüngend und vitalisierend. Alexej, der das Gästehaus betrieb, in dem wir wohnten, schenkte mir eine ganze Packung als Dank dafür, dass ich für ihn und die Belegschaft das alte Seemannslied »La Paloma« auf meiner Mundharmonika vorgespielt hatte. Die Melodie hatte ihre (russische) Seele berührt. Einen weiteren Tee lernten wir kennen, und zwar den ebenfalls immunstärkenden Chaga-Tee, hergestellt aus einer Pilzwucherung auf der Rinde alter Birken.

Am letzten Tag, ehe wir von Irkutsk abflogen, besuchten wir den bekannten burjatischen Schamanen Walentin Wladimirowitsch Chagdaew, der mit einem hufartig gespaltenen Daumen an der linken Hand geboren wurde – ein sicheres Zeichen seiner schamanischen Berufung. In einer Holzjurte mit Feuerstelle in der Mitte machte er eine kleine Feuerzeremonie und ein Milch-Wodka-Opfer. Dann erzählte er uns vom Ursprung der Welt: Eine Ente tauchte in die Tiefe, holte Schlamm herauf und formte daraus die Erde. Mächtige Mammutelefanten pflügten diese und formten so Berge und Täler. Es ist fast dieselbe Kosmogonie, die ich von den Indianern einst hörte. Das erstaunt aber nicht, schließlich kamen die Vorfahren der Indianer aus der Baikalregion und aus Ostsibirien.

WO DIE KLEINEN DRACHEN WOHNEN

Mehrmals veranstalteten wir auf der Dracheninsel La Palma ein Pflanzen- und Ureinwohner-Seminar. Wir durchstreiften die Insel vom Nebelwald im Norden – das ist ein lebendiger fossiler Wald, wie er einst bei uns in Mitteleuropa im Tertiär vor zwanzig Millionen Jahren wuchs – bis zu den kargen Vulkanlandschaften im Süden und folgten dabei den Spuren der steinzeitlichen Ureinwohner, den Benahoaritas (Guanchen). Nach einem fast hundertjährigen Feldzug wurden die eingeborenen Guanchen von den spanischen Kolonialherren ausgelöscht, aber ihre Steinritzungen sieht man noch vielerorts in den Felsen. Sie sind fast identisch mit den Petroglyphen der Megalithkulturen in der Bretagne, Irland und Cornwall. Der berühmte norwegische Anthropologe Thor Heyerdahl ist überzeugt, dass die Guanchen mit günstigen Meeresströmungen und Passatwinden ursprünglich aus Westeuropa kamen und nicht aus Marokko. Er konnte experimentell belegen, dass – obwohl die afrikanische Küste näher liegt –, die starke Strömung die Schiffe, die von dort ablegen, weit in den Atlantik hinaustreibt, sodass sie schließlich in der Karibik landen würden.

Um den altkanarischen Ureinwohnern die Ehre zu erweisen, machten wir bei einer unserer Wanderungen ein kleines Räucherritual. Da erschienen plötzlich aus dem Geröll viele Eidechsen. Ehe die Menschen ihre Säugetiere (Ziegen, Schafe, Hunde, Ratten und Mäuse) auf die Insel brachten, waren – neben Vögeln und Insekten – diese kleinen Drachen die einzigen Tiere auf der Insel. Wir gaben den kleinen Reptilien Käse, Wurst und Brot. Sie nahmen unser Opfer freudig an.

Bei vielen Naturvölkern, wie einst auch bei den Kelten, besteht der Glaube, dass die Toten sich noch dort aufhalten, wo sie gelebt haben und wo sich ihre heiligen Plätze befinden. Da die Verstorbenen keinen physischen Körper besitzen, können sie nicht wahrnehmen, was in der äußeren, physischen Welt alles geschieht. Deshalb schlüpfen sie ab und zu in die Körper von Tieren und benutzen deren Sinne, um sich in der äußeren Welt umzuschauen. Sie tun das besonders, wenn sie spüren, dass da jemand ist, der intensives Interesse zeigt. Sie wollen wissen, wer das wohl sein mag. Vielleicht ist es wirklich so, auf jeden Fall hatten wir das Gefühl, dass die Geister der Ureinwohner uns durch die Augen der kleinen Kriechtiere wahrnahmen.

Mumien

Die Insel heißt offiziell *La Palma de San Miguel* (Die Palme des heiligen Michael). Der Erzengel Michael ist, wie bekannt, der Drachentöter; er schützt vor der chaotischen Drachenenergie, die sich in Waldbränden, gelegentlichen Vulkanausbrüchen und erstarrten Lavaflüssen äußert. Noch immer ist der Boden bei den Vulkanen im wüstenhaft trockenen Süden der Insel heiß; der letzte Vulkanausbruch war 1972. Auch die Eidechsen sind Ausdruck dieser Energie. Die Spanier, die die Insel heutzutage bewohnen, mögen die kleinen Drachen nicht besonders. Vor allem die Geckos, die sich in den Häusern aufhalten, fürchten sie. Diese hätten nämlich den »bösen Blick«. Deswegen räuchern sie mit bestimmten Pflanzen, wie etwa dem Kraut der mit der Brennnessel verwandten *Ratonera* (*Forsskaolea angustifolia*) oder mit *Romera* (»Rosmarin«, *Campylanthus salsoloides*), um sie aus den Zimmern zu vertreiben. Eigentlich sind Geckos harmlos oder gar nützlich, denn sie vertilgen Fliegen und Mücken. Kann es sein, dass den Spaniern der »Blick« der kleinen Drachen unheimlich ist, weil sie tatsächlich – wenn auch unbewusst – die Anwesenheit der ursprünglichen Besitzer der Kanarischen Inseln darin spüren?

Die kanarischen Ureinwohner, wenigstens die Angehörigen der Oberschicht, mumifizierten ihre Toten. Zuerst wurde der Leichnam in Salzlauge eingelegt, die Innereien wurden entfernt, und dann stopfte man den Körper mit aromatischen Kräutern aus; auch wurden sie mit dem konservierenden »Drachenblut«, dem blutroten Harz des Drachenbaumes (*Dracaena draco*) behandelt. Nachdem man die Mumien in Ziegenleder gehüllt und ihre Körperöffnungen mit Bienenwachs versiegelt hatte, legte man sie in verschlossene Höhlen. Sie galten als Hüter des Landes.

Der Drachenbaum war für die Guanchen eine Art Weltenbaum. Im Schatten seiner schirmförmigen Krone hielten die Stammesältesten ihre Ratsversammlungen ab. Man glaubte, dass die unsichtbaren Geister der Verstorbenen in den Ästen dieses Baumliliengewächses saßen und an den Beratungen teilnahmen. Inzwischen gibt es nur noch wenige alte Drachenbäume, denn das lackrote »Drachenblut« stand bei den Apothekern, Ärzten und Alchemisten wegen seiner angeblich magischen Kräfte hoch im Kurs. Das Harz wurde in großen Mengen in das spätmittelalterlich-frühneuzeitliche Europa ausgeführt. Auch wurden die Grabstätten der Guanchen geplündert. Die Mumien wurden pulverisiert und an die europäischen Apotheker verkauft. Ebenso wie das Pulver der Mumien aus dem pharaonischen Ägypten galten diese als wirksame Lebenselixiere.[41]

Seltene Pflanzen

Die Pflanzenwelt der Kanaren fasziniert. Hier sehen wir Obst und Gemüse wachsen, das wir sonst nur in den Supermarktauslagen finden. Nicht nur Orangen, Zitronen, Feigenkakteen, Feigen- und Mandelbäume, Wein und Esskastanien, die jeder schon mal im Mittelmeerraum gesehen hat, wachsen hier, sondern auch Avocados, Bananen, Guaven, Johannisbrot, Mangos, Baummelonen (Papaya), Passionsfrüchte (Maracuja) und die köstlichen Japanischen Wollmispeln (Loquats), die es wegen ihrer geringen Haltbarkeit selten in die Supermärkte schaffen. Auch seltenen Früchten wie dem Breiapfel (Sapote, *Manilkara zapota*) oder den angenehm sauer schmeckenden Sauerdatteln oder Tamarinden (*Tamarindus indica*) begegnet man hier. Neben den Kartoffeln, die als salzige Schrumpelkartoffeln (*papas arrugadas*) aus der einheimischen Küche nicht wegzudenken sind, werden in den kleinen steinigen Äckern auch Süßkartoffeln, Okraschoten, Maniok und Taro angebaut. Die Taroknolle *(ñamas)* hatten kanarische Auswanderer in Venezuela und Kuba kennengelernt; Rückwanderer haben sie als besonderen Leckerbissen auf die Inseln gebracht. Sie wurde zum Hauptgericht des weihnachtlichen Festessens der Inselbewohner; sie ist sozusagen die kanarische »Weihnachtsgans«.

Was auch viel Freude macht und Erstaunen auslöst, sind die vielen Pflanzen, die wir nur als Zimmerpflanzen und Kübelgewächse kennen, die hier wild wachsen, wie etwa die ursprünglich in den Kanaren endemische Strauchmargerite (*Argyranthemum*) oder die »Geranien«, die ursprünglich aus der Kapregion in Südafrika stammen und in Mitteleuropa die Fensterkästen für sich erobert haben. Die einmalig schöne gelbe »Margerite« (*Argyranthemum gomerae*), die inzwischen in jedem Gartencenter erhältlich ist, gab es ursprünglich nur auf der Insel Gomera.

41 Zum Thema Mumien in der Medizin siehe: Storl, W.-D.: *Ur-Medizin*, Aarau und München: AT Verlag, 2015

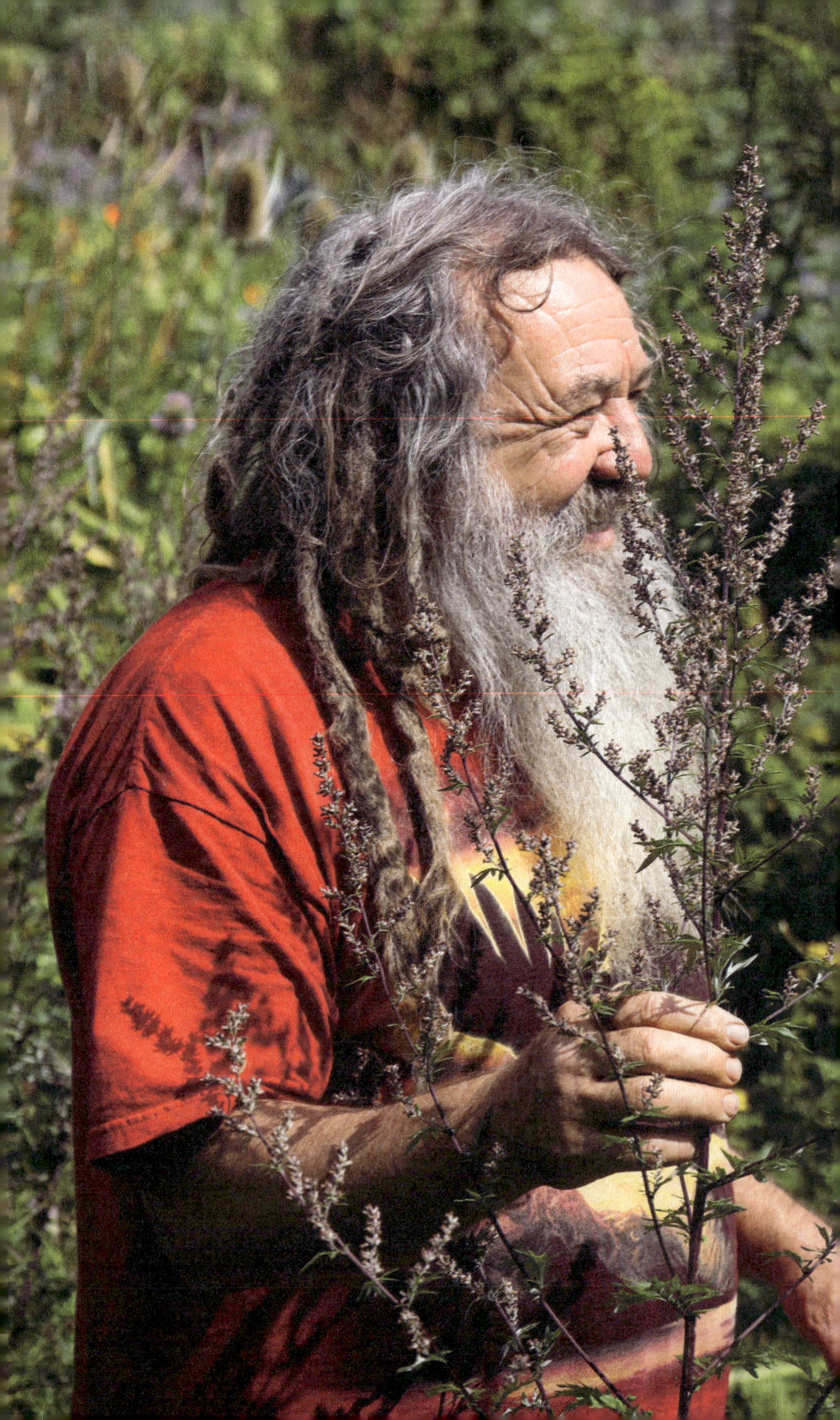

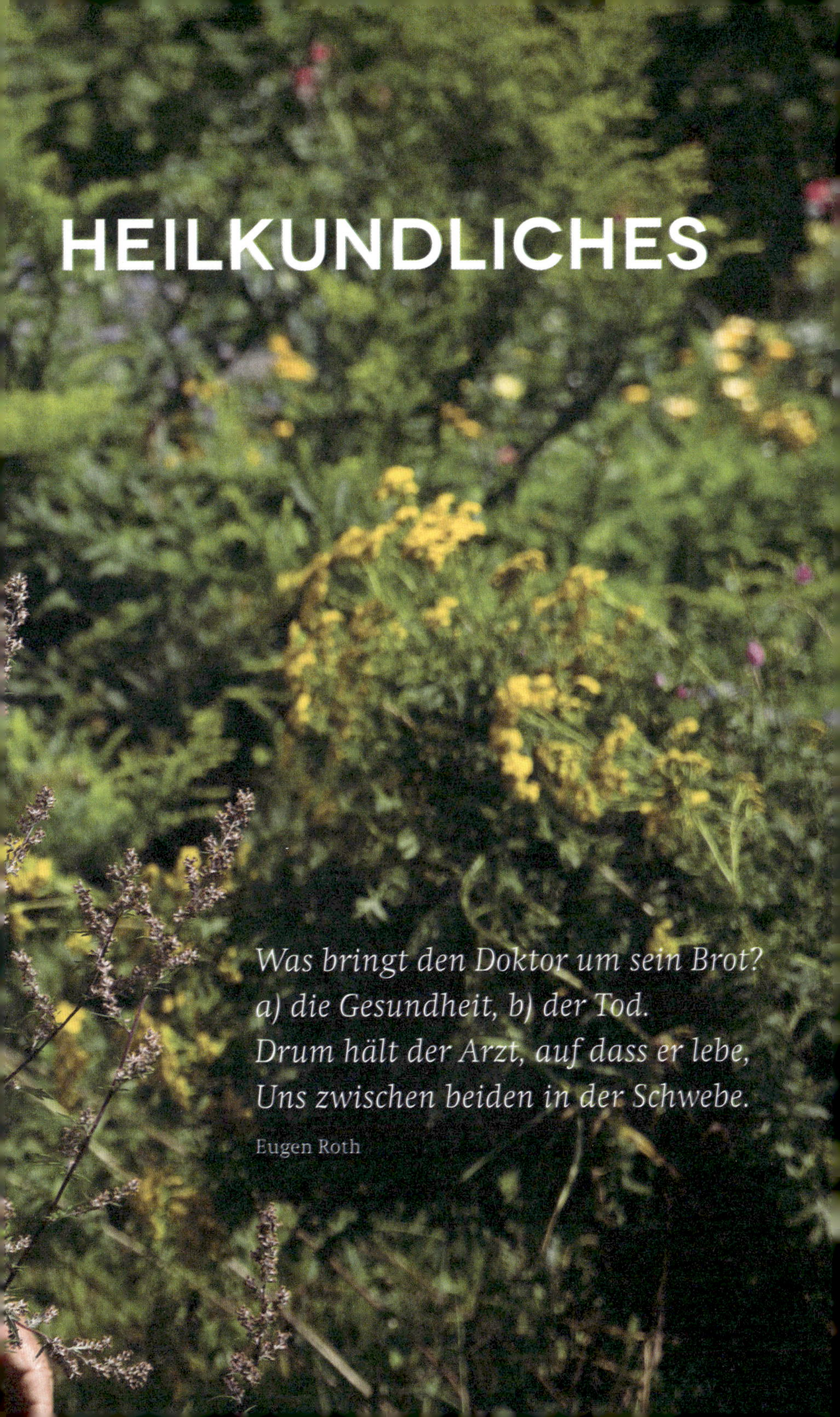

HEILKUNDLICHES

Was bringt den Doktor um sein Brot?
a) die Gesundheit, b) der Tod.
Drum hält der Arzt, auf dass er lebe,
Uns zwischen beiden in der Schwebe.

Eugen Roth

Ethnomediziner bestätigen, dass die Menschen seit der Altsteinzeit, egal in welcher Kultur oder Zeitepoche, wirksame Therapien zur Gesunderhaltung und Heilung kannten, darunter schamanische Praktiken – also Techniken zur Hervorrufung erweiterter Bewusstseinszustände –, Überhitzungstherapien (Schwitzhütten), Akupressur, Diät und so weiter. Vor allem aber kamen Pflanzen zum Einsatz. Jede Ethnie hatte ihre Kräuterkundigen. Das waren vor allem die Mütter und Großmütter, die ihre Erfahrungen weitergaben. Seit Inquisition und Aufklärung ist vieles von dem tradierten Wissen verloren gegangen. Es wurde im Zeitalter der »heroischen Medizin«[42] dämonisiert oder bestenfalls als Aberglaube, als »Altweiberkram« der Verachtung preisgegeben und dem Fortschritt geopfert.

Zurzeit sind in Europa rund neunzigtausend Medikamente, Produkte der Pharmaindustrie mit unaussprechlichen Fantasienamen, auf dem Markt. Welcher Mediziner hat da noch den Durchblick? Wer hat die Zeit, die vielen Tausend, vor allem in englischer Sprache veröffentlichten neusten Forschungsresultate zu lesen?

Amerikaner geben vierzehn Prozent ihres Bruttosozialprodukts jährlich für ihre Gesundheit aus; die Europäer hinken nicht weit hinterher. Da sollten wir alle vor lauter Gesundheit strotzen. Dem ist aber leider nicht so. Trotz bester medizinischer Versorgung sterben in Deutschland jährlich 342 000 an Herz-Kreislauf-Versagen, 220 000 an Krebs; 800 000 sind von Arthritis betroffen; jeder Dritte leidet an Allergien und anderen Autoimmunkrankheiten, die vor hundert Jahren praktisch unbekannt waren. Das Antibiotikazeitalter neigt sich seinem Ende zu: Nicht beherrschbare Krankenhausinfektionen durch multiresistente Keime (MRSA) sind in den USA die vierthäufigste Todesursache. Oft haben Pharmazeutika Nebenwirkungen, die erst später erkannt werden. Unvorhersehbare Wechselwirkungen und persistierende Metaboliten belasten nicht nur den Mikrokosmos des Körpers, sondern auch die

42 Als »Heroische Medizin« wird die offizielle wissenschaftliche Schulmedizin des 17. bis frühen 19. Jahrhunderts bezeichnet, die den volksmedizinischen Aberglauben und die Kräuterheilkunde der Frauen ablehnte, da diese angeblich wenig bewirkten. An ihrer Stelle verwendete die Schulmedizin »heroische Mittel« wie mineralische Gifte, insbesondere Quecksilberpräparate, sowie Purgativa, blasenziehendes Cantharidin, Aderlass und andere drastische Methoden, die beim Patienten »heroische« Reaktionen hervorriefen – etwa Geifern, Schwitzen, Zittern und so weiter. Siehe auch: Storl, W.-D.: *Ur-Medizin*, Aarau und München: AT Verlag, 2015, S. 222, sowie *Borreliose natürlich heilen*, Baden und München: AT Verlag, 2015, S. 226.

Natur. Zwischen fünfzig und neunzig Prozent der synthetischen Medikamente werden nicht verstoffwechselt, sondern belasten Gewässer, Böden und Aufbereitungsanlagen. (Nur ein Beispiel: Die Anwendung des schmerzstillenden, entzündungshemmenden Diclofenac führte in kürzester Zeit zum Aussterben der Geier in Südostasien.)

Haben wir uns vielleicht in einem reduktionistischen medizinischen Paradigma verrannt? Ist vielleicht der Körper mehr als ein hochkomplexer Mechanismus, die Seele mehr als ein Bündel psychischer Reaktionen, und erschöpft sich vielleicht der Geist nicht in neuralen Netzwerken und Synapsen? Vielleicht wussten die alten Kräuterkundigen mehr, als wir heute glauben.

Inzwischen wissen wir, dass Heilkräuter, auch die ganz gemeinen »Unkräuter«, die im Garten und unter der Hecke wachsen, Meister der molekularen Synthese sind. Seit sie, vor fünfhundert Millionen Jahren an Land gingen, haben sie sich erfolgreich mit Bakterien, Viren und Pilzen auseinandergesetzt. Die moderne Forschung hat inzwischen erkannt, dass Pflanzen in uns nicht nur Keime in Schach halten, sondern auch physiologische und psychologische Wirkungen in Gang setzen können.

Heilpflanzen sind ökologische Medizin, ihre Produktion benötigt keine teuren Fabriken; sie belasten die Umwelt nicht und besitzen weniger Nebenwirkungen.

MEISTER LUGH UND DIE ÄTHERISCHEN ÖLE

Heutzutage verstehen wir ätherische Öle als komplexe molekulare Gemische leicht flüchtiger, lipophiler Sekundärstoffe (Terpene, Sesquiterpene, Phenole usw.), die vor allem von höheren Pflanzen produziert werden, insbesondere den Doldengewächsen, Lippenblütlern, Korbblütlern, Myrtengewächsen, Lorbeergewächsen, Gräsern, Rautengewächsen, Koniferen und Ingwergewächsen. In ihrer Wirkung hemmen sie Pilze und Bakterien, dienen der Kommunikation mit anderen Mitgliedern des Biotops, und als Blütendüfte locken sie Bestäubungsinsekten an. Der Fokus dieser Sichtweise ist die mikrobiologische Stofflichkeit.

Wie bei jedem Phänomen gibt es alternative Sichtweisen bezüglich dieser aromatischen Substanzen. Einige davon wollen wir hier aufzeigen.

Tanz der Götter

In der traditionellen »keltischen« Überlieferung, deren Wurzeln höchstwahrscheinlich in der spätneolithischen Großsteingräberkultur (Megalith-Zeitalter) zu finden sind, wurde das Wachstum, Reifen, Blühen und Versamen der Vegetation als der Tanz der Pflanzengöttin durch das Jahr hindurch gesehen. Es ist der Tanz des »Blumenmädchens« mit ihrem ewigen Geliebten, dem Sonnengott.

Im Winter, wenn die Erde gefroren oder von Schnee bedeckt ist, ruht die Göttin wie Schneewittchen im tiefen Schlaf. Im Frühling, im Februar, küsst die Sonne, die nun allmählich immer weiter in die höheren Tierkreiszeichen wandert, seine Geliebte wach. Als jungfräuliche Weiße Göttin (*Brigit* oder *Birgit*, Birkengöttin) wandelt sie nun über das Land. Dabei keimen die Samen unter ihren tanzenden Füßen, der Saft fängt an, in den Bäumen zu fließen, die Schlüsselblumen und Schneeglöckchen beginnen zu blühen.

Im Mai, wenn die Sonne erstarkt und die Tage zunehmend länger und wärmer werden, wirft der Sonnengott seinen Bärenfellmantel ab und wird zum strahlenden jungen Helden, zu *Bel* (*Bil, Bhel,* gallisch *Belenos*, nordisch *Baldur*); die schöne Pflanzengöttin ist seine Braut, sie gibt sich ihm in Liebe hin, blüht ihm entgegen. Das Maifest (*Beltaine*) ist ihr Hochzeitsfest, es ist die Vermählung der Tochter der Erde mit dem Sohn des Himmels. Zu Mittsommer ist sie schwanger und träumt, und dann im August wird sie zur Matrone, die aus ihrem Füllhorn die Früchte des Jahres, angefangen mit dem Korn, über die Erde ergießt. Ihr Gemahl ist nun nicht mehr der strahlende Jüngling, sondern er verwandelt sich in diesem heißesten der Monate in den flammenden Erntegott *Lugh* (gallisch *Lugos*, nordisch *Loki, Lodur*). Lugh, der Name des feurigen Sonnengottes, ist sprachwissenschaftlich mit *Lohe, lodern* und entfernt ebenfalls mit *lux* (Licht) oder *Luzifer* (Lichtträger) verwandt.

In der irischen Tradition erscheint Lugh als der »Meister aller Künste« (*Samildánach*), der Terminator, der alles zu seiner schicksalsbestimmten Vollendung bringt: den Lauf der Sonne im Westen, die Ernte des schnittreifen Korns, das Schmieden des Stahls, das Lebenswerk der Menschen. Den Pflanzen verleiht er mit seiner Feuerkraft Reife, bunte Farben, Süße, Aroma (ätherische Öle) und Heilkraft. Im Jahreskreis herrscht er in der Zeit zwischen der Sommersonnenwende und der Herbsttagundnachtgleiche. Dies ist die Zeit, in der die Frauen und Kräutersammler ihre Kräuterbündel (Kräuterboschen, Kräuterwisch,

Augustmaien) zusammenstellen. Sein Feiertag, *Lugnasad,* wurde Anfang August als ein Feuerfest gefeiert. (In der Schweiz lodern in Erinnerung an den Rütli-Schwur noch immer am 1. August festliche Feuer auf den Bergen.) Im Jahreskreis steht das Feuerfest Lugnasad dem Fest des Wassers (*Imbolc*) im Februar, wenn die »grüne Neune«, die grünen Frühlingskräuter als Kultspeise gesammelt werden, diametral gegenüber.

In dieser keltischen Vision erkennen wir ein tiefes Verständnis der kosmischen und jahreszeitlichen Zusammenhänge, in denen die ätherischen Öle in den Pflanzen gebildet werden. Es ist vor allem das Sonnenlicht und die Hitze, die in der Vegetation die ätherischen Öle hervorbringen. Die Kelten erlebten den Jahreskreis als ein vier- bzw. achtspeichiges Rad, als Weg durch die Elemente:

- Im Winter, wenn die Sonne sich am Tiefpunkt befindet, verharrt die Vegetation, zurückgezogen in Samen, Wurzeln oder Knospen, im Ruhezustand. Das Element Erde (Salze, Mineralien, Festigkeit, Eiskristalle) herrscht vor.
- Im Frühling, mit *Imbolc*, taut Schnee und Eis; die Pflanzen keimen, sprießen und bauen ihre Kohlenstoffleiber von Neuem auf. Der Saft steigt in die Bäume. Kohlenhydrate und Stärke werden synthetisiert. Das Element Wasser dominiert.
- Im Frühsommer, um *Beltaine*, wird das Blühen intensiviert. Die Produktion an Nektar und Duftstoffen nimmt zu. Licht und Luft dominieren zunehmend als Elemente.
- In den hellsten Tagen des Jahres, wenn die Sonne im Mittsommer ihren Höhenflug erreicht hat und um *Lugnasad* die wärmsten Tage und Nächte folgen, bringen die Pflanzen vermehrt die flüchtigen aromatischen Öle hervor. Das Element Feuer herrscht vor.
- Im Herbst, um die Zeit der Tagundnachtgleiche, werden Obst und Nüsse reif; die Pflanzenproduktion geht zunehmend in Richtung Fruchtzucker, fettige Öle und Eiweiß.
- Im November, um das Totenfest *Samhain*, wenn es zunehmend dunkel und kälter wird, ziehen sich die Pflanzen wieder in die Wurzeln oder Samen zurück.

Wir sehen also, ätherische Öle sind Ausdruck der Sommersonnenwärme, die mit dem Durchgang des Tagesgestirns (des Sonnengottes Lugh) durch die hohen Tierkreiszeichen Zwillinge, Krebs und Löwe assoziiert ist. Klimazonen wie der Mittelmeerraum, wo Wärme und intensive Sonneneinstrahlung verbunden mit kargen, siliziumhaltigen Böden vorherrschen, sind besonders gesegnet, was aromatische Pflanzen betrifft.

Die essenziellen Öle sind leicht entzündlich, brennen hell, der Dampf ist farblos, durchsichtig, und das Verbrennen hinterlässt keine Spuren, weder Asche noch sonstige Schlacken. Auch dieser Aspekt passt zu Lugh. Als König der lichtvollen Elfen (*Tuatha de Dana*) kämpft dieser Gott gegen die Kräfte der Stockung, Verhärtung und Finsternis, die durch primitive, brutale Riesen, die *Fomoren*, dargestellt werden.

Was entsteht, muss vergehen

Der natürliche Jahreskreis teilt sich in zwei Hälften: Die aufsteigende Hälfte erstreckt sich von der Wintersonnenwende bis zur Sommersonnenwende. Es ist die Zeit des grünen Wachstums. Mittels massiver Kohlenstoffassimilation durch Photosynthese baut die Vegetation riesige Mengen an Biomasse auf. In der absteigenden Hälfte, von Mittsommer an bis in den Winter, findet vermehrt der Abbau der grünen Biomasse statt. Dabei helfen Insekten und Pilzorganismen.

Nach dem Wendepunkt des Mittsommers geht das vermehrte Blühen allmählich ins Verblühen und Versamen über. Die grüne Vitalität lässt nach, das rhythmische Wachstum der Blattsphäre verlangsamt sich.

Wenn Pflanzen zu blühen beginnen, verwandeln sie sich. Sie werden bunt, verströmen Nektar und Düfte und öffnen sich den bestäubenden Insekten, Schmetterlingen, Bienen, Hummeln oder auch bestimmten Vögeln wie etwa den Kolibris und Honigsaugern. Farben und Düfte sprechen uns und andere beseelte Wesen – die Tiere – an. Das heißt, in der Blüte beginnt die Pflanze ihre Seele zu offenbaren; sie »astralisiert« zunehmend. Blüten entwickeln in diesem Stadium Eigenschaften beseelter Wesen: In der Blüte wird der Stoffwechsel animalischer. Es ist der einzige Ort der Pflanze, der messbare Eigenwärme aufweist.

Es ist diese Beseeltheit (Astralität), die uns berührt. Es ist ein homöopathisches Gesetz: Seelisches wirkt auf Seelisches. Was uns seelisch bewegt, drücken wir Menschen auch gerne mit Blumen aus – wir schenken denjenigen, die wir lieben, Blumen, geben sie zu Geburtstagen, Muttertag, Bestattungen und schmücken unsere Feste mit ihnen. Auch die Duftstoffe, die ätherischen Öle, berühren uns seelisch und können ebenso wie Farben zum Therapieren ungünstiger Seelenzustände eingesetzt werden.

Astralisierung bedeutet das Aufzehren oder Abebben der grünen Lebenskraft. Im herbstlichen Laubfall, in der schönen Verfärbung der Blätter in allen möglichen gelben, orangfarbenen und roten Schattierungen, im Vergilben der Gräser können wir die »Astralisierung« ganzer Landschaften miterleben. Es ist der kosmische Terminator, der feurige Erntegott Lugh oder Loki, der das in Gang setzt. Die Lebenskraft verebbt mit der niedergehenden Sonne, mit dem Kürzerwerden der Tage. Die Bäume legen ihr farbenprächtiges Todesgewand an und verharren als Same oder als Wurzelknolle im Schoß der Mutter Erde oder als Knospe am kahlen, schneebedeckten Zweig, bis in einem neuen Zyklus die holde Weiße Göttin, Brigit oder Birgit, sie zum neuen Leben erweckt.

PYRROLIZIDINE UND BORRELIEN

Im Wikipedia-Beitrag über meine Person ist unter der Rubrik »Kritik« Folgendes zu lesen: »In Interviews bezeichnete Storl bestimmte Publikationen als Hetzkampagne gegen die Pflanzenheilkunde und widersprach der krebserregenden Wirkung von Pyrrolizidinalkaloiden in Beinwell und Huflattich auf die Leber bei normalen Gebrauch. Dokumentierte Todesfälle in Deutschland und der Schweiz erwähnte er darin nicht.«

Der Tenor ist, dass jemand, der die Toxizität der Pyrrolizidinalkaloide bezweifelt, nicht ernst genommen werden kann und sich als Scharlatan entpuppt. Da diese Kritik nicht gerechtfertigt ist, möchte ich hier dazu Stellung nehmen. Übrigens frage ich mich, wer die anonymen Schreiber sind, die diese Behauptungen aufstellen.

Pyrrolizidinalkaloide

Selbstverständlich würde ich niemals die hepatotoxische, gentoxische, mutagene und karzinogene Wirkung der in bestimmten Pflanzen enthaltenen Pyrrolizidinalkaloide (PA) leugnen. Dass diese Verbindungen giftig sind, habe ich auch hin und wieder in Vorträgen und Publikationen erörtert.[43] Ich plädiere jedoch für eine differenzierte Sichtweise, da viele unterschiedliche Arten von PA in der Pflanzenwelt vorhanden

---

43 Storl, W.-D.: *Wandernde Pflanzen*, Aarau und München: AT Verlag, 2012, S. 280: »Die moderne wissenschaftliche Phytotherapie zeigt sich wenig begeistert von Greiskräutern.

sind, wovon einige – etwa Farfugin und Tussilagine – nicht toxisch sind.[44] Auch variiert der PA-Gehalt je nach Art und auch nach Tageszeit, Jahreszeit und Standort.

Pyrrolizidinalkaloide wurden in den sechziger Jahren als sekundäre Pflanzenstoffe entdeckt. Inzwischen hat man rund 660 verschiedene PA in über 6000 Pflanzenspezies gefunden. Bei den PA handelt es sich um Esteralkaloide, bestehend aus einem 1-Hydroxymethylpyrrolizidin (Necin) und aliphatischen Mono- oder Dicarbonsäuren (Necinsäuren). Die Hydroxymethylpyrrolizidine können gesättigt oder ungesättigt sein. Problematisch sind vor allem diejenigen PA mit ungesättigtem Necin-Grundgerüst (1,2-ungesättigte PA).[45]

Pyrrolizidinalkaloide kommen vor allem in folgenden Familien vor:

- **Korbblütler** (*Asteraceae*): Darunter Wasserdost (*Eupatoria*), Huflattich (*Tussilago*), Pestwurz (*Petasites*), Greiskräuter (Kreuzkrautarten, *Senecio*), Leberbalsam (*Ageratum*) oder das überall in den Tropen wachsende Siamkraut (*Chromolaena*), das in Südostasien als eines der wichtigsten antibakteriellen Wundheilkräuter gilt.
- **Raublattgewächse** (*Boraginaceae*): Darunter, Borretsch, Beinwell, Vergissmeinnicht, Lungenkraut, Natternkopf (*Echium*), Steinsamen (*Lithospermum*) und Sonnenwenden (*Heliotropium*)
- **Hülsenfrüchtler** (*Fabaceae*): Darunter Klapperhülsenarten (*Crotolaria*), die in den Tropen häufig als Gründünger angebaut werden, oder auch die *Lotonis*-Arten, die ebenfalls in den Tropen vorkommen.

Wir sehen in dieser kurzen Auflistung, dass unter den erwähnten PA-haltigen Pflanzen etliche althergebrachte Heilkräuter vorkommen. Unter ihnen befinden sich folgende:

- **Beinwell, Wallwurz, Comfrey** (*Symphytum officinale, S. peregrinum*): Seit vorchristlichen Zeiten wurde die äußerst schleimhaltige, saftige weiße Wurzel mit schwarzer Schale bei Knochenbrüchen, Prellungen, Knochenhautentzündungen, Venenentzündungen, chronischen Ulzerationen, bei Gastritis und inneren Verletzungen mit Erfolg angewendet. Dieses vitale, vor Lebenskraft strotzende Raublattgewächs erlebte in den sechziger Jahren durch den Einsatz des Schotten Lawrence D. Hills (1911–1991) einen Höhenflug an Popularität. Nicht nur sei es praktisch ein Allheilmittel, erklärte er, sondern man könne auch die mineral- und vitaminreichen jungen Blätter als Viehfutter und für Menschen als wohlschmeckendes, gesundes Gemüse verwenden.[46] Biogärtner stellten aus den in Regentonnen vergorenen Blättern Jauchen her, die die Pflanzen stärken und Schädlinge fernhalten. Wegen der Angst vor Pyrrolizidinalkaloiden (PA) nahm in den achtziger Jahren die Begeisterung für diese Pflanze wieder ab. Auf den Verzehr als Gemüse wurde weitgehend verzichtet.[47] Die Kommission E hat diese Heilpflanze nur für den äußerlichen Gebrauch zugelassen.[48] Der PA-Gehalt schwankt im Jahreslauf. Die Wurzel enthält eine zehnmal höhere Konzentration an PA als die Blätter; die jungen Blätter im Frühling enthalten sechzehnmal so viel PA wie die älteren kurz vor der Blüte.[49]

- **Borretsch** oder **Gurkenkraut** (*Borago officinalis*): Seit der Antike wird Gurkenkraut als stimmungsaufhellendes Mittel verwendet (Römischer Spruch: *Ego, borago, gaudia semper ago.* »Ich, der Borretsch, mache immer fröhlich.«) und seine erweichende, schleimlösende, entzündungswidrige, harn- und schweißtreibende sowie kühlende Wirkung geschätzt. Innerlich wurde er bei Katarrh, Bronchitis, Schleimhautentzündung, Nieren- und Blasenleiden, als blutreinigendes Mittel bei Gelenkrheumatismus sowie äußerlich bei Augenentzündung eingesetzt.[50] Inzwischen hat die Forschung neue Indikationen ermittelt: Borretsch wirkt regenerierend auf die Nebennierenrinde (zuständig für das Na-Ca-Gleichgewicht, für körpereigene Steroide, Kortison

---

44 Dharmananda, Subhuti, Ph. D., Institute for Traditional Medicine, Portland, Oregon: »Safety Issues Affecting Herbs. Pyrrolizidine Alkaloids«, 2001, S. 10 (http://www.itmoline.org/arts/pas.hm, aufgerufen 28. Oktober 2016)

45 Roth, L., M. Daunderer und K. Kormann: *Giftpflanzen. Pflanzengifte*, Hamburg: Nikol Verlag, 2012, S. 896

46 Storl, W.-D.: *Mit Pflanzen verbunden*, München: Heyne, 2009, S. 46ff.

47 Wie so viele andere in der »grün« orientierten Alternativkultur haben auch wir des Öfteren frische Beinwelltriebe als Spinatgemüse oder die zerkleinerten Wurzeln, unter Bratkartoffeln gemischt, gegessen – etwas, was ich seit der Erkenntnis des leberschädigenden Potenzials der PA nie wieder tun würde. Gegen kurzfristige äußerliche Anwendung als wirksames Knochenheil- oder Wundheilmittel spricht jedoch nichts.

48 Die Kommission E, eine wissenschaftliche Sachverständigenkommission für pflanzliche Arzneimittel des Bundesgesundheitsamtes (BGA), untersuchte zwischen 1978 und 1994 nach wissenschaftlichen Kriterien die allgemein verwendeten Heilkräuter.

49 Foster, Steven: *Herbal Renaissance*, Salt Lake City: Gibbs-Smith, 1993, S. 75

50 De Vries, Herman: *Natural Relations*, Nürnberg: Verlag für Moderne Kunst, 1989, S. 606

und Geschlechtshormone). Er kann angewendet werden nach einer medikamentösen Behandlung durch Kortison oder Steroidhormone und bei der Rekonvaleszenz. Borretschsamenöl mit seinen hohen Anteilen an ungesättigten Fettsäuren (u.a. γ-Linolensäuren) findet Anwendung bei Neurodermitis.[51] Das Gesamtvorkommen der PA in Borretsch ist extrem niedrig, weniger als 0,001 Prozent.[52] Die Pflanze enthält kleine Mengen (etwa 2–10 mg pro Kilogramm getrockneter Pflanze) verschiedener Pyrrolizidinalkaloide (Amabilin, Intermedin, Lycopsamin, Supinin, Thesinin), die in Reinform als lebertoxisch gelten. Daher ist nach Angaben des Bundesinstituts für Risikoforschung (BfR) ein regelmäßiger Genuss von Borretsch nicht zu empfehlen. Ein gelegentlicher Verzehr gilt als unbedenklich, ebenso ein Verzehr der Blüten und Samen sowie des aus den Samen gepressten Borretschöls, da diese die erwähnten Alkaloide nicht oder nur in Spuren enthalten.[53]

- **Huflattich:** Dieser kleine Korbblütler, der mit seinen gelben Blüten den Frühling ankündigt, galt seit der Antike als ein Gigant unter den heilkräftigen Pflanzen. Im Jahr 1994 wurde er zur Heilpflanze des Jahres auserkoren. Schon die Römer setzten ihn gegen Husten und Lungenentzündung ein, weswegen sie ihn *Tussilago* nannten (von lateinisch *tussis,* Husten, und *ágere,* vertreiben); die Griechen kannten ihn als (*bēchion* von *bēx,* Husten). Die Wirkung des Huflattichtees ist entzündungshemmend, reizmildernd, zusammenziehend, auswurffördernd und abschwellend. Die frischen Blätter wirken, zerstampft und äußerlich angewendet, als Umschlag bei Venenentzündung, Brandwunden und Unterschenkelgeschwüren. Hildegard von Bingen erwähnt den *huflaticha* als Teil einer komplizierten Rezeptur als Leberheilmittel: »Die Wärme des kleinen Huflattichs beseitigt die Entzündung der Leber(!).«
- Überall, wo er wächst, wurde der Huflattich als Frühlingswildgemüse gegessen. Hier im Allgäu wurden die jungen Blätter unter die Bratkartoffeln geschnitten. In Russland kommen die jungen Blätter und Knospen in Gemüse, Kräutersuppen, Kartoffeleintopf und Rührei.[54] Angeblich waren Rouladen aus Huflattichblättern eine von Goethes Lieblingsspeisen. (Mehr zur Problematik der PA im Huflattich auf den folgenden Seiten.)

- **Fuchsgreiskraut, Waldkreuzkraut** (*Senecio nemorensis* ssp. *fuchsii*): Das Fuchsgreiskraut galt in der traditionellen Pflanzenheilkunde schon immer – äußerlich angewendet – als ein ausgezeichnetes Wundheilkraut. Vor allem aber wurde es wegen seiner blutstillenden (styptischen) Eigenschaft innerlich zur erfolgreichen Behandlung von Wochenbettblutungen, Abortnachblutungen und klimakterischen Blutungen eingesetzt. Ein Vollextrakt (Senecion®), hergestellt von Prof. Dr. Gustav Klein (Dr. Gustav Klein GmbH & Co.), hat vielen Frauen in diesen Notlagen das Leben gerettet. Der Vertrieb des Medikaments wurde jedoch in den achtziger Jahren eingestellt, da die mit der Prüfung pflanzlicher Heilmittel beauftragte Kommission E der Pflanze wegen der PA (Senecionin) eine Negativmonografie erteilte. Prof. Dr. med. Rudolf F. Weiß fragte zwar, ob sich die mit den Alkaloidextrakten durchgeführten Rattenversuche auf eine kurzfristige Therapie mit der Ganzpflanze auf kranke Menschen übertragen ließen.[55] In der Neuauflage seines *Lehrbuch der Phytotherapie* wird jedoch beim derzeitigen Stand der Wissenschaft die Anwendung von *Senecio* nicht empfohlen.[56] Andere Ärzte wie der Internist Dr. med. Albrecht Nonnenmacher befürworten den kurzfristigen therapeutischen Einsatz dieses Phytotherapeutikums (http://symptomat.de/Fuchskreuzkraut, aktualisiert am 29.11.2016).
- **Kunigundenkraut, Wasserdost, Lebertrost** oder **Wasserhanf** (*Eupatorium cannabinum*): Nachweislich schon seit der griechischen Antike wurde das bitter schmeckende Kraut bei Erkrankungen der Leber (!) und die Blätter als Salbe zur Heilung hartnäckiger Geschwüre verwendet. Die sogenannten »Väter der Pflanzenkunde« aus der Zeit der Renaissance wie Leonhart Fuchs (1543) oder Peter Matthiolus (1563) verwendeten *Eupato-*

---

51 Storl, W.-D.: »Heilpflanzenkunde«, in: *Das große Buch der ganzheitlichen Therapien*, hrsg. von Rüdiger Dahlke, München: Integral Verlag, 2007, S. 242

52 Dharmananda, op. cit., S. 2

53 https://de.wikipedia.org/wiki/Borretsch

54 Kostschejew, A. K.: *Wildwachsende Pflanzen in unserer Ernährung*, Leipzig: VEB Fachbuchverlag, 1990

55 Weiß, Rudolf F.: *Lehrbuch der Phytotherapie*, Stuttgart: Hippokrates Verlag, 1991, S. 386f.

56 Fintelmann, Volker, und Rudolf Fritz Weiß: *Lehrbuch der Phytotherapie*, 10., völlig neu bearbeitete Auflage, Stuttgart: Hippokrates Verlag, 2002, S. 434

rium bei »Siechtum« der Leber und Milz. Auch gegen grippale Infekte wird der schweißtreibende Tee traditionell angewendet. Der Durchwachsene Wasserhanf (*E. perfoliatum*), eine nah verwandte Spezies aus Nordamerika, wirkt ebenfalls antiviral; ihr englischer Name *boneset* deutet die immunstimulierende Wirkung an, denn sie wurde gegen das *break-bone fever* (Denguefieber) mit Erfolg eingesetzt. Neuerdings wird die Anwendung der *Eupatorium*-Arten in Frage gestellt, und zwar wegen Spuren von PA (Echinatin, Supinin). Diese sind jedoch in so geringen Mengen vorhanden, dass sie bei einer therapeutischen Dosierung keine Rolle spielen.[57] Überhaupt sollten immunstimulierende Phytotherapeutika wie beispielsweise auch der Purpurne Sonnenhut (*Echinacea purpurea*) nicht über längere Zeiträume eingenommen werden (höchstens 2 bis 3 Wochen lang), da die immunstimulierende Wirkung ins Gegenteil umschlagen kann.
- **Pestwurz** (*Petasites hybridus*): Die Wurzel (Petasitides rhizoma) des Korbblütlers wirkt spasmolytisch (krampflösend) und schmerzstillend; sie wurde traditionell als Hustenmittel und zur Migräneprophylaxe sowie zur Linderung von Krämpfen und Dysmenorrhö verwendet. Doppelblindstudien bestätigen, dass das darin enthaltene Petasin und Isopetasin die glatte Muskulatur beruhigt. Bei Steinbildung im Harntrakt, insbesondere bei Steinabgang mit auftretenden Koliken, ist der Einsatz effektiv. Die Kommission E erteilte den *Petasites*-Blättern wegen dem stark variierenden Inhalt von PA mit 1,2-ungesättigtem Necingerüst eine negative Monografie, den Wurzeln dagegen eine positive. Nach Fintelmann ist die Anwendung auf wenige Tage zu begrenzen.[58]

In den achtziger Jahren wurden Heilkräuter immer beliebter. Es war die Zeit, in der die Kräuterfrau Maria Treben[59] und auch die Hildegard-Pflanzenheilkunde immer populärer wurden. *Das große Buch der Heilpflanzen* des Apothekers Mannfried Pahlow (GU Verlag 1979) wurde ein Dauerbrenner. Auch renommierte Mediziner wie Prof. Dr. med. Rudolf Fritz Weiß, der das *Lehrbuch der Phytotherapie* veröffentlichte, oder der renommierte amerikanische Mediziner Andrew Weil[60] trugen zur allgemeinen Begeisterung für Phytotherapie bei.

Aber dann gab es einen Dämpfer. Pyrrolizidinalkaloide – ein für den Laien kaum auszusprechender Zungenbrecher – machten Schluss mit der Begeisterung. In vielen der für unschuldig gehaltenen, bewährten Heilpflanzen, hieß es, lauere das tückische, leberschädigende, krebserregende Gift. Am 10. August 1988 kündigte das Bundesgesundheitsamt (BGA) an, dass die Herstellung von Arzneimitteln, die Huflattich, Borretsch, Pestwurz, Beinwell und Waldkreuzkraut enthielten, untersagt wird. Die Aktion betraf 2500 Arzneimittel, die meistens von kleinen oder mittelständischen Betrieben hergestellt und vermarktet wurden.

Als Beweis für die Schäden, die PA anrichten, zitierte das BGA einen Aufsatz aus dem *Journal of Pediatrics*[61]: »In jüngster Zeit ist über den Todesfall eines Neugeborenen infolge einer veno-okklusiven Erkrankung (Budd-Chiari-Syndrom) berichtet worden, nachdem die Mutter Huflattich-haltigen Tee während der Dauer der Schwangerschaft getrunken hatte ...« Auch die *Medical Tribune,* eine Zeitschrift für medizinische Fachinformation, lässt seine Leser wissen: »Säugling stirbt an Leberzirrhose – Mutters Kräutertee war tödlich« (*Medical Tribune*, 32, 12. August 1988, S. 3). In der Boulevardpresse hagelte es Schlagzeilen. Es war ein gefundenes Fressen für sensationshungrige Journalisten, die kaum eine Ahnung weder von Botanik noch von organischer Chemie hatten. Die Wirkung der Kampagne war eine starke Verunsicherung derjenigen, die den Naturheilverfahren gegenüber offen sind – und das sind nicht wenige.

Der Schock saß tief. Daran änderte sich auch nichts, als sich später herausstellte, dass die junge Mutter aus der Zürcher Drogenszene stammte und öfter lebertoxische halluzinogene Pilze zu sich genommen hatte. Außerdem war die Leber der Mutter nicht geschädigt, sondern nur die des Kindes, obwohl die fötale oder kindliche Leber wesentlich resistenter ist als die Leber des Erwachsenen. Der »Huflattichtee«,

---

57 Roth, L., M. Daunderer und K. Kormann: *Giftpflanzen - Pflanzengifte*, Hamburg: Nikol Verlag, 2012, S. 337

58 Fintelmann, op. cit., S. 258

59 Maria Trebens Buch *Gesundheit aus der Apotheke Gottes* (Ennstaler Verlag 1978) wurde inzwischen über 9 Millionen Mal verkauft.

60 Weil, Andrew: *Heilung und Selbstheilung,* Weinheim: Beltz, 1988, S. 120ff. (Originalausgabe: *Understanding Conventional and Alternative Medicine*, Boston: Houghton Mifflin Co., 1983)

61 Roulet, Michel, et al.: »Hepatic veno-occlusive disease in newborn infant of a woman drinking herbal tea«, in: *The Journal of Pediatrics*, 112 (3) 1988: 433–436

den die Mutter getrunken haben soll, war zudem ein Teemischung aus zehn verschiedenen Pflanzen. Der Anteil des Huflattichs betrug dabei nur neun Prozent. Nach weiteren Meldungen war man nicht einmal mehr sicher, ob überhaupt Huflattich in der Teemischung enthalten war.[62]

Doch was ist mit den Tierversuchen, den Rattenexperimenten? Belegen sie nicht eindeutig, dass diese Pflanzen mutagen (erbgutverändernd) oder karzinogen (krebserregend) wirken? Bei diesen Untersuchungen handelt es sich doch um objektive wissenschaftliche Experimente, um genaue Messungen und richtige Schlussfolgerungen. Wenn man sich die Tierversuche genauer anschaut, sind sie bei Weitem nicht so eindeutig: »Die Pflanzen wurden mit einem Futteranteil zwischen 4 und 32 Prozent zwangsweise verabreicht, da sich die Tiere ab einem Huflattichanteil von 15 Prozent im Futter weigerten, diese Nahrung zu sich zu nehmen. Diese Stresssituation ist bekanntermaßen als karzinomfördernder Faktor zu bewerten.«[63] Als die Ratten am Ende gar nicht mehr fressen wollten, wurde ihnen Huflattich oder Beinwell über Monate hinweg durch Schlundsonden einverleibt. Auch ging man dazu über, ihnen den isolierten Wirkstoff hypodermal zu injizieren. Endlich entwickelten sie die (erwarteten) Lebertumore!

Können die Ergebnisse solcher Tierversuche überhaupt auf Menschen übertragen werden? Eine fundamentale Frage. Die Menge an Huflattichblättern, mit denen die armen Tiere zwangsgefüttert wurden, entspräche, auf den Menschen übertragen, vier Apothekerpackungen, die er täglich über lange Zeiträume hinweg konsumieren müsste. Wer würde das schon tun?

Die Negativ-Schlagzeilen sind seit den späten achtziger und frühen neunziger Jahren nicht weniger geworden. Inzwischen werden Kräutertees im Allgemeinen verdächtigt, die leberschädigenden Stoffe zu enthalten. Unter der Überschrift »Der Tod im Kamillentee« warnte die TAZ am 17. Juli 2013 ihre Leser, dass der übermäßige Genuss von Kräutertees hohe Dosen gesundheitsschädlicher PA enthalten könnte. Wissenschaftler hätten diese und andere sekundäre Pflanzenstoffe sogar in handelsüblichen Kräutertees gefunden – Babyfencheltee, Fencheltee, Kamillentee, Pfefferminztee, Brennnesseltee, Melissentee, auch in Grüntee und Schwarztee. Ein Schock für die Mitteleuropäer, bei denen Heilkräutertees seit eh und je eine wichtige Rolle spielen; auch gehörten Kräuter zum gesundheitsbewussten »Lifestyle«. 2012 konsumierten die Verbraucher knapp 19 000 Tonnen – das sind rund 27 Liter Kräutertee pro Kopf. Das Verbrauchermagazin »Öko-Test« berichtete am 27. Februar 2017, dass sogar der beliebte Rooibostee, ein Antioxidans und Anti-Aging-Mittel, häufig mit PA-haltigen Beikräutern sowie Pflanzenschutzmittelrückständen kontaminiert sei.

Honig[64] wird durch das Bundesinstitut für Risikobewertung (BfR) ebenfalls kritisch betrachtet, denn Bienen nehmen den Pollen von Natternkopfarten (*Echium*), Greiskrautarten (*Senecio*) und Borretschgewächsen (*Borago*) als Nahrung auf.[65]

Um sicherzugehen, trinkt man also am besten keinen Kräutertee mehr, und schon gar keinen mit Honig gesüßten. Da wäre man doch viel sicherer mit Soft-Drinks und mit Getränken, die mit Maisglukose, Aspartam oder Saccarin gesüßt sind. Die unkontrollierte Natur ist eben gefährlich.

Immer wieder wird darauf hingewiesen, dass Pyrrolizidinalkaloide in Nahrung oder Getränken für die Konsumenten tödliche Folgen haben können. Das würde ich auch niemals in Frage stellen. Vereinzelte Todesfälle gab es zum Beispiel 1948 und dann wieder 1976 in Usbekistan, Indien und Afghanistan, als das Brotmehl durch die Samen der in den Weizenfeldern als Unkraut wachsenden Sonnenwenden (*Heliotropium popovii*) verunreinigt war. In Jamaika kam es 1954 zu endemischen Vergiftungen durch sogenannte Buschtees, die das Kraut von Klapperhülsen *(Crotalaria)* und Kreuzkraut *(Senecio)* enthielten. Auch aus Südafrika werden Fälle von Lebervenenverschluss bei Menschen gemeldet, die solche Busch- oder Bantu-Tees gewohnheitsmäßig tranken. In Afghanistan – einem Land mit 35 000 000 Einwohnern – kam es immer wieder mal in den Jahren 1999 bis 2001 zu PA-Vergiftungen mit schätzungsweise insgesamt hundert Todesfällen.[66] Was in den weit hergeholten Berichten, die unter anderem im Medizinjournal *The Lancet* oder auch vom BfR veröffentlicht wurden, nicht berücksichtigt wird, ist Folgendes:

---

62 Schlebusch, Klaus Peter, Hans-Christoph Scheiner und Peter Wendling: *Die Vernichtung der Biologischen Medizin*, München: Heyne, 1989, S. 16

63 Schlebusch et al., op. cit., S. 19

64 Stellungnahme Nr. 038/2011 des BfR vom 11. August 2011, ergänzt am 21. Januar 2013: »Analytik und Toxizität von Pyrrolizidinalkaloiden sowie eine Einschätzung des gesundheitlichen Risikos durch deren Vorkommen im Honig.«

65 http://www.bfr.bund.de/de/presseinformation/2016/36/verunreinigungen_in_tees_und_honig_sind_die_hauptaufnahmequellen_fuer_pyrrolizidinalkaloide_pa_-198657.html

66 https://www.ncbi.nlm.nih.gov/pmc/articles/PMC2905904/

- Sowohl im afghanischen Mehl als auch im indischen Brot wurden nicht nur PA, sondern auch hoch lebertoxisches Schimmelpilzgift (Aflatoxin)[67] und Hepatitis-B-Viren gefunden.[68]
- Vor allem in Dürreperioden treten diese Sonnenwendekräuter und Klapperhülsen vermehrt als Begleitvegetation in den südasiatischen Getreidefeldern auf.
- Abgesehen von Kreuzkrautarten (*Senecio*), spielen *Crotalaria* und *Heliotropium* in Mitteleuropa keine Rolle als Ackerbegleitkräuter. In allen drei Gattungen sind größere Mengen an 1,2-ungesättigten PA enthalten.
- In Mitteleuropa befinden sich höhere Konzentrationen von 1,2-ungesättigten PA vor allem in Natternköpfen (*Echium*), dem Gewöhnlichen Greiskraut und anderen *Senecio*-Arten wie dem Jakobskreuzkraut (*Senecio jacobaea*). Diese aber werden herkömmlicherweise weder als Teekräuter noch als Wildgemüse gesammelt, noch spielen sie eine Rolle in der Phytotherapie.

Die Frage, die sich nun stellt, ist: Sind die altüberlieferten Heilpflanzen, die in Mitteleuropa wachsen, ebenso giftig? Führen sie zu Todesfällen? Es besteht kein Zweifel, dass vor allem die verschiedenen *Senecio*-Arten beträchtliche Mengen an toxischen PA (Senecionin, Jacobin) enthalten. Vor ihnen sei gewarnt![69] Diese finden aber kaum Anwendung in der Phytotherapie. Andere traditionell angewendete Heilpflanzen enthalten wiederum PA, die weniger toxisch sind oder nur in geringeren Mengen vorhanden sind. Man sollte also differenzieren.

Rudolf Fritz Weiß, Doyen der medizinischen Phytotherapie und Mitglied der Kommission E, schreibt, dass PA in traditioneller therapeutischer Dosierung praktisch vernachlässigt werden können.[70, 71, 72] Prof. Dr. Wolfgang Holzer vom Botanischen Institut der Universität für Bodenkultur (Wien) schreibt in Bezug auf PA in Huflattich: »Da aber diese Stoffe im Huflattich nur in ganz geringen Konzentrationen vorkommen, müsste man ungeheure Mengen der Droge vertilgen, um tatsächlich Schäden davonzutragen. Es wäre beim jetzigen Stand des Wissens unsinnig, dieses nützliche Kraut mit einem Mal als giftig anzusehen. Vorsichtshalber kann man aber eine Teekur auf vier Wochen beschränken.«[73] Joachim Pötsch, Botaniker an der Universität Potsdam, hält fest: »In letzter Zeit haben sich warnende Stimmen gegen die Verwendung von Huflattich als Heilmittel erhoben. Es konnte in der

Pflanze das Alkaloid Senkirin nachgewiesen werden, dem eine karzinogene Wirkung zugeschrieben wird. Ein weiteres inzwischen isoliertes lebertoxisches Alkaloid ist das in geringen Spuren vorhandene Senecionin. Die Wasserlöslichkeit, Instabilität und geringe Konzentration dieser Stoffe lassen jedoch die weitere Verwendung der Droge als gerechtfertigt erscheinen.«[74]

Die therapeutische Dosierung, wie sie in Kräutertee gegeben ist, ist minimal, sodass keine Gefahr zu befürchten ist. Die in der getrockneten Droge nachweisbaren Mengen an PA sind so gering, dass sie praktisch vernachlässigt werden können.[75] Aus all den Jahrhunderten, in denen man Huflattich und Beinwell als Heilmittel verwendet hat, ist nicht ein einziger Fall von Leberschäden oder gar Tumorbildung bekannt geworden, der sich darauf zurückführen ließe.[76]

Eine Frage, die auch Prof. R. F. Weiß stellte, ist, ob es gerechtfertigt ist, Laborrattentests auf Menschen zu extrapolieren. Selbst der Bund für Risikobewertung (BfR) gibt zu, dass epidemiologische Studien zur Krebsauslösung oder Gentoxizität durch PA fehlen.[77] Aus Tierversuchen ist die embryotoxische Wirkung bestimmter PA bekannt, jedoch sind die Daten spärlich, und es liegen keine Kenntnisse über mögliche entwicklungstoxische Effekte am Menschen vor.[78]

Mit den Untersuchungstechniken moderner Labore könnte man wohl leberschädigende oder krebsauslösende Bestandteile in fast allen Heil-, Nahrungs- und Genussmitteln nachweisen. Wein, Schokolade, Kaffee, Mandeln, Aufschnitt, Fisch, Konfitüre oder auch Fertiggerichte müssten nach demselben Maßstab, der an die Heilpflanzen angelegt

---

67 Aflatoxine haben schon bei geringer Konzentration eine hepatotoxische und karzinogene Wirkung.

68 Schlebusch, Klaus Peter, et al., op. cit., S. 18

69 Dharmananda, Subhuti, op. cit., 2016

70 Weiß, Rudolf Fritz, op. cit., S. 262

71 Fintelmann, V., und R. Weiß: *Lehrbuch der Phytotherapie*, Stuttgart: Hippokrates Verlag, 2002, S. 19

72 Schlebusch, Klaus Peter, et al., op.cit., S. 23

73 Holzer, Wolfgang, et al.: *Das kritische Heilpflanzenhandbuch*, Wien: ORAC, 1985, S. 160

74 Pötsch, Joachim: *Unkraut oder Wildpflanze*, Leipzig: Urania, 1991, S. 40–41

75 Weiß, Fritz Rudolf, op. cit., S. 261

76 Foster, Steven, op. cit., S. 77

77 BfR: Fragen und Antworten zu Pyrrolizidinalkaloiden in Lebensmitteln (https://mobil.bfr.bund.de/cm/343/fragen-und-antworten-zu-pyrrolizidinalkaloiden-in-lebensmitteln.pdf), aktualisierte FAQ des BfR vom 14. Juni 2018, Seite 3: »Nach international akzeptierten Richtlinien, z. B. von EFSA oder IARC, können gesicherte Aussagen zur genotoxischen krebs-

wurde, wahrscheinlich verboten werden. Ebenso fast alle chemischen Medikamente – 58 000 Tote durch Arzneimittelschäden gibt es pro Jahr allein in Deutschland.[79] Aspirin würde keine Zulassung bekommen. Die im Zigarettenrauch enthaltenen Nitrosamine gelten als tausendmal gefährlicher als die Pyrrolizidinalkaloide – und dennoch wird weitergeraucht. Und was ist mit dem Totalherbizid Glyphosat, dessen Rückstände im alltäglichen Brot und Bier vorhanden sind und dessen Zulassung in der EU im November 2017 auf weitere fünf Jahre beschlossen wurde? An der karzinogenen und gentoxischen Wirkung des Herbizids besteht kein Zweifel mehr: So stieg zum Beispiel die Krebsrate in den Regionen in Argentinien und Paraguay, wo Reis und Soja mit Glyphosat behandelt wurden, zwischen 2003 und 2009 auf das Dreifache, die Geburtsdefekte auf das Vierfache.[80]

Auch das Trinkwasser vieler Städte enthält, selbst wenn es keimfrei ist, Rückstände, die sich nicht herausfiltern lassen und die nach den Kriterien, die bei Heilpflanzen angewendet werden, zu Verboten führen müssten. Dazu gehören Medikamentenrückstände, Pestizide, Röntgen- und MRT-Kontrastmittel, Diclofenac, Antibiotika, synthetische Hormone, Blutfettsenker, orale Kontrazeptiva und Östrogene, die Genitalmissbildungen und Hodenkrebs verursachen können, Körperpflegeprodukte und andere Stoffe, die für Organismen toxisch sind.

erzeugenden Potenz einer einzelnen Substanz nur auf der Basis vorliegender Tierstudien zur Kanzerogenität und zur Genotoxizität und/oder aussagekräftigen epidemiologischen Humandaten getroffen werden. Die Untersuchungen müssen dabei aktuellen wissenschaftlichen Standards genügen. Geeignete Tierstudien liegen allerdings nur für Riddelliin und Lasiocarpin vor. Für andere 1,2-ungesättigte PA liegen meist nur Ergebnisse aus In-vitro-Tests und aus In-vivo-Kurzzeittests vor, die internationalen Bewertungsstandards nicht genügen. Diese Daten erlauben keine wissenschaftlich haltbaren Aussagen zur genotoxisch-kanzerogenen Potenz der getesteten Substanzen. Das Risiko einer genotoxisch-kanzerogenen Wirkung von Substanzen, für die keine geeigneten Studien vorliegen, wird auf der Grundlage bekannter Struktur-Wirkungs-Beziehungen und Zuordnung zu einer entsprechenden Gruppe oder Klasse bewertet. So wird bei der Risikobewertung der Gruppe der 1,2-ungesättigten PA mittels *read across* auf bekannte Dosis-Wirkungs-Zusammenhänge in Kanzerogenitätsstudien chemisch verwandter Verbindungen Bezug genommen. Weiterhin können ungenügend toxikologisch charakterisierte Substanzen mit strukturellen Merkmalen, die auf eine mögliche genotoxisch-kanzerogene Wirkung hinweisen, gemäß den international akzeptierten Richtlinien für den Threshold of Toxicological Concern (TTC) klassifiziert und bewertet werden.«

78 Pyrrolizidinalkaloide in Kräutertees und Tees, Stellungnahme 018/2013 des BfR vom 5. Juli 2013, S. 8

79 Ercivan, Erdogan: *Gefälschte Wissenschaft*, Rottenburg: Kopp Verlag, 2004, S. 169

80 www.global2000.at/glyphosat-gefahren?gclid=EAIaIQobChMI7MPlpKaI2wIVAWQZCh1EvQ-FEAAYASACEgJmcfD_BwE

Nicht alle waren mit dem BGA-Verbot altbewährter Heilpflanzen aufgrund ihres PA-Gehalts einverstanden. »Das ist ein Angriff auf alle Richtungen der biologischen Medizin«, urteilten Dr. med. Karl Buchleitner (Ärztliche Aktionsgemeinschaft für Therapiefreiheit e. V.) und Dr. med. Karl-Heinz Gebhardt (Vorsitzender der Hufeland-Gesellschaft für Gesamtmedizin e. V.). Dr. med. Veronica Carstens, Gattin des ehemaligen Bundespräsidenten Karl Carstens und Vorsitzende der Karl und Veronica Carstens Stiftung zur Förderung der Naturheilkunde verkündete schlicht: »Wenn mir der Huflattich verboten wird, dann pflanze ich Huflattich in meinen Garten!«[81] Die Mediziner Dr. med. Klaus-Peter Schlehbusch, Dr. med. Hans Christoph Scheiner und Peter Wendling sahen sich veranlasst, ihren Widerstand gegen den »Generalangriff auf die Biologische Medizin« in Buchform zu veröffentlichen (*Die Vernichtung der Biologischen Medizin. Mit Paragraphen gegen die Naturheilkunde*, München: Heyne 1989).

Prof. Dr. med. Dipl. chem. L. Maiwald (Medizinische Universitätsklinik, Luitpoldkrankenhaus, Würzburg) weist auf Folgendes hin: Nur bei den »Forte-Phytotherapeutika«[82] kann die pharmakologische Giftwirkung auf einen einzigen Stoff zurückgeführt werden. Bei den schwächer oder langsamer wirkenden Mite-Phytotherapeutika – sie machen die meisten der in der Kräuterheilkunde verwendeten Pflanzen aus – beruht die Wirksamkeit aus einem Stoffkomplex: »Dieser besteht aus einer Summe von Einzelstoffen, die nur als Gesamtheit therapeutische Wirkung entfalten. Auch die schwach und langsam wirkenden Arzneipflanzen, wie z. B. der Huflattich, enthalten giftige Einzelstoffe, wenn auch in sehr kleiner Menge. Diese giftigen Bestandteile des pflanzeneigenen Stoffkomplexes haben jedoch keine Giftwirkung im Sinne des isolierten Einzelstoffs, weil sie eingebettet sind in die Summe der stofflichen Wirkungen und der Eigenheit der anderen Stoffanteile des Stoffkomplexes, wenn man *die pflanzliche Matrix als Einheit*[83] therapeutisch nützt. Ja, der Einzelstoff kann, im Stoffkomplex enthalten, eine total andere therapeutische Wirksamkeit entfalten, das heißt, die Giftigkeit

81 http://www.spiegel.de/spiegel/print/d-13531735.html

82 Anmerkung des Autors: Als *forte* gelten die stark und unmittelbar wirkenden Heilpflanzen wie *Digitalis*, *Colchicum* oder *Belladonna*; *media* bezeichnet die mittelwirksamen Phytotherapeutika, und *mite* sind die mild wirkenden Pflanzen, die sich bei chronischen Leiden langfristig bewähren.

83 Hervorhebung im Originaltext

ist im Sinne einer arzneilichen Wirksamkeit des pflanzeneigenen Stoffkomplexes verändert.«[84] Prof. Maiwald weist also auf Folgendes hin:

1.) Die betroffenen Arzneipflanzen haben sich seit Jahrhunderten als Arzneimittel bewährt.

2.) Bei der Vielzahl ihrer Anwendungen sind keine dem pflanzeneigenen Stoffkomplex anzulastenden Schädigungen am Menschen beobachtet und/oder berichtet worden.

3.) Die Fachliteratur weist zwar »Fälle« von Schädigungen durch pyrrolizidinhaltige Arzneipflanzen auf, die Umstände der Anwendung, des Konsums, der Begleitmedikation und anderes wurde jedoch nicht oder unzureichend mitgeteilt, weshalb diese Mitteilungen nicht als Beweis der Schädlichkeit dienen können.

Andrew Weil (Mediziner aus Harvard und Professor der medizinischen Fakultät der University of Tucson, Arizona) schreibt, die Inhaltsstoffe puffern einander; isoliert und im Reagenzglas wirken sie anders. Er hebt hervor, dass der einzige Unterschied zwischen einer Arznei und einem Gift die Dosis ist. Alle Arzneien werden in hinreichend hohen Dosen zu Giften, und viele Gifte sind in entsprechend niedrigen Dosen nutzbringend.[85] Ähnliches hatte ja schon Paracelsus gesagt.

Borreliose

In dem auf Seite 189 erwähnten Wikipedia-Artikel heißt es weiter: »Storls Thesen zur Naturheilkunde sind umstritten. Insbesondere sein Buch *Borreliose natürlich heilen* – eine Krankheit, unter der Storl nach eigener Angabe litt, zog Kritik auf sich. Es wird ihm vorgeworfen, dass er einer antibiotischen Behandlung skeptisch gegenübersteht.«

Es scheint, als hätten die unbekannten Autoren des Wikipedia-Artikels sich nicht die Zeit genommen, das Buch gründlich zu lesen. Wenn man genau liest, wird offensichtlich, dass ich nicht leugne, dass Doxycyclin oder andere Breitspektrumantibiotika der Tetracyclin-Gruppe bei Beginn der Infektion durchaus effektiv sein können.[86] Häufig jedoch zeigen sie sich bei chronischer Borreliose als unwirksam, trotz lang andauernder intravenöser Eingabe (»Tropf«-Infusion), da die Spirochäten Strategien entwickelt haben, die Antibiose zu umgehen.[87, 88, 89]

Auf Grundlage der Durchforstung der interkulturellen ethnomedizinischen Literatur suchte ich nach alternativen Heilmethoden.[90] Mittels Hyperthermie (tägliches Schwitzbad) in Zusammenhang mit einem ausleitenden Phytotherapeutikum (Guajak, Harz des Pockholzbaumes, *Guajacum officinalis, G. sanctum*) gelang es den karibischen Ureinwohnern, die mit der Borreliose verwandten Spirochäten-Infektionen Syphilis und Frambösie erfolgreich zu behandeln. Die Berichte sind glaubwürdig bezeugt. Nicolaus Poll, Leibarzt des Kaisers Karl V., berichtet 1517, dass rund dreitausend spanische Syphilitiker auf diese Weise kuriert wurden.[91] Petrus Martyr de Angleria, Sekretär des Westindienrates der spanischen Krone, beschrieb als Erster in einem 1493 veröffentlichten Bericht die Effizienz dieser Kur. In Europa schlug die Kur jedoch fehl, da man weder die Schwitzhütte noch das Guajakum korrekt anwendete.[92]

Die TCM behandelt den syphilitischen Symptomkomplex unter anderem mit der Karde (*Dipsacus*, chin. *Xu Duan*) als ausleitendes, entgiftendes, entzündungshemmendes, Qi und Blut bewegendes, das Nieren-*Jing* stärkendes Phytotherapeutikum. Der in TCM und Homöopathie bewanderte amerikanische Pflanzenkundige Matthew Wood nahm diesen Hinweis auf. Er berichtet von Erfolgen bei der Behandlung von Lyme-Borreliose bei seinen Patienten mit Tinkturen der Kardenwurzel.[93] Auf dieser Basis – Hyperthermie, Karde und Diät – war es mir mög-

---

84 Schlebusch, Klaus Peter, et al., op. cit., S. 24

85 Weil, Andrew, op. cit., S. 121

86 Storl, W.-D.: *Borreliose natürlich heilen*, Baden und München: AT Verlag, 2015, S. 54

87 Feder, Henry M., et al., Ad Hoc International Lyme Disease Group: »A Critical Appraisal of Chronic Lyme Disease«, in: *New England Journal of Medicine* 357 (14), 4. October 2007: 1425–1426: »Patients with post-Lyme disease syndrome who have received a two-month course of doxycycline, an antibiotic that enters the cells, had no greater improvement than those who received a placebo. Five double-blind, randomized, placebo-controlled clinical trials have convincingly demonstrated that antibiotic treatment of post-Lyme disease symptoms is not in the best interests of patients.«
Krupp, L. B., et al.: »Study and treatment of post Lyme disease (STOP-LD). A randomized double masked clinical trial«, in: *Neurology (Official Journal of the American Academy of Neurology)*, 60 (2003): 1923–1930

88 http://www.heilpraxisnet.de/naturheilpraxis/langfristige-verordnung-therapien-unwirksam-gegen-langzeitsymptome-einer-borreliose-infektion-2016033160460

89 »Man erkennt den Novizen bei der Borrelienbehandlung daran, dass er stur Antibiotika verschreibt, die im Allgemeinen nur kurzzeitig wirken und wenig Langzeiterfolge bringen (...). Wir haben (bei langzeitiger Antibiotikaanwendung) ernste und bleibende Nebenwirkungen beobachtet wie zum Beispiel Nierenversagen, Tinnitus, Immunsystemschwächung und andere.« Dr. med. Dietrich Klinghardt, Borreliosespezialist, »Die Lyme-Borreliose. Ein Blick jenseits der Behandlung mit Antibiotika«, Vortrag in Bellevue, Washington 2005

90 Als Kulturanthropologe, der Medical Anthropology (Sheridan College, Wyoming) und Sociology of Medicine (Kent State University, Ohio) gelesen bzw. unterrichtet hat, nehme ich in Anspruch, in diesem Gebiet Kompetenz zu besitzen.

91 Griggs, Barbara: *Green Pharmacy*, Rochester, Vermont: Healing Arts Press, 1997, S. 36f.

92 Storl, W.-D.: *Borreliose natürlich heilen*, Baden und München: AT Verlag, 2007, S. 218

93 Wood, Matthew: *Die Weisheit der Pflanzen*, Aarau und München: AT Verlag, 2012, S. 300

lich, meine eigene Borreliose erfolgreich zu behandeln. In dem Buch *Borreliose natürlich behandeln* berichte ich lediglich von diesem alternativen Therapieverfahren.

Mir sind die Probleme mit multiresistenten Keimen, die sich unserer Kontrolle immer mehr entziehen, zwar durchaus bewusst, aber ich bin kein engagierter Antibiotika-Gegner. Ich befürworte jedoch eine phytotherapeutische Alternative, insofern diese vorhanden ist.[94] Schließlich haben die Pflanzen in ihrer Evolution seit über Millionen Jahrhunderten Strategien entwickelt, um sich erfolgreich gegen Bakterien, Viren und Pilze durchzusetzen. Wir teilen eine Ko-Evolution mit den Pflanzen und können – wie es auch bei Primaten und anderen Tieren der Fall ist – ihre Hilfe in Anspruch nehmen.

BRÜCKE ZWISCHEN GLOBALER UND LOKALER MEDIZIN

Wir leben in einem Zeitalter der Globalisierung. Nicht nur werden Waren weltweit getauscht, sondern durch Handel, Massentourismus, Medien und die weltumspannende elektronische Vernetzung werden auch Ideen und Wertvorstellungen von einer Gesellschaft zur anderen vermittelt. Ganze kulturelle Komplexe werden transferiert, darunter auch die Heilsysteme anderer Kulturkreise. Gesundheit und Krankheit sind in jeder Gesellschaft zentrale Angelegenheiten. So erlangte die positivistische, naturwissenschaftliche Medizin des Westens samt der dazugehörigen Technologie nahezu weltweite Verbreitung. Die sogenannte alternative Medizin dagegen öffnete ihrerseits ihre Pforten verschiedenen Traditionen, darunter dem indischen Ayurveda und Yogatherapien, schamanischen Heiltechniken, der hawaiianischen Kahuna, der indianischen Schwitzhüttentradition, afrikanischem Voodoo, südamerikanischen Ayahuasca-Ritualen, der islamischen Unani, der tibetischen Medizin, der traditionellen chinesischen Medizin (TCM), der Akupunktur und anderen fernöstlichen Methoden. Oft sind diese exotischen Therapien Strohhalme, nach denen enttäuschte Patienten greifen, denen die offiziell sanktionierte wissenschaftlich-reduktionistische Medizin nicht helfen konnte. Oft faszinieren diese exotischen Therapien auch, weil sie mit bunten Bildern arbeiten und so die Seele beziehungsweise den ganzen Menschen ansprechen. Fast immer jedoch sind diese Therapien, wenn sie den Weg in die Industriegesellschaften finden, aus ihrem kulturellen und natürlichen Kontext herausgerissen. Sie werden deswegen meistens missverstanden und fehlgedeutet. Man vergisst, dass Heilmethoden nicht in einem abstrakten, luftleeren Raum entstehen, sondern Ausdruck einer langen, organisch gewachsenen Entwicklung sind. Sie entstehen im Spannungsfeld der jeweiligen Gesellschaft und deren Einbettung in der sie umgebenden natürlichen Umwelt. Die Heilpflanzen indigener Völker sind diejenigen, die in den umliegenden Bergen, Wiesen und Wäldern wachsen. Sie werden eingesetzt im Namen der lokalen Götter und Geister, der Ahnen und im Verbund mit überlieferten Ritualen, deren Symbolik und Sprachmagie. Das ist der Kontext, in dem sich die kulturspezifischen Heilmethoden über Generationen hinweg gebildet haben. Heiler und Patient sprechen eine gemeinsame Sprache und teilen ein gemeinsames Weltbild; die Heilmethoden und Heilmittel sind ihrerseits die Sprache der Landschaft. Auch die moderne Biomedizin (Schulmedizin) mit ihrem Alleingültigkeitsanspruch – ein Erbe der monotheistischen Denkweise – erweist sich letzten Endes aus ethnomedizinischer Sicht als eine historisch gewachsene, kulturspezifische Konstruktion.

Der Versuch, exotische Heilrituale zu vereinnahmen und Heilmittel aus anderen Traditionen anzuwenden, erfolgt meistens ohne tieferes Verständnis der Zusammenhänge. Bei den Heilungs-Séancen der Cheyenne-Indianer wird zum Beispiel der Boden mit den Zweigen des Steppenbeifußes (*Artemisia ludoviciana*) ausgelegt. Das geschieht bei jeder sakralen Handlung, auch bei der Geburt. Der bitterwürzige Duft dieser *Artemisia*-Art ist das Allererste, was das neugeborene Kindlein zu riechen bekommt, wenn es das Licht der Welt erblickt. Beim Sonnentanz, in der Schwitzhütte und bei anderen Zeremonien signalisiert der Duft die Anwesenheit der *Maijun*, der großen Geistwesen. Wenn dieses wichtigste Heilkraut der Prärieindianer in Europa in einer Heilséance angewendet wird, wird es für den europäischen Patienten nie dieselbe tiefe Resonanz erwecken können, die sie bei einem Cheyenne-Patienten hervorruft. Umgekehrt wird die Kamille (*Matricaria recutita*) – trotz objektiv vorhandener Wirkstoffe wie Bisabololoxid, Chamazulen usw. – bei einem Indianer nicht dieselbe Heilwirkung hervorrufen wie bei

---

94 Als weiterführende Literatur empfehle ich: Buhner, Stephen H.: *Pflanzliche Antibiotika. Wirksame Alternativen bei Infektionen durch resistente Bakterien, Krankenhauskeime und MRSA*, Glattbach: Herba Press, 2015 (Originalausgabe: *Herbal Antibiotics*, North Adams, Massachusetts: Storey Publ., 2012)

einem Mitteleuropäer. Es fehlt die Erwartungshaltung, das vollkommene Vertrauen; es fehlt die Großmutter, die dem Kind bei seinen Wehwehchen den duftenden Kamillentee kocht und dazu tröstende Worte spricht – kurz, es fehlt der kulturelle Kontext.

Die Epidemie, die Europa heimsuchte, nachdem Kolumbus eine virulente Spielart des Syphiliserregers *Treponema pallidum* eingeschleppt hatte, liefert ein weiteres Beispiel für die Schwierigkeit der Übertragung und Übersetzung fremdethnischer Heilmittel und -methoden. Die karibischen Indianer waren tatsächlich in der Lage, diese schreckliche Krankheit mit extrem heißen Dampfbädern in Kombination mit einem »blutreinigenden« Phytotherapeutikum – wie etwa Pockholz (*Guajacum officinale*) oder Stechwinde (*Smilax aristolochiaefolia*) – und besonderen diätetischen Maßnahmen auszuheilen.[95] In Europa schlug dieselbe Therapie fehl. Vom europäischen Standpunkt aus gesehen, enthielt das Heilverfahren viele unverständliche, ja »heidnisch abergläubische« Elemente. Man sah wenig Nutzen in einer besonderen Diät, bestehend aus weißen »Geisterspeisen« (weiße Gemüse, weißer Mais, Palmherzen, weißes Fischfleisch usw.); das Dampfbad wurde durch eine überhitzte, muffige Stube ersetzt, und das importierte Guajakum blieb aufgrund unsachgemäßer Anwendung pharmakologisch wirkungslos. Die Mediziner kamen zu dem Schluss, gegen die venerische Krankheit sei kein Kraut gewachsen; sie gingen zu einer Behandlung mit alchemistisch präparierten mineralischen Giften, wie etwa Quecksilbersalbe, über.

Wir sehen also, die erfolgreiche Integration von fremden Kulturelementen, insbesondere Heilmethoden, ist nicht immer einfach. Man kann sie nicht einfach aufpfropfen oder wie bei einer mechanischen Vorrichtung aufsetzen und anschrauben. Das gilt auch für die traditionelle chinesische Medizin (TCM). Dieses ostasiatische medizinische System folgt anderen Regeln, einer anderen »Grammatik« oder Semantik, als wir es gewohnt sind. So entspricht zum Beispiel die chinesische »Leber« (*gan*) nicht der Leber der klassischen westlichen Medizin. Sie ruft ganz andere Assoziationen hervor. Sie ist weniger eine feste organische Struktur als vielmehr eine dynamisch-energetische Funktion, die mit anderen Funktionskreisen in Beziehung steht. Weil man im westlichen Kulturkreis die »Grammatik« der chinesischen Medizin nicht verstand, galt sie noch bis in die sechziger Jahre als eine kuriose Ansammlung längst überholter, primitiver, abergläubischer Vorstellungen. Erst nachdem die »Ping-Pong-Diplomatie« Kissingers unter der Nixon-Regierung bessere Beziehungen zu China einleitete, durften Berichterstatter das geheimnisumwitterte Land besuchen, darunter der renommierte Reporter der »New York Times«, James Reston. Er durfte schwierigen Operationen beiwohnen, bei denen die Patienten bei vollem Bewusstsein operiert wurden. Zwei oder drei Akupunkturnadeln, ins Handgelenk gesteckt, nahmen ihnen den Schmerz. Der verblüffte Zeitungsschreiber konnte schließlich am eigenen Leib Erfahrung sammeln, da er eine Blinddarmentzündung bekam und ohne Narkose mit Hilfe der Akupunktur operiert wurde. Der Verband amerikanischer Ärzte (American Medical Association) konnte so etwas Ungeheuerliches – zumal es ein anerkannter Reporter berichtete – nicht länger ignorieren und musste dazu Stellung nehmen. Man schickte mehrere Ärztedelegationen nach Peking. Es stand tatsächlich außer Zweifel, dass hier etwas Außerordentliches geschah, das aber nach wissenschaftlichen Kriterien weder erklärt noch erfasst werden konnte. Inzwischen haben Ethnomediziner, Sinologen und andere viel Übersetzungsarbeit geleistet, sodass wir die chinesische Medizin inzwischen besser verstehen. Ein regelrechter Schatz, der die heilkundlichen Erfahrungen von über fünftausend Jahren in sich trägt, tut sich vor uns auf.

Da sich China teilweise auf denselben geografischen Breitengraden befindet wie Europa oder wenigstens vergleichbare Lebensräume mit vergleichbaren ökologischen Bedingungen aufweist, bietet es ähnliche oder nah verwandte Pflanzenarten wie bei uns. Da ist es interessant, wie solche Heilpflanzen in der chinesischen Heilkunde charakterisiert und angewendet werden. Welchen Stellenwert haben etwa, um einige Beispiele zu nennen, Beifuß (*Artemisia*), Helmkraut (*Scutellaria*), Alantwurzel, Bockshornklee, Braunelle, Eisenhut, Klette oder die in der TCM am häufigsten verwendete Heilpflanze *Dang Gui,* die Engelwurz? Die Beschäftigung mit chinesischer Kräuterkunde führt zu einer Vertiefung des Verständnisses der korrespondierenden europäischen Heilkräuter.

Aber es gibt auch andere Aspekte. Dank der Anregung aus der chinesischen Kräuterheilkunde ist man in den letzten Jahren wieder auf lange vergessene, in Europa heimische Heilpflanzen gestoßen, zum Beispiel die Karde (*Dipsacus sylvestris*). Der amerikanische Homöopath und TCM-Praktiker Matthew Wood entdeckte, dass der Symptomkomplex,

95 Siehe Storl, W.-D.: *Borreliose natürlich heilen*, Baden und München: AT Verlag, 2009, S. 217ff.

bei dem die Kardenwurzel (*Xu duan*) in der chinesischen Heilkunde Anwendung findet, sich mehr oder weniger mit dem Symptomkomplex der Borreliose deckt. Daraufhin behandelte er seine Borreliose-Patienten mit einer Kardenwurzeltinktur. Mit viel Erfolg. Die Karde erwies sich als eines der besten Mittel zur Behandlung der gefürchteten Spirochäten-Erkrankung, besonders in chronischen Fällen.[96]

Auch der Wiener Arzt und profunde Kenner der chinesischen und tibetischen Medizin, Florian Ploberger, weist uns zurück auf unsere heimische Heilkräuterflora. In seiner Praxis benutzt er die Pflanzen, mit denen wir vertraut sind und die wir selber sammeln können, nach TCM-Kriterien.[97] Wir müssen also nicht unbedingt Trockenware aus China importieren, deren Alter und Qualität wir oft nicht beurteilen können – oft sind sie mit Pestizidrückständen, Schwermetallen und Schimmelpilz (Aflatoxinen) belastet – und die wenig Bezug zu unserer heimischen Erde und unserer Heiltradition haben.

FOREVER YOUNG[98]

Alles, was entsteht, vergeht auch wieder. Dieser zentrale Lehrsatz des Buddhismus ist eigentlich eine Binsenweisheit. Die Natur macht es uns jedes Jahr vor. In der ersten Jahreshälfte keimt, wächst und entfaltet sich die Natur und baut ihre Biomasse auf; in der zweiten Jahreshälfte verblühen und versamen die Pflanzen, sie welken, verdorren und werden von den abbauenden Organismen – den Pilzen, Schnecken und Insekten – angenagt, abgetragen und aus dem Dasein befördert. Und so geschieht es auch uns Menschen. In der ersten Lebenshälfte wachsen wir und entwickeln unsere Kräfte, in der zweiten Lebenshälfte bauen wir ab, bis wir aus dem physischen Dasein verschwinden. Mit dieser zweiten Lebenshälfte haben wir Schwierigkeiten: Es zwickt und zwackt im Körper, Gelenke schmerzen, das Haar wird weiß und schütter, Zähne fallen aus, und die Vitalität, die einst wie eine unerschöpfliche Quelle sprudelte, versiegt allmählich. In früheren Zeiten nahm man dieses Los eher stoisch und gelassen hin. Heute jedoch ergreift uns die Angst. Wir wollen für immer jung bleiben und hoffen, die moderne Biowissenschaft und Kybernetik werde uns dabei helfen. Sie werde den Gencode umschreiben und – wie es uns amerikanische Wissenschaftler versprechen – den Tod besiegen und der ewigen Jugend Bahn verschaffen.

Vor allem das Abebben der sexuellen Leidenschaft macht vielen älter werdenden Menschen zu schaffen, denn der Rausch der Hormone, der Kick, der Taumel, die Inbrunst des Liebeslebens gehört zum Jungsein und ermöglicht, wenigstens für einen kurzen Moment das an das Ego gebundene Alltagsbewusstsein hinter sich zu lassen. In einem Zeitalter, das sonst kaum Ekstase oder Transzendenz kennt, wird das Abklingen des Geschlechtslebens zum herben Verlust.

Dabei muss jedoch differenziert werden. Die Sexualität ist für den Mann anders als für die Frau. Für den Mann erschöpft sich das Liebesleben praktisch im Begattungsakt; nach dem Höhepunkt, der im Durchschnitt sechs Sekunden anhält, hat der Mann sozusagen seine biologische Funktion erfüllt. Bei der Frau hingegen ist der Geschlechtsakt nur der Anfang. Die Schwangerschaft und die dazugehörigen »Glückshormone«, die »Ekstase« einer natürlichen Geburt, welche die Frau in eine Sphäre jenseits von Schmerz und Lust in die Götterwelt hinauskatapultieren kann, gehören ebenfalls zur weiblichen Sexualität. Das Gebären wurde bei den meisten Ethnien als eine Berührung mit transzendenten Seinssphären, als Begegnung mit der Göttin erlebt. Die erste Geburt galt, noch mehr als die erste Regelblutung, als Einweihung in das Frausein. Im Gegensatz zu den oft grausamen Mannbarkeitsriten der Knaben zur Zeit der Geschlechtsreife – Fasten, Mutproben, Kasteiungen, zuweilen auch Beschneidung, Tätowierung oder Körperverstümmelung – brauchen Frauen keine weitere Initiation.

Auch die Stillzeit ist Teil der Sexualität der Frau. Auch sie bringt sinnliche Freude. Bei den meisten traditionellen Völkern wird das Kleinkind drei Jahre lang gestillt. Während dieser Zeit unterdrückt das Hormon Prolaktin den Eisprung, sodass es derweil zu keiner neuen Schwangerschaft kommt. Nach 150 bis 200 Menstruationszyklen (bei modernen Frauen mit künstlich unterdrückter Fruchtbarkeit sind es 400 bis 450 Zyklen), mit dem Rückgang des Sexualhormons Östrogen, kommt die Menopause. Dabei nimmt auch das Interesse an Sexualität ab, obwohl das Bedürfnis nach Zuneigung und Zärtlichkeit bestehen bleibt.

---

96 Wood, Matthew: *Die Weisheit der Pflanzen*, Aarau und München: AT Verlag, 2012, S. 300ff.
97 Ploberger, Florian: *Das Große Buch der Westlichen Kräuter aus Sicht der Traditionellen Chinesischen Medizin*, Schiedelberg: BACOPA-Verlag, 2011
98 Dieser Text ist in leicht abgewandelter Form zuerst erschienen als Vorwort in: Zeuge-Germann, G., und Peter Germann: *Männerzeiten*, Engerwitzdorf: Freya-Verlag, 2019.

Beim Mann vermuten politisch korrekte Wissenschaftler eine Art *Klimakterium virile* (Andropause) als Gegenstück zu den weiblichen Wechseljahren. Diese männlichen Wechseljahre kommen schleichend und nicht so plötzlich wie bei der Frau. Die Testosteronproduktion wird allmählich geringer, die Muskelmasse nimmt ab, Bauchfett nimmt zu, aber dennoch hat die Evolution vorgesehen, dass der gesunde Mann bis ins hohe Alter zeugungsfähig bleibt. Dass manche Ehepartnerinnen nach ihrer Menopause wenig Freude am Geschlechtsverkehr signalisieren oder das Interesse daran ganz und gar erlischt, bringt viele Männer in Bedrängnis. Erfolgreiche Alphamännchen legen sich dann oft eine junge Geliebte samt spritzigem Cabriolet zu, andere frequentieren das »Freudenhaus«, derweil arme Schlucker sich mit billigen Pornos oder einer Gummipuppe zufriedengeben müssen.

Seit Sigmund Freud glauben wir zu wissen, dass die Libido die Urtriebkraft (*primum movens*) des Menschen ist. Der Geschlechtstrieb, der nicht ausgelebt werden darf und den wir uns oft nicht einmal einzugestehen wagen, erlischt nicht, sondern wirkt als Störfaktor in unbewussten Schichten der Psyche; er wird zur physischen oder geistigen Krankheit. Diese Überzeugung beflügelte auch die sogenannte »sexuelle Revolution« der Achtundsechziger: »Make Love not War« oder »Ficken für den Frieden« hieß die Parole. Wilhelm Reich war hoch im Kurs: Orgasmus gut, alles gut. Sex in jedem Alter wurde zur Pflicht, ja, fast zum kategorischen Imperativ. »Use it or lose it!« In diesem Sinn proklamierte die deutsch-amerikanisch-israelische Sexologin Ruth Wertheimer (»Dr. Ruth«) in ihrem Bestseller *Silver Sex,* dass Geschlechtsverkehr im Alter nicht nur gesund sei, sondern absolut notwendig. Orgasmus wirkt tief entspannend, baut Blutdruck ab, schont – weil es entspannt – die Gelenke, stärkt das Immunsystem und wirkt gegen Depression. In der heutigen übersexualisierten Zeit, in der uns Werbung und Unterhaltungsindustrie ohne Unterlass mit verführerischen, aufreizenden Rollenvorbildern überflutet, ist das besonders für ältere Pärchen eine Herausforderung. Aber glücklicherweise steht uns eine ganze Industrie zur Verfügung, um die Angst vor dem Versagen abzuwehren: Pornofilmchen, Vakuumpumpe, Viagra, Zäpfchen, Gleitcreme, psychologische Beratung, plastische Chirurgie.

Das Älterwerden ist nicht nur ein biologisches Faktum, es hat auch eine kulturelle Dimension. Jede Kultur sieht die Welt, die Natur, das Leben überhaupt, aus einem anderen Blickwinkel. Jede hat ihre eigenen Antworten. Unsere westliche, moderne, wissenschaftliche Perspektive ist nur eine unter vielen verschiedenen kulturellen Konstruktionen. Therapiebedürftige Leiden werden kulturell unterschiedlich gedeutet und definiert. Krankheitsbilder wie »Penisdiebstahl« in Westafrika, *Susto* (durch Schreck ausgelöste Krankheit) in Lateinamerika, *Windigo* bei den kanadischen Ureinwohnern, Seelenverlust, magische Intrusionen und dergleichen kennt unsere Biomedizin (Schulmedizin) nicht. In nichtwestlichen Kulturen dagegen sind das medikamentös zu behandelnde Zustände; dagegen sind bei Naturvölkern Krankheitsbilder wie etwa PMS, Bulimie, Magersucht oder ADHS unbekannt. Auch natürliche Vorgänge wie Schwangerschaft, Geburt, Menopause, Andropause und Alterserscheinungen werden in unserer Gesellschaft als medizinische Probleme definiert.

Ethnomediziner wie Bruno Latour und Steve Woolgar (*Laboratory Life. The Social Construction of Scientific Facts*, Beverly Hills 1979) untersuchten mit denselben ethnografischen Methoden, die bei Datenerhebungen bei traditionellen, alteingesessenen, autochthonen oder indigenen Heilern angewendet werden, einen modernen medizinischen Laborbetrieb. Ihr Schluss: Das »Ritual« der Versuchsanordnung erzeugt Fakten (*facts*), die dann als »zeitlos, objektiv und bewiesen« gelten. Bei vielen unserer Krankheiten handelt es sich um eine solche Verdinglichung im Rahmen unseres kulturellen Paradigmas.

Menschen werden älter. Andere Gesellschaften, andere kulturelle Traditionen gehen mit dieser biologischen Tatsache anders um als wir. Hier einige Beispiele: Bei den Puebloindianern gehen die alten Männer in die Maisfelder und singen den »Maiskindern« zu, damit diese gut wachsen und gedeihen. Die Lebenskraft, die nicht mehr in der Zeugung verausgabt wird, fließt nun über die Gesänge den Maispflanzen zu.

Die afrikanischen Bantu-Völker kennen für die Männer die Institution der Altersstufen (*age grades*). Der Übergang von einer Altersstufe zur anderen bedeutet einen Statuswechsel mit neuen Rechten und Pflichten und wird mit formellen Übergangsriten zelebriert. Bei den Betagten nimmt die sexuelle Macht zwar ab, Blut und Samen werden »kälter« und »trockener«, die magische Kraft jedoch nimmt zu. Die Ältesten werden verehrt, denn sie sind auf dem Weg, Ahnen zu werden.

Auch in der konfuzianistischen Kultur Chinas genießen die Alten großen Respekt. Auch hier verwandelt sich die Lebenskraft und wird zur Segenskraft, vorausgesetzt die von den Eltern geerbte Urkraft (*Jing*), deren Sitz die Niere ist, wurde nicht vergeudet. Wie beim Wachs einer Kerze steht dem Menschen nur eine bestimmte Menge dieser *Jing*-Essenz zur Verfügung. Es gilt, diese nicht unnötigerweise zu verbrennen, etwa durch übermäßigen Sex oder zu häufigen Samenerguss. Das Schwächerwerden der *Jing*-Essenz führt zum Ergrauen der Haare, zu Gelenkschmerzen, Gedächtnisverlust, Ohrenklingeln, Rückenschmerzen, Impotenz, Müdigkeit, Arthrosen und dem Nachlassen der Sehkraft und des Gehörs. Der Rat für die Alten lautet also sorgsames Haushalten mit den Lebenskräften.

Im traditionellen Indien wird der Lebenslauf rituell im Konzept der *Ashrama,* der vier Lebensstadien, ausgedrückt:

1. *Brahmacharya:* Als Schüler und Jugendlicher lebt man in Keuschheit, dient seinem Lehrmeister (Guru) und findet seine Lebensaufgabe (*Dharma*).
2. *Grihastha:* Als Verheirateter erfüllt man seine Pflicht den Ahnen und der Gesellschaft gegenüber, indem man die sexuellen Freuden (*Kama*) genießt, Kinder zeugt und den materiellen Wohlstand (*Artha*) der Familie mehrt.
3. *Vanaprastha:* Wenn die Kinder erwachsen sind und der Wohlstand gesichert ist, zieht man sich als Waldeinsiedler – oft in Begleitung seiner Frau – vom aktiven Leben zurück und widmet sich dem Yoga, der Meditation und dem spirituellen Leben.
4. *Sannjasa:* Als heimatloser Wandermönch legt man seine weltlichen Verstrickungen und Ich-Bezogenheit ab und strebt nach der Erlösung (*Moksha*).

Die indische Philosophie stellt einen Bezug der vier Lebensstadien mit der Kundalini-Energie und den sieben Lebenszentren (Chakren) im Leib her: Das Licht der Sonne nährt die Pflanzen, die uns wiederum nähren. Indem wir Nahrungsstoffe zerkauen, mithilfe von Magensäften auflösen und im Darm verdauen, wird Kot als Schlacke ausgeschieden, zugleich aber die in den Nahrungsmitteln gebundene Sonnenenergie freigesetzt und in Lebensenergie verwandelt. Die Freisetzung macht den Unterleib zum heißesten und lebendigsten Pol des Leibes. Die umgewandelte Sonnenenergie steigt – als Kundalini-Schlange imaginiert – das Rückgrat hinauf. Einen großen Teil dieser Energie nehmen die unteren Chakren (Wurzel-Chakra oder *Muladhara; Svadhisthana*) in Anspruch, wo sich die Fortpflanzungsorgane befinden; so kann der Lebensfunke auf eine neue Generation überspringen. Viel Energie wird in das etwas höher, beim Sonnengeflecht gelegene *Manipurna*-Chakra investiert, das mit der Durchsetzung von Machtansprüchen zu tun hat. Das darüberliegende Herz-Chakra (*Anahata*) sorgt für Mitempfinden und Gemeinschaftssinn. Es ist die Brücke zu den drei höheren Chakren, dem Kehl-Chakra (*Vishuddha*), wo die aufsteigende Energie zur Kraft des schöpferischen Wortes wird, dem Stirn-Chakra (*Ajna*), das dem Erkennen des Göttlichen dient, und dem Kronen-Chakra (*Sahasrara*), das – wenn genügend Energie zur Verfügung steht – die Erleuchtung, das Einswerden mit Gott, mit dem wahren Selbst ermöglicht.

In den ersten Lebensstadien, in denen man seinen Platz im Leben erkämpft und sich sexuell fortpflanzt, spielen die unteren Chakren eine wichtige Rolle. In den späteren Lebensstadien als Waldeinsiedler oder Wandermönch versucht man die Kundalini-Energie – mit Hilfe von Yoga und Meditation – in die oberen Chakren zu leiten, damit das Ziel des Lebens, die Verschmelzung mit dem Göttlichen erreicht werden kann.

WORT UND WURZ

Wie entstand unsere Heilkunde, wo kommt unsere Medizin her? In der Schule lernen wir, dass sie ursprünglich aus Ägypten und dem Nahen Osten stamme. Rezepturen und Heilmethoden gelangten weiter ins alte Griechenland, wo Hippokrates sie von abergläubischen, magisch-religiösen Vorstellungen säuberte. Gelehrte hellenische Ärzte brachten sie zu den Römern, deren Heilkunde bis dahin recht primitiv war – Plinius behauptete zum Beispiel, dass die Römer sechs Jahrhunderte lang keine Ärzte brauchten, da sie in den alten Zeiten der Republik sämtliche Beschwerden mit Kohl aus dem Garten geheilt hätten. Erst als sie dekadent und verweichlicht wurden, so der römische Gelehrte, lieferten sie sich den gerissenen griechischen Ärzten und ihren teuren Medikamenten aus. Trotz Fortschrittsverweigerern wie Plinius gewann auch im römischen Imperium die rationelle Heilkunde die Oberhand.

Aber dann, mit der Völkerwanderung, überrannten raufende, saufende Barbarenhorden, die wenig Verständnis für die Feinheiten der Zivilisation hatten, die römischen Provinzen. Wilde Krieger und ebenso wilde Weiber seien das gewesen, noch ganz in irrationalen, magischen Vorstellungen befangen, des Lesens und Schreibens unkundig und ohne Verständnis für den Wert schriftlicher Überlieferungen. Das Wissen der

Ärzte und ihre Rezepturen standen in Gefahr, für immer verloren zu gehen. Glücklicherweise hegten und pflegten brave Mönche in ihren Klosterzellen diesen Wissensschatz, kopierten die noch vorhandenen Manuskripte und retteten sie über das dunkle Frühmittelalter hinweg. In ihren Klöstern legten sie Kräutergärten mit bewährten Heilpflanzen aus dem Mittelmeerraum an. Sie öffneten sich den Lehren der arabischen Alchemie, begriffen, dass Pflanzen keine ansprechbaren Wesen sind, aber in ihrer stofflichen Zusammensetzung Kräfte (*virtutes*) besitzen, die man als ätherische Öle, Alkohol und Pulver extrahieren konnte. Im Laufe der Zeit wurden die Erkenntnisse verfeinert und mündeten schließlich in unsere moderne Medizin.

So steht es geschrieben. Stimmt aber leider nicht ganz. Es ist lediglich ein ethnozentrischer Mythos. Weder die Heilkunde noch das allein wahre Weltbild stammen aus einer einzigen geografischen Region. Es gibt keine einzige Ethnie, keinen Stamm, die nicht im Besitz einer wirksamen und in der Praxis bewährten Heilkunde sind. Auch wenn die Erklärungen, die Vorstellungen von Gesundheit und Krankheit sowie die angewendeten Heilmittel unterschiedlich sind, können sie doch alle Bauchgrimmen stillen, Knochen richten, Durchfall stoppen, Wunden heilen und gesunde Kinder auf die Welt bringen. Völkerkundler bestätigen das immer wieder. Es gibt, so die Ethnologen, keine einzig wahre Medizin, ebenso wie es keine einzig wahre Religion gibt.

Das trifft auch auf die Eingeborenen Europas zu, auf unsere Vorfahren, die Waldvölker nördlich der Alpen – die Kelten, Germanen, Slawen und Balten. Diese hatten, ehe die Römer und vor allem die christliche Mönchskultur neue Impulse brachten und durchsetzten, ihre eigene hochwirksame Heilkunde. Diese wurde vor allem von den schriftunkundigen Frauen, den Großmüttern, getragen, deren Aufgabe es war, Mensch und Tier in Haus und Hof gesund zu erhalten. Im Notfall rief man Lachsnerinnen[99] (Schamaninnen) und hellsichtige Hirten zu Hilfe, denn diese kannten die wildwachsenden einheimischen Pflanzen, die sich das Vieh suchte, wenn es krank war, und jene kannten die Tees, Umschläge, Räucherungen, Kräuterbiere und Kräuterbrote und auch die in der Altsteinzeit wurzelnden schamanischen Praktiken, etwa Erhitzungstherapien und manches, was wir heute »Zauber« nennen würden. Vieles davon ist noch immer – unerkannt – präsent in der heutigen Volksmedizin.

Sie heilten mit *Wort* und *Wurz* (altenglisch *word and wort*). Das waren die zwei Säulen des Heilens: das therapeutische Machtwort und das wirksame Heilkraut. Das *Wort* war der symbolische, schamanische Aspekt des Heilens. Der *Wurm*, der Krankheitsdämon, oder der siechtumbringende Geisterpfeil wurde mit Machtworten herausgesungen und herausgezwungen. Das Heilritual setzte voraus, dass die Heilerin oder der Heiler hellsichtig waren. Sie konnten im entrückten Zustand, in der Trance, die in die dunklen Leibestiefen eingenisteten »Würmer«, die die Lebenskraft wegsaugten, oder auch die verderblichen Zauberpfeile »sehen«. Durch ihre eigene Zauberkraft und mit Hilfe ihrer Hilfsgeister konnten sie den Kranken davon befreien. Die herausgesungenen, herausgeräucherten Schadwesen mussten anschließend entsorgt werden. Töten konnte man sie nicht, denn sie waren ja schon Geister; sie haben keinen physischen Körper, den man vernichten könnte. Also bannte man sie in Bäume, oder man schoss sie mit Pfeil und Bogen ins »Nimmerland«, zurück in die jenseitigen Dimensionen. Am liebsten bannte man sie in den Holunder, einen Busch, der schon in der Mammutsteppe wuchs und der der paläolithischen Höhlengöttin, der Großmutter unter der Erde, der Hüterin der Samen und Tierseelen, geweiht war. Der Holunder – so heißt es noch immer im Volksaberglaube – zieht alles Negative an und leitet es nach unten in die Erde. Tatsächlich hat man, wenn man unter einem Holunder sitzt und meditiert, den Eindruck, dass er energetisch nach unten zieht. Unter dem Hofholunder, davon war man noch im Mittelalter überzeugt, rührt noch immer die inzwischen zur Großmutter des Teufels mutierte Frau Holle in ihrem Kessel. Die Krankheitsdämonen plumpsen in diesen Kessel und werden zerkocht. Krankheiten konnten aber auch auf Vögel, Frösche oder Käfer gezaubert und so entsorgt werden.

Ebenso wie man zwei Beine braucht, um zu laufen, braucht man neben dem Wort – dem Zauberspruch oder Heilgesang –, auch die Wurz. *Wurz* (angelsächsisch *wyrt*, schwedisch *ört*) bedeutete nicht nur Wurzel, sondern es war die Bezeichnung für eine Heilpflanze über-

---

99 Lachsner beziehungsweise Lachsnerin ist die alte Bezeichnung für Heiler, ehe man sie Ärzte (griech. *archiatros*) oder lateinisch *Medicus* oder *Physicus* nannte. *Lekjas* (mittelhochdeutsch), *laece* (angelsächsisch), *leech* (englisch) oder *Lachsner* waren in unserem Kulturkreis Heiler, die mit »Wort und Wurz«, also mit magischen Sprüchen und Heilpflanzen heilten. Lachsnerinnen spielten im ländlichen Raum der Schweiz bis ins 18. Jahrhundert eine wichtige Rolle; sie wurden von Kirche und staatlichen Behörden stark bekämpft. Siehe dazu Storl, W.-D.: *Ur-Medizin*, S. 115, 133, 135ff., 201ff., 258f.

haupt. Der Begriff lebt in den Namen der stärksten Heilkräuter weiter: Meisterwurz, Engelwurz, Blutwurz, Braunwurz, Goldwurz (Schöllkraut) oder Magenwurz. Diese Pflanzen wurden zum Ausheilen verwendet, nachdem der Krankheitsgeist vertrieben worden war; sie wurden als Aufguss, als Kräuterbier, als Sud oder Salbe verabreicht. (Kräuterschnäpse und -tinkturen hatten ihren Ursprung in der arabischen Medizin und kamen erst im 13./14. Jahrhundert durch die Klostermedizin in Gebrauch.) Der Kräutertee oder Aufguss wurde drei Mal am Tag, in den »heiligen« Stunden – morgens, wenn die Sonne aufgeht, mittags, wenn die Sonne im Zenit steht, und abends, wenn sie untergeht – getrunken. Drei war bekanntlich für diese Völker eine heilige Zahl.

Heilen bedeutet heil machen, was gebrochen war. Es bedeutet, etwas in seinen ursprünglichen gesunden Zustand zurückzuversetzen. Als Ursprung aller Dinge galten bei diesen Waldvölkern die beiden Urelemente Feuer und Wasser. Das Feuer galt als männlich, das Wasser als weiblich. Die Schale Kräutertee besteht aus der Heilpflanze, die mit kochendem Wasser übergossen wird. Das heißt, die Energie des Feuers vermittelt dem empfänglichen Wasser die Kräfte der Pflanze. Die Schale selbst symbolisiert den Kessel, den gebärenden Schoß der Urgöttin, die wir noch als Frau Holle kennen. Die Pflanzen wurden nicht als Wirkstoffakkumulatoren gedacht, wie wir es heute tun, sondern als mächtige, verkörperte Wesenheiten, die man ansprechen und um Hilfe bitten konnte. Das kommt ganz klar zum Ausdruck in dem alten angelsächsischen Kräutersegen (*Lacnunga*). Man ruft sie bei ihren Namen, erinnert sie an die ihnen innewohnende Kraft und bittet sie um Hilfe.

Diese Heilkunde ist uralt. Ihre Wurzeln liegen in der Altsteinzeit. Das wurde den Ethnobotanikern klar, als sie die Heiltraditionen der europäischen Waldvölker, der Sibirier und der nordamerikanischen Indianer verglichen. Die Indianer benutzen bevorzugt jene Heilpflanzen, die sie schon aus Sibirien kannten, ehe sie vor mehr als fünfzehntausend Jahren über die Landbrücke nach Nordamerika wanderten. Und was noch bedeutsamer ist, sie benutzen diese im selben kulturellen Zusammenhang. Sie schaben zum Beispiel den Bast junger Holunderzweige nach oben, wenn sie mit dessen Sud beim Patienten Brechreiz erzeugen wollen; sie schaben ihn nach unten, wenn die Krankheitsdämonen durch den Darm gejagt werden sollen. Interessanterweise kennen die Sibirier, die slawischen Völker, die mittelalterlichen Heilerinnen wie auch einst die Kelten diesen Brauch. Funktioniert das wirklich?

Kommt es zum Erbrechen, wenn der Holundertrieb nach oben, und zu Durchfall, wenn er nach unten geschabt wird? Die Antwort ist überall eindeutig Ja. Der Grund ist, dass der gekochte Holunderbast leicht giftig ist; der Körper will durch Schwitzen, Erbrechen oder Durchfall sein Unbehagen los werden. Es ist das »Wort«, die Suggestion des Heilers oder Schamanen, das dessen Richtung bestimmt.

Auch andere Kräuter und Pflanzen, die einst in der eiszeitlichen Mammutsteppe wuchsen, werden bei diesen Völkern noch verwendet. Der Beifuß (*Artemisia*) spielte überall, von Westeuropa bis an die Ostküste Nordamerikas, von Nordsibirien bis in den Himalaja, als sakrales Räucherkraut und Hebammenpflanze eine Rolle. Kraftorte, an denen man Rituale zur Begegnung mit den Göttern und Geistern durchführte, ebenso die Schwitzhütten und sibirischen Dampfbäder wurden damit ausgelegt. In der Alten wie auch der Neuen Welt ging man in die Schwitzbäder, um Krankheiten herauszuschwitzen, um Visionen zu haben, um den Göttern und Ahnen zu begegnen und bei den Frauen, um ihre Kinder zu gebären. Überall galt die Schwitzhütte als Schoß der Erdmutter, als Zugang zur anderen Welt, zur »Traumzeit«, aus der man dann geheilt wiedergeboren werden konnte.

Auch die ersten Bauern, die Bandkeramiker, die vor über siebentausend Jahren in Mitteleuropa erschienen, trugen Wesentliches zur Volksheilkunde bei. Sie kannten mehr Heilpflanzen als die alten Jäger und Sammler, aber nur weil sie als Sesshafte mehr Krankheiten als diese hatten. Abfall und Tierkot zog Fliegen, Ratten, Läuse, Wanzen und anderes Ungeziefer als Krankheitsvektoren an. Infektionskrankheiten, die man vorher nicht kannte, übersprangen die Artengrenze vom domestizierten Vieh zum Menschen. Aber auch diese Bauern entwickelten viele wirksame Heilweisen.

Wir sehen also, unsere Volksheilkunde, getragen von Frauen und Männern, die nicht auf gelehrte Schriften angewiesen waren, sondern das Wesentliche hellsichtig und unmittelbar wahrnahmen, hat wirklich tiefe Wurzeln. Die Heilmittel kommen aus der unmittelbaren Natur, aus dem Wald hinter dem Hof, aus der Wiese und von unter der Hecke. Die Medizin der Antike, der Klöster wie auch die staatlich geförderte Schulmedizin ist Herrschaftswissen und beruht vor allem auf schriftlicher Überlieferung. In Anbetracht der Tiefe der echten indigenen Heilkunde erscheint Letztere wie eine dünne Glasur.

Es lohnt sich, die indigene Ur-Medizin und die aus ihr hervorgegangene Volksmedizin näher zu betrachten. Sie verbindet uns nicht nur mit unseren kulturellen Wurzeln, sondern zeigt uns eine mögliche Alternative zu einer eher seelenlosen, kommerziellen Art und Weise, wie heutzutage oft mit Krankheit und Gesundheit umgegangen wird.

KRÄUTERTEES: DIE APOTHEKE GOTTES

Kräutertee war bei den europäischen Waldvölkern immer das erste Mittel der Wahl als Heilmittel. In der lettischen Sprache klingt das noch an: *sahles* (Kräuter) ist die Bezeichnung für Arznei schlechthin, und *sahles dfert* (Kräuter trinken) bedeutet Arznei einnehmen.

Standard ist eine Tasse Tee, drei Mal am Tag: früh morgens, nüchtern etwa eine Stunde vor dem Frühstück, mittags, eine Stunde vor dem Mittagessen, und abends vor dem Schlafengehen. Der Tee wird über eine Zeitspanne von drei bis sechs Wochen kurmäßig getrunken.

Meistens wird nur eine Pflanzenart für den jeweiligen Tee verwendet. Also Kamillentee bei Magen-Darm-Beschwerden, Pfefferminztee bei Gallenstau, Huflattich bei Husten und Lungenentzündung, Holunderblütentee bei Grippe und Erkältung, Bärentraubenblättertee bei Blasenentzündung, Helmkrauttee bei Verspannungen und so weiter. Indem man Einzeldrogen, sogenannte *Simplicia,* verwendet, kann man die spezifische Wirkung der jeweiligen Heilpflanze genauer erkennen. Selbstverständlich gibt es auch Mischungen von ähnlich wirkenden Kräutern, etwa einen Schlaftee aus Baldrian, Hopfen und Melisse, oder einen Leber-Gallen-Tee aus Pfefferminz, Mariendistel und Löwenzahnwurzel, die erprobt und leicht anwendbar sind. Allgemein jedoch werden nicht mehr als drei Drogen (getrocknete Kräuter) kombiniert. Die hiesige Volksmedizin vermied im Allgemeinen die ellenlangen Rezepturen, die *Composita,* wie sie der römische Arzt Galen verwendete, oder wie sie in dem mittelalterlichen Allheilmittel *Theriak*, in den Rezepturen der mittelalterlichen arabischen Medizin oder auch in der chinesischen und buddhistischen Medizin vorkommen.

Kräutertees sind aber nicht nur Heilmittel, sondern vor allem auch Genussmittel. Man trinkt sie gerne; sie bringen die blühende Kräuterwiese ins Haus und tun in neblig trüben Herbsttagen und im kalten Winter gut. Sie erinnern die Seele daran, dass der Sommer mit seiner wonnigen Wärme und seinem froh machenden Licht wiederkehren wird. Jeder Hof und jeder Haushalt hatte seinen besonderen Kräutertee. Oft, aber nicht immer, war die Zusammensetzung das Geheimnis der Hausherrin. Die Zutaten wurden zur richtigen Zeit gesammelt und, je nach körperlichen und seelischen Bedürfnissen, sorgfältig gemischt.

ZWEI HEILPFLANZEN, DIE UNSERE AUFMERKSAMKEIT VERDIENEN

Helmkraut *(Scutellaria galericulata)*

Die Namen für das Helmkraut (englisch *skullcap,* »Schädeldecke«, lateinisch *scutellaria,* »Schale«) deuten auf den Kopf oder Schädel hin. Tatsächlich ist der hübsche himmelblau blühende Lippenblütler eines der besten Mittel für Kopf und Nervensystem. Er wächst auf sumpfigen Marschböden, vermehrt sich aber auch gut im Garten auf feuchten Humusböden. Das Helmkraut hilft mir wunderbar, wenn ich zu lange am Computer sitze und dermaßen verspannt und aufgezogen bin, dass ich nicht schlafen kann. Überall, wo es wächst, werden die getrockneten Blätter als Pulver oder als Aufguss bei hysterischen Zuständen, Nervenerschöpfung und Depression, Muskelzucken, prämenstruellen Spannungen (PMS) und Wechseljahrbeschwerden eingenommen. Auch zur Unterstützung bei Drogen- und Alkoholentzug soll das Helmkraut helfen.

Zwei Arten des Helmkrauts sind bei uns erhältlich: das einheimische Sumpf-Helmkraut *(S. galericulata)* und das größere amerikanische Helmkraut *(S. lateriflora)*. Beide sollen gleich wirksam sein. Persönlich bevorzuge ich das delikatere einheimische Helmkraut.

Man kann die Droge als Pulver einnehmen oder als Teeaufguss. Dosierung: ½ Teelöffel pro Tasse. 10 Minuten ziehen lassen. Meistens genügt eine Tasse. Als Pulver nimmt man jeweils eine Messerspitze ein.

Kunigundenkraut, Wasserhanf oder Wasserdost *(Eupatorium cannabinum)*

Der Wasserdost, eine einheimische Pflanze, die auf feuchten Böden in halbschattigen Lagen wächst, ist eine wenig bekannte, aber vielseitige Heilpflanze. Mir hat der Wasserdost bei Erkältung, Husten, Schnupfen und fiebriger Grippeerkrankung immer gut geholfen. Der Tee oder noch besser der Kaltwasserauszug hat eine anregende Wirkung auf das Immunsystem. Mehrere Studien zeigen eine phagozytosesteigernde und entzündungshemmende Wirkung. Die Wirkung ist ähnlich wie beim Purpurnen Sonnenhut *(Echinacea)*, der ursprünglich aus den amerikanischen Rocky Mountains kommt und von dem großen Meister der Heilkräuterkunde, Gerhard Madaus, als Immunstärker bekannt gemacht wurde.

In den achtziger Jahren kam das Kunigundenkraut in Verruf, da es geringe Mengen der leberschädigenden Pyrrolizindinalkaloide (PA) enthält. Es gibt zwar Pflanzen, wie etwa die Greiskräuter *(Senecio)*, wo diese PA tatsächlich gefährlich sind und die man absolut nicht innerlich anwenden sollte. Beim Wasserdost aber, erklärt uns der Doyen der Phytotherapie, Prof. Dr. med. Rudolf Fritz Weiß, ist der PA-Gehalt so gering, dass er keine Gefährdung darstellt. Legte man die gleichen Kriterien an, könnte man ebensogut die Einnahme von Brot oder Bier in Frage stellen. Wie auch bei der Echinacea sollte man diese immunstimulierende Droge sowieso nicht länger als zwei Wochen lang einnehmen, denn sonst schlägt die Wirkung in ihr Gegenteil um. Wer dennoch Bedenken wegen der PA hat, kann anstelle der heimischen Art eine amerikanische Wasserdost-Art verwenden, nämlich den Durchwachsenen Wasserdost *(E. perfoliatum)*; dieser hat eine ähnliche immunstärkende Wirkung, enthält aber keine Spur von PA.

Der sehr bitter schmeckende Wasserdost war einst eines der wichtigsten Heilkräuter und wurde deshalb der heiligen Kunigunde geweiht. Hier noch einige weitere Heilindikationen:

- Früher hieß der Wasserdost auch Lebertrost oder Braun Leberkraut. Ein Tee (1 Teelöffel pro Tasse) oder ein Kaltwasserauszug davon unterstützt die Leberfunktion und hat auch eine günstige Wirkung bei Gallenbeschwerden und Milzleiden. Der botanische Name Eupatoria weist ebenfalls auf diese Anwendung hin, denn in der Antike galt König Mithridates Eupator von Pontes als der Meister der Leberheilkräuter.
- Das frische Kraut, zu Brei zerstoßen, oder auch das gesottene trockene oder frische Kraut, als Kompresse oder in Bädern verwendet, heilt Wunden. Daher galt es einst als eines der »heidnischen Wundheilkräuter«.
- Die getrocknete Wurzel, als Abkochung innerlich genommen, soll schmerzstillend wirken.

JAHRES-ZEITLICHES

Die Schwalben segeln unter dem grauen Hochnebel,
vielleicht kommt doch Regen für das dürstende Land.
Woher kommen diese kühnen Segler?
Aus der Heimat – wo jetzt der Schnee liegt?
Vielleicht.
Ihr Anblick ist mir Heimat.

W.-D. Storl, »Winter in Afrika«

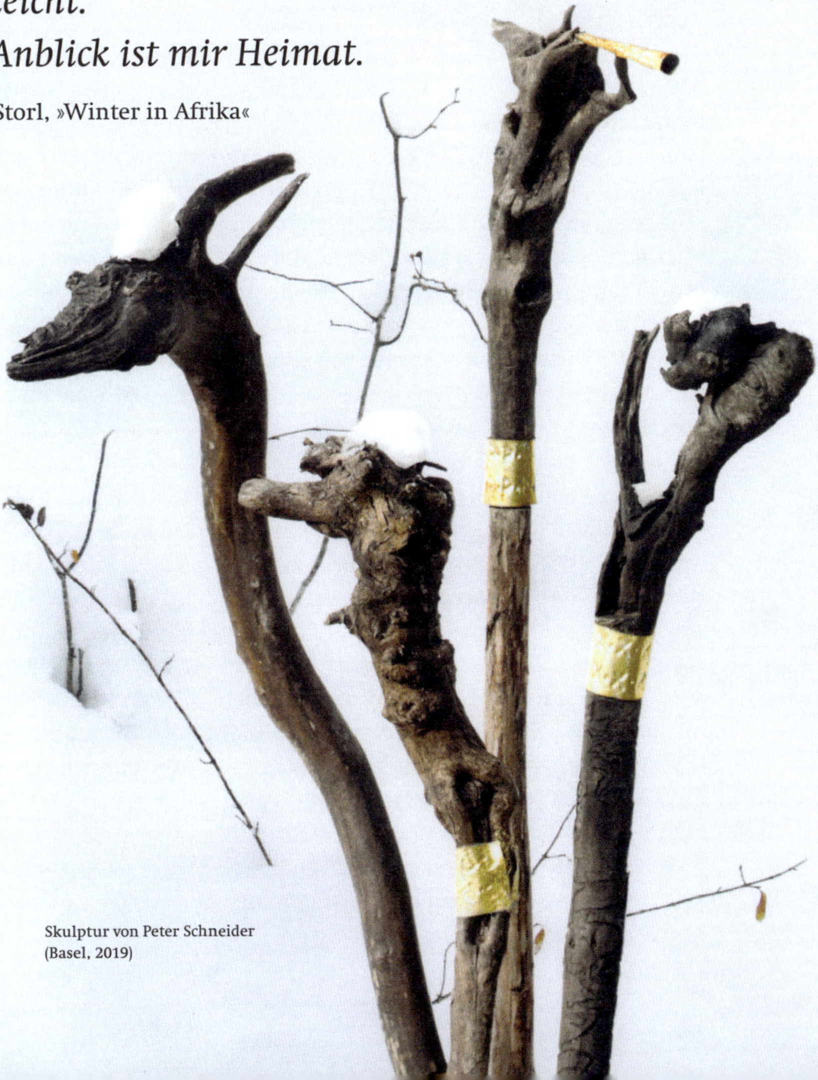

Skulptur von Peter Schneider
(Basel, 2019)

OHNE SPANNUNG, OHNE STROM: EIN GESCHENK DES HIMMELS

»Eis und Schnee im Januar künden ein gesegnet Jahr«, so heißt es im Bauernspruch. Und Eis und Schnee gab es Anfang 2019 zur Genüge. Einige Tage zuvor hatte es ein bisschen geschneit, am Abend des Dreikönigstags legte es jedoch richtig los. Ein ganzer Meter Schnee kam in der Nacht herunter. Albrecht, der schon oft den drei Kilometer langen Weg, der ins Tal hinunterführt, mit seinen schweren Maschinen gebahnt hatte, war in der Stadt mit Räumungsarbeiten beschäftigt und konnte nicht zu uns hochkommen.

Es schneite weiter. Ununterbrochen. Schwerer, nasser Schnee, der zunehmend pulvrig wurde. Hier und da krachten die Fichten und einige alte Salweiden unter der Schneelast zu Boden. Auch ein Apfelbaum und der dicke alte Birnbaum am Gartenrand stürzten um. Der Birnbaum brachte zwar nur kleine extrem herbe, die Mundschleimhaut zusammenziehende Früchte hervor, die erst genießbar sind, wenn man sie teigig braun werden lässt und trocknet oder wenn man sie, wie es die Bauern hier früher taten, zu Obstler brennt. Keine besonderen Birnen also, aber schade trotzdem, schade auch um die weiße Blütenpracht im Frühling, schade für die Bienen. Da liegen die Bäume nun wie gefallene Helden. Im Sommer werden wir sie zersägen und Feuerholz aus ihnen machen.

Es schneite weiter. Der Schneepflug würde es nicht mehr durch den inzwischen zwei Meter hohen Schnee schaffen. Auf dem Weg lagen zudem wegen Schneebruch Dutzende Bäume. Und dann fiel auch noch der Strom aus. Christine hatte noch ein wenig Akkuladung auf ihrem Handy, um das Elektrizitätswerk zu benachrichtigen. Sie erfuhr, dass eine alte Fichte am steilen Hang auf die Leitung gestürzt sei und dabei einen Masten mit abgeknickt hatte. Die Arbeiter kämen nicht durch den tiefen Schnee durch. Sie würden uns aber ein Aggregat hochbringen, sobald der Weg frei geräumt wäre. Das allerdings konnte man vergessen.

Es schneite weiter. Nach zwei Tagen hatten wir wieder Strom. Aber nur ganz schwach. So schwach, dass die Glühbirnen matt rötlich glimmten und nicht einmal das Radio funktionierte. Man hatte versucht, die Leitung notdürftig zu reparieren. Nach anderthalb Tagen fiel ein weiterer Baum auf die Leitung, nun war es vollkommen aus mit dem Strom. Vierzehn volle Tage lang.

Ohne Strom wurde es im Kühlschrank warm, die Wasserpumpe fiel aus, wir konnten weder abwaschen noch das Klo spülen wie gewohnt. Da holten wir Schnee in Eimern und Töpfen, um ihn auf dem Holzherd zu schmelzen. Im Gegensatz zu unserem harten, kalkhaltigen Quellwasser ist Schneewasser herrlich weich; der Kaffee – wir mussten die Bohnen mit der alten Handmühle mahlen – schmeckte besonders gut.

Das Schreiben am PC – ich arbeitete gerade an einem Buch über den Wald[100] – konnte ich vergessen. Lesen ging noch. Aber zu dieser Jahreszeit sind die Tage kurz. Erst nach acht Uhr morgens begann es zögerlich, hell zu werden, und um halb fünf am Nachmittag dämmerte es schon wieder. Außerdem war der Himmel mit dunklen Schneewolken verhangen, sodass man auch tagsüber zum Lesen eine Kerze brauchte. Glücklicherweise hatten wir noch einige Haushaltskerzen und Teelichter.

Die Zimmer an der Westseite des Hauses, wo sich Bad, Klo und Waschküche befinden, können vom Herd und Kachelofen aus nicht beheizt werden. Das machte mir Sorgen, denn da könnten die Wasserleitungen leicht einfrieren. Vor Jahren, kurz nachdem wir auf den Berg gezogen waren, war das schon einmal passiert. Eine Kerze, die in diesen Räumen die ganze Nacht und auch tagsüber brennt, würde jedoch die Raumtemperatur knapp über Null halten und genügen, um ein solches Malheur zu verhindern. Solche Kerzen hatten wir. Vor einigen Jahren hatten fromme Mönche für die Wallfahrtskapelle beim Hof Altarkerzen hochgebracht. Bein- oder Hautkranke waren seit dem Spätmittelalter zu dieser dem Pestheiligen Rochus geweihten Kapelle gepilgert, hatten einen Birkenbesen geopfert und ihr Leid an den gekreuzigten Schmerzensmann gehängt. Vor vier Jahren jedoch war eine über hundert Jahre alte Fichte – ebenfalls durch Schneebruch – auf das kleine Holzgebäude gestürzt und hatte es vollkommen zertrümmert. Lediglich die hölzernen Statuen des Heilandes, von Maria und Johannes blieben unversehrt – was einigen Dorfbewohnern im Tal wie ein kleines Wunder vorkam. Die großen Kerzen, die ein paar Tag lang brennen, kamen uns nun in dieser Situation zugute.

Sorge bereitete uns auch die schwere Last des Schnees auf dem Dach des 480 Jahre alten Hauses. Das Haus war in der Zeit des Dreißigjährigen Krieges errichtet worden. Damals waren achtzig Prozent der Bevölkerung des Westallgäus durch Krieg und Pest dahingerafft worden.

100 Storl, W.-D.: *Wir sind Geschöpfe des Waldes*, München: GU Verlag, 2019

Schweizer besiedelten die Region wieder, und ein Appenzeller namens Jakob Bessmer baute das zerstörte Haus wieder auf; er hielt hier, wie man erwarten kann, Kühe und machte Käse. Würden die alten Balken und Sparren das Gewicht von anderthalb Meter nassem Schnee tragen können? Und, falls es zu einem plötzlichen Temperaturanstieg und zur Schneeschmelze kommen würde, bestand die Gefahr, dass der Keller, wo sich der Stromverteilerkasten befindet, überflutet würde. Auch das war vor einigen Jahren schon geschehen. Solche Gedanken gingen uns anfänglich durch den Kopf, aber es kommt wie es kommen muss. *Que será, será* und *Don't worry, be happy!*

Wir wussten nicht, wie lange wir von der Welt abgeschnitten und ohne Strom verharren müssten. Vorräte hatten wir, ebenso Holz zum Heizen und Kochen, und im Keller lagerten Kartoffeln, Kohlköpfe, Rote Bete und Sellerieknollen, im Gang stapelten sich Kisten mit Äpfeln. Es war in diesem Jahr eine besonders gute Ernte gewesen. Der lange warme Sommer hatte uns die beste Kartoffelernte beschert, die wir je hatten. Große, dicke, gut schmeckende Erdäpfel. Dazu eine noch nie dagewesene Fülle an Obst, angefangen mit den Johannisbeeren bis zu einer Apfelernte, die wir kaum bewältigen konnten. In den Beeten hatten wir noch Rosenkohl, Federkohl, Schwarzwurzeln, Lauch (Poree), Petersilienwurzeln und Pastinaken. Die hatten wir später ernten wollen, denn draußen im Beet halten sie sich am frischesten. Nun aber lagen sie unter zwei Meter Schnee. Bis zum Tauwetter im Frühling würden sich wahrscheinlich die Wühlmäuse darüber hergemacht haben. Etwas Mehl zum Brotbacken war noch da, aber wenig Milch, Käse, Südfrüchte und Katzenfutter. Die Katzen hielten wir nicht als Schmusetiere, sondern als wertvolle Mitarbeiter, die die Mäuse in Schach hielten.

Nach den laschen Wintern der vergangenen Jahre hatten wir dieses Wetter nicht erwartet. Am Anfang waren wir etwas ungehalten. Es fiel mir als Workaholic schwer, nicht an meinem Buch arbeiten zu können. Aber dann wurde uns bewusst, wie herrlich entspannend es ohne Strom ist. Wortwörtlich ist die Spannung weg. Es ist fast wie Urlaub irgendwo in den Rocky Mountains. Oder wie in einem Zen-Kloster: Das wichtigste sind Feuer und Wasser:

Vor der Erleuchtung Holz hacken und Wasser tragen.
Nach der Erleuchtung Holz hacken und Wasser tragen.

Der Schnee bringt eine Stille, die das tiefe Hineinsinnen, das Lauschen in die Natur und zugleich in die eigenen Seelentiefen ermöglicht. Die Meditation wird leicht und ungezwungen. Beim Füllen der Eimer mit Schnee oder beim Schippen hält man unwillkürlich inne, schaut, wie schön die Flocken sind, die wie Daunenfedern vom Himmel herabtanzen. Die liebe Frau Holle schüttelt ihre Betten. Und wenn mal die Morgensonne durch die Wolkendecke bricht, wie dann die Eiskristalle in den Zweigen der Wildrose und des Holunders in tausend Farben glitzern und funkeln!

Nicht abgelenkt von Internet, YouTube, Rundfunk, CD-Spieler, einem Video, einem Telefonanruf oder sonstigen kleinen elektronischen Dämonen, nimmt man sich Zeit. Zeit, am Abend beim Kerzenlicht Mundharmonika zu spielen und ein altes, verstaubtes Volksliederbuch herauszukramen und zu singen. Christine, die im Gegensatz zu mir Noten lesen kann, spielt dazu Blockflöte. Lieder aus Zeiten, ehe der elektrische Strom die Menschen voll im Griff hatte. Lange war es her, seitdem wir die alten Weisen gesungen oder gespielt hatten:

Der Winter ist ein rechter Mann,
kernfest und auf die Dauer.
Sein Fleisch fühlt sich wie Eisen an,
er scheut nicht süß noch sauer…
oder:
Schneeflöckchen, Weißröckchen, da kommst du geschneit.
Du wohnst in den Wolken, dein Weg ist so weit…
oder:
O Tannenbaum, o Tannenbaum, du trägst ein grünes Kleid,
Im Sommer im Winter, die ganze liebe Zeit…

Oder »Leise rieselt der Schnee« oder alte Seemannslieder, Wald- und Wanderlieder. Ich bin mir sicher, die Musik hat auch den Heinzelmännchen, die sich hinter dem Herd aufhalten, gefallen.

Unwillkürlich rutscht man beim Liedersingen am knisternden Herdfeuer aus der heutigen Zeit heraus. Man ahnt, die Großeltern und Urgroßeltern sind mit dabei, denn solche Hausmusik kannten sie ebenso. Auch nahmen wir uns Zeit für Brettspiele: »Mensch ärgere dich nicht«, »Mühle«, »Schlangen und Leitern«, »Dame« oder gar Schach. Die Welt draußen ist weit weg. Was die neusten Nachrichten betrifft, was Merkel, Trump und andere Politiker anrichten, oder wie das Wetter wird, wissen wir nicht. Und dann, gegen halb acht oder spätestens halb neun, geht es ins Bett, ins Land der Träume.

Jeden Tag schaufle ich Schnee, um zum Holz in der Scheune zu gelangen. Eine hungrige, verwilderte schwarze Katze hat dort Unterschlupf gefunden. Vorsichtig fasst sie Vertrauen zu mir, und ich bringe ihr nun jeden Morgen etwas Futter.

Viele Tierspuren sind im Schnee zu sehen. In der Nähe des Hofes vor allem die von Füchsen und Dachsen, etwas weiter draußen sieht man Hasenspuren, und sogar einige Hirschspuren und herzförmige Rehspuren ziehen sich über die Schneefläche, das, obwohl Hirsche wie auch Rehe sich bei tiefem Schnee meistens lieber in die Täler begeben. Mit Schneeschuhen laufe ich zum Waldrand. Die Abdrücke vieler Pfoten, Hufe und Tatzen verraten, dass im Wald viel mehr los ist, als man meint. Eine Wildschweinspur ist mit dabei, Marderspuren und winzige Abdrücke, wo eine Waldmaus gehüpft ist. Wolf- und Bärenspuren gibt es leider nicht. Da merkt man, dass man sich doch nicht in den Rocky Mountains befindet. Yeti-Fußabdrücke waren auch nicht zu entdecken.

Da der Komposthaufen im Garten im Winter schwer zu erreichen ist, baute ich eine Kiste direkt bei der Hintertür, in der wir die organischen Abfälle vorübergehend lagern konnten. Man sieht, wie der Geruch des Sammelkomposts Meister Reinecke und Meister Grimbart anzieht, aber da ein schwerer Deckel auf dem Kasten liegt, kommen sie nicht dran. Eines Morgens, als ich Schnee für den Teekessel holen wollte, sah ich, dass ein Dachs ein Loch gegraben hatte, sodass er sich die Abfälle von unten her holen konnte. Mit ausdauernder Energie hatte er gebuddelt und dabei die Erde und Kompostreste bis zu drei Meter über die saubere weiße Schneefläche versprengt. Wieso war er noch aktiv? Ich dachte, Dachse halten Winterschlaf! Er muss wirklich hungrig gewesen sein.

Ja, die Tiere! Während ich dies schreibe, läuft ein großer, stolzer Fuchsrüde über den Schnee durch den Garten. Er sieht fast aus wie ein Steppenwolf. Ein Kolkrabe sitzt nicht weit entfernt auf einer Fichte und singt sein Lied. Und gestern Morgen klopfte ein Specht an die dicken Holzwände. Er wollte an die feisten Holzwürmer kommen, die sich in den Balken eingenistet haben. Ich musste ihn wissen lassen, dass wir auf Spechthöhlen in der Wand keine Lust haben.

Dann war plötzlich der Strom wieder da. Nun durfte ich wieder arbeiten. Nun war die Spannung wieder gegenwärtig. Wir waren ins

21. Jahrhundert zurückgekehrt. Es war eine schöne, stille Zeit gewesen – ein Geschenk des Himmels.

Noch immer liegt der Schnee tief und darunter begraben viele Baumstämme. Es wird noch eine Weile dauern, ehe der Weg durch den Wald geräumt werden kann. Für Februar ist wieder Schneefall angesagt. Julius und seine Freundin Noel, beide jung und sportlich, werden wohl noch einmal auf Schneeschuhen hochkommen müssen und uns mit dem allernotwendigsten Nachschub versorgen. Vielleicht schaffe ich es selber mal mit Schneeschuhen ins Tal, denn im Büro liegen eine Menge Bücher, die darauf warten, signiert zu werden.

DIE VIER SPEICHEN DES JAHRESRADES

Frühling

Es färbte sich die Wiese grün
Und um die Hecken sah ich blühn,
Tagtäglich sah ich neue Kräuter,
Mild war die Luft, der Himmel heiter.

Novalis, »Es färbte sich die Wiese grün«

Die holde Göttin schreitet übers Land und mit dem Bund Schlüsselblumen schließt sie das Tor zum Lenz auf. Die Natur verjüngt und erneuert sich. Die Matten werden grün, die Vögel singen und jubeln, es sprießt und sprosst in Wald und Flur, das Vieh will auf die Weide, und den Gärtner lockt es hinter dem Ofen hervor. Mit fleißigem Schaffen verwandelt er die im Winter geträumten Träume in greifbare Wirklichkeit.

Sommer

Im Sommer isst man grüne Bohnen,
Pfirsiche, Kirschen und Melonen.

Robert Walser, »Sommer«

Im Einklang mit dem Wandel der Sonne durch die höheren Tierkreiszeichen wächst und gedeiht, blüht und verwandelt sich der Garten tagtäglich. Nun träumt die Natur in abertausend Gestalten und Farben ihren Mittsommertraum und lädt uns ein, die Sommersonnenwende mit Reigen und Gesang und leckeren Holunderküchlein mitzufeiern.

Herbst
Sind die Kartoffeln gut geraten,
kann man sie sieden oder braten.
Bauernspruch

Nun wird es, nachdem die Hitze des Feuermonats August abgeklungen ist, merklich kühler. Die Tage werden kürzer, das Obst schwillt und reift, Kräuter werden dürr und versamen, die Weiden sind abgegrast, allmählich zieht der Wald sein buntes Herbstkleid an. Und die fleißigen Gärtnerleut' bereiten sich auf die Ernte vor. Das Erntedankfest mit Most, Schmaus und Gesang steht vor der Tür.

Winter
Der Winter verzehrt,
was der Sommer beschert.
Bauernspruch

Es wird ruhig im Garten, auf dem Acker. Spaten und Hacke, Sense und Gießkanne sind weggeräumt; Wurzelkeller und Speicher sind gefüllt. Nur Lauch, Feder- und Rosenkohl trotzen in ihren Beeten noch dem Frost und dem ersten Schnee. Nun, in der Wintersonnenwende, steht das Rad des Jahres still. In den Tiefen wird in der dunkelsten Nacht des Jahres das Sonnenkind, das den Pflanzen und dem Garten neues Leben schenken wird, geboren.

GIBT ES DEN WEIHNACHTSMANN?

Klar, gibt es den Weihnachtsmann, den Nikolaus, Samichlaus, Ruprecht oder wie immer man ihn nennt! Fragt nur die Kinder, die wissen das!

Vor einigen Jahren sollte ich in einer kleinen Ortschaft im Big-Horn-Gebirge in Wyoming zu Weihnachten für die Kinder den *Santa Claus* spielen. Mit rotem Mantel und Kapuze angetan, stapfte ich durch den Schnee und klopfte an die Tür. Die Kinder waren aufgeregt; ein Mädchen schaute mich erst einmal skeptisch an, fasste dann Mut und zog mir am Bart. »Der Bart ist echt«, rief sie den anderen zu, »das ist der echte *Santa*!« Zum Glück schaute sie nicht nach, ob auf dem Dach oder im Vorgarten ein rentierbespannter Schlitten geparkt war.

Inzwischen bin ich älter und mein Bart ist weißer, da kommt es öfter vor, dass mich Kinder für den Weihnachtsmann halten. Letzten Sommer in Leipzig entdeckte mich ein kleiner Knirps und fragte seinen Vater: »Papi, ist das der Weihnachtsmann?«

»Frag ihn doch selber«, antwortete der Vater, aber der Junge getraute sich nicht. Als sie dann an mir vorbeiliefen, flüsterte mir der Kleine ganz schüchtern zu: »Ich bin ganz brav gewesen!«

Letzten Herbst sollte ich in der Aula einer Grundschule in Karlsruhe einen Kräuter-Vortrag halten. Um zu sehen, was da für Wildpflanzen an den Wegrändern und unter den Hecken wuchsen, spazierte ich über den Spielplatz. Die Schule war gerade aus. Einige Kinder, die darauf warteten, abgeholt zu werden, spielten da. Eine kleine Rasselbande sprach mich an und fragte, wer ich sei. Zum Scherz antwortete ich: »Der Weihnachtsmann, aber … psst! Das ist ein Geheimnis, ich mache hier nur Urlaub.«

Im Nu sprach es sich unter den Abc-Schützen herum: »Der Nikolaus ist da! Der Nikolaus ist da!« Ein Mädchen kam auf mich zu und sagte mit ernster Miene: »Lieber Nikolaus, eins muss ich dir sagen. Was du mir letzte Weihnachten gebracht hast, war einfach perfekt! Ich möchte mich ganz herzlich bedanken!«

Einige Erwachsene beäugten mich derweil aus der Entfernung; sie waren sich nicht ganz sicher, ob sich da nicht ein Perverser im Schulhof herumtrieb. Als ich mit einem Wildkräuterstrauß in der Hand ins Gebäude ging, hörte ich, wie ein Mädchen zu seiner Mutter sagte: »Du, Mutti, ich habe den Nikolaus gesehen, der war gerade hier!«

»So ein Quatsch! Den gibt es doch gar nicht!«, antwortete die Mutter, die gerade gekommen war, um ihr Töchterlein abzuholen und die mich nicht gesehen hatte.

Leider gibt es solche Eltern, die den Osterhasen, Zwerge, Engel, den lieben Gott oder eben auch den Weihnachtsmann abstreiten. Mein Schwager, ein Professor der Philosophie, etwa, erklärte, er wolle seinen Kindern keine Lügenmärchen erzählen; umso früher sie mit der harten Realität konfrontiert würden, umso besser. Solche Eltern sind Opfer eines reduktionistischen (verarmten), materialistischen Weltbildes. Der Weihnachtsmann ist real. Er ist – wie es der Seelenforscher und Arzt Carl Gustav Jung formulierte – ein Archetypus, ein geistiges Urbild, das wir tief in unserer Seele tragen und das sich manifestieren kann. Solche Archetypen gibt es viele, und sie können sich durch ein geeignetes Medium – einen anderen Menschen, manchmal auch ein Tier oder gar eine Landschaft oder als Wetterphänomen – unserem Bewusstsein offenbaren. Diese Urbilder nehmen in jeder Epoche und jedem Volk ihre jeweils kulturspezifische Form an. Der weise Alte zeigt sich uns zur Wintersonnenwende in der Gestalt des Weihnachtsmanns, in Russland erscheint er als Väterchen Frost, in Indien als Brahma, für die Alchemisten war es der weise Hermes Trismegistos, für die alten Germanen der Zauberer und schimmelreitende Schamanengott Wotan/Odin, und in China ist es Shouxing, der schon als weißhaariger Alter geboren wurde und den Pfirsich als Symbol der Unsterblichkeit in seiner Hand hält.

Wir moderne Menschen wurden in unserer kulturellen Entwicklung vom griechischen Humanismus und dem Christentum geprägt. Da steht der *Homo sapiens* im Mittelpunkt; er allein besitzt »Geist«, und »die Erde ist ihm untertan«. Er kennt nicht mehr die Archetypen, die in und um ihn wirken und wesen und sich in und hinter den Erscheinungen verbergen. Unser Dogma lautet: Der Mensch ist das Maß aller Dinge, seine Würde ist unantastbar. Er hat die Götter erschaffen und nicht umgekehrt. Archetypen und Götter sind lediglich Fiktionen, die sich das menschliche Hirn konstruiert hat.

Kinder aber und einfache Leute, oft auch Tiere, insbesondere die Haustiere – hellsichtige Hunde und Pferde – erkennen noch die Archetypen, die durch die vergänglichen Erscheinungen hindurchschimmern können. Auch bei vielen traditionellen Völkern sieht man in oder neben dem Menschen noch die Götter, die ihn begleiten oder »be*geist*ern«. Für die Indianer, die ich kannte, war es wichtiger, zu erkennen, welcher Spirit in einem menschlichen Individuum lebt, als was seine physische, soziale oder egoide Identität ausmacht. Auch in Indien schaut man zuerst, was für ein Wesen es ist, das sich da in oder hinter der Menschengestalt verkörpert. Ist es ein Gott (*Deva*), ein Naturgeist (*Yaksha*), ein himmlischer Sänger (*Gandharva*), eine himmlische Tänzerin (*Apsarasa*), ein Dämon (*Raksha*), ein energiesaugender Vampir (*Vetala*)?

Noch eine Geschichte zum Thema Archetypen will ich hier erzählen. Eine persönliche. Im Spätherbst des Jahres 2018 veranstalteten wir ein Waldkräuter-Seminar im alten Rittergut Willrode im Thüringer Wald nahe Erfurt. Am Sonntag fand auf dem Gelände eine Art Handwerkermarkt statt. Ich saß im überfüllten Café, hatte gerade einen Kuchen bestellt, da hörte ich zufällig die Wortfetzen: »... ja, und dann liegt man plötzlich im Leichenhaus, mit einem Zettel an der Zehe.«

In dem Moment merkte ich, wie jemand, als gäbe es keine Anstandsgrenzen, mir sehr nahetrat und mir unmittelbar ins Gesicht schaute. Unverblümt fragte mich der Fremde – er hatte ein zerknautschtes Gesicht, so ähnlich wie eine Bulldogge, und stechende kohlschwarze Augen – wie alt ich sei. Es war, als schaue er mir tief in die Seele.

Reflexartig antwortete ich: »Sechsundsiebzig.«

»Deine Augen sind noch lebendig«, entgegnete er, »das mit dem Zettel an der Zehe kann noch warten.«

»Übrigens, ich bin Bestatter von Beruf«, sagte er noch, ehe er sich seinen Weg durch das Gedränge Richtung Tür bahnte.

Zuerst war ich verdutzt. Dann wurde es mir klar: Es war »Freund Hein«, der Archetypus des Totengottes, der sich mir durch diesen seltsamen Mann gezeigt hatte. Und ich war froh und dankbar, dass mir das Schicksal noch einige Jahre gönnen würde.

Die Götter, die Archetypen, sind unsterblich – so auch der weise, segensreiche Geist, der in den Tagen der Wintersonnennächte uns das Sonnenkind weist und uns mit seinen Gaben – den Äpfeln des Lebens, den Nüssen der Weisheit und dem Rutenbündel der Fruchtbarkeit – beschenkt, damit wir gut in den neuen Jahreszyklus kommen. Götter sind wahrhaftig unsterblich, und sie begleiten uns, auch wenn wir sie in diesem dunklen Zeitalter kaum mehr wahrnehmen.

ZAUBER DER WINTERSONNENWENDE

Wieder einmal war ich in der Adventszeit in Sachsen, besuchte den Leipziger Weihnachtsmarkt und stellte in einem Buchladen mein neues Buch *Ur-Medizin* vor. Was für eine Labsal, heimatliche Luft zu atmen, die singende Mundart zu hören, Bier aus dem Wasser des Erzgebirges zu trinken, sich mit Gänsebraten, Rotkraut und grünen Klößen den Bauch zu füllen und am Nachmittag den einmaligen »Gaffee un Guchen« zu genießen! Heimat tut gut.

In den dunklen Tagen der Wintersonnenwende ist es leicht, in die Tiefe zu gehen, sich nach innen zu wenden. Im Sommer dagegen wird man eher ekstatisch, es zieht einen hinaus ins Freie, lädt zum Tanz in der grünen, blühenden Natur ein. In den Winternächten ist es anders, da kann man in der Innenschau das Wunder der Wiedergeburt des Lichtes erleben, wenn das »Licht der Welt« von den Urmüttern unter den Wurzeln des Weltenbaumes wiedergeboren wird. Im Zustand der stillen Einkehr kommt man auch leichter mit den Urahnen in Verbindung, erfährt ihren Segen und ihre Weisungen (Ahnungen!). Da hilft es, wenn man sich – auch wenn nur vorübergehend – an dem Ort befindet, wo die Vorfahren einst lebten. Sie sind ja noch in uns. Wir erben von ihnen nicht nur die die Proteinsynthese steuernde DNA, sondern auch die inneren Bilder und Erfahrungen, die in tiefen, unbewussten Schichten unserer Seele lagern. In den Weihnachtstagen ist es leichter, Zugang zu diesen Tiefen zu finden.

Zu Advent winden wir bei uns jedes Jahr einen Kranz aus immergrünen Fichten- oder Tannenzweigen, binden ihn mit rotem Band und setzen vier rote Adventskerzen darauf. Der Brauch ist alt und völlig im Einklang mit den kulturellen Wurzeln der Alteuropäer. Es ist das Sonnenrad mit seinen vier Kardinalpunkten, den Tagundnachtgleichen und Sonnenwenden. Das Grün symbolisiert das ewige Leben, den Fluss der ätherischen Lebenskräfte, es ist die Farbe der Vegetation, der Pflanzen, die alle Lebewesen nähren und erhalten. Rot ist die Farbe des Blutes und der Lebensglut, die Farbe der Beseelung, der Astralität. Und die lichtspendende Flamme, die das Wachs aufzehrt, ist das Feuer des Geistes, des hellen Bewusstseins. Die vier Kerzen sind die vier Jahreszeiten, die vier Lebensalter, sie sind Morgen, Mittag, Abend und Mitternacht.

Während der Zeitspanne, die der Mond für seinen Umlauf durch die zwölf Tierkreisregionen braucht, wird jeden Sonntag in der Vorweihnachtszeit eine weitere Kerze angezündet. Während es in der äußeren Welt immer düsterer wird, nimmt dieses Licht, das auf die Weihenächte hinweist, zu. In den dunklen, oft stürmischen Tagen ziehen die Geisterscharen um; es sind die struppigen Naturgeister und die hungrigen Totengeister, angeführt von dem schimmelreitenden Zaubergott oder der wilden Percht. Die Gottheit aus den Tiefen des Waldes oder aus dem hohen Norden wurde im Zuge der Christianisierung zum Sankt Nikolaus, dem Bischof von Myra in Kleinasien, umgedeutet, und die rauen Geister, die ihn begleiten, wurden zum Pelznickel, Hans Trapp, Krampus, Swarte Piet, Schmutzli, Polterklaus und anderen rauen Gesellen.

Dann, in der allerdunkelsten Nacht des Jahres – es war die *Modraniht*, die »Nacht der Mütter«, bei den heidnischen Angeln und Sachsen – geschieht das Wunder: Der Kreis öffnet sich, das Sonnenkind wird erneut im Schoß der Mutter Erde – aber auch in unserer Seele – geboren. Es tritt am Fuße des Weltenbaumes – des Weihnachtsbaumes – in Erscheinung. Die Pflanzen, in den Samen, den Knospen und in Wurzeltiefen ruhend, nehmen das kosmische Geschehen auf ihre Weise wahr, denn ohne Sonne gäbe es sie nicht. Auch die Tiere und Naturgeister halten inne. Bei den Germanen durfte in diesen Tagen kein Rad sich drehen, kein Spinnrad, kein Wagenrad, keine Wirtel. Sonst konnte sich der Segen nicht in die Seele senken, und dann würde das ganze kommende Jahr unglücklich verlaufen, dann würde sich einer der knurrenden Hunde aus der Meute von Woutis[101] Heer (Wotans Wilder Jagd) im Haus am Herd niederlassen.

Die Weihenächte ließen sich die Völker im kalten Norden nicht nehmen, als die Missionare mit einer neuen Religion daherkamen. Man könnte sagen, die christlichen Glaubensverkünder waren genötigt, das Jesuskind, das in Bethlehem geboren wurde, mit dem Sonnenkind, dem »Licht der Welt«, zu identifizieren. Das Wunder der heiligen Zeit blieb erhalten – »heut schließt er wieder auf die Tür zum schönen Paradeis, der Cherub steht nicht mehr dafür, Gott sei Lob, Ehr und Preis.«

Auch der Archetypus des Weltenbaums als Mitte des Seins, dessen Achse Himmel und Erde verbindet, wurde nicht vergessen. In der Heiligen Nacht sehen wir ihn voller Licht erstrahlen – auf jedem Zweig die Lichtgötter (Engel); die Musik der Sphärenharmonie erklingt durch den Raum. Noch immer stellen viele Familien die Weihnachtskrippe unter dem Lichterbaum auf. Das Christkind, das Göttliche, das in uns wie auch um uns lebt, tritt aus dem Stamm und den Wurzeln – dem mütterlichen Urgrund – hervor ins Dasein. Und da liegt es nun als zartes Kindlein klein auf Heu und auf Stroh.

Maria und Josef versinnbildlichen den weiblichen und den männlichen Pol des Seins. Die einfachen Hirten stellen jene Menschenseelen dar, die das wunderbare Geschehen in ihrer inneren Schau wahrnehmen können; es sind die *Bhakti Yogis*, wie man in Indien sagt, diejenigen, die den Weg der liebevollen Hingabe gehen. Die königlichen Weisen aus dem Morgenland, die die Sterne deuten können, symbolisieren einen anderen Weg zum Göttlichen, den Weg der Erkenntnis; sie sind, vom indischen Standpunkt aus, *Raja Yogis*. Und die Tiere im Stall, Ochs, Esel, die Schafe und Hirtenhunde, stehen für die Tierwesen überhaupt, denn das Heil ist für alle Geschöpfe gedacht, nicht nur für die Menschen. Die

101 Woutis ist die alemannische Benennung des Schamanengottes Wotan (Odin).

unter dem Baum liegenden, in buntes Papier eingepackten Geschenke sind Ausdruck der Liebe, die uns miteinander verbindet; sie sind auch Ausdruck der vielen Gaben der Götter- und Geisterwelt.

Der Weihnachtsbaum ist das Sichtbarmachen eines ewigen Urbildes, eines, das wir in uns tragen. Es ist der alle Welten und Sphären verbindende Weltenbaum, den auf ihre Weise schon die Urvölker kannten; es ist der Schamanenbaum. Das Grün seiner Zweige stellt die ewige Lebenskraft dar, die, wie die Inder sagen, ebenso zum Sein gehört wie das Bewusstsein und die Freude. Die bunten Kugeln und Lichter, mit denen der Baum geschmückt ist, versinnbildlichen die Sterne, die wiederum Ausdruck der kosmischen Seele, der Astralität (griechisch *aster*, »Stern«) sind.

Zwölf Tage lang wurde einst dieses Sonnwend- oder Julfest gefeiert. Es waren die Rauh- oder Rauchnächte, in denen Hof, Haus und Stall mit würzigen Kräutern ausgeräuchert und gereinigt wurden. Und da in der Julzeit die Götter und Ahnen so nahe sind, ist es für die Menschen auch eine gute Gelegenheit, sie um Rat zu bitten und Orakel zu befragen; das tut man heute noch in den Neujahrstagen, etwa mit Bleigießen.

Auch die Totengeister wurden in diesen heiligen Tagen gespeist und eingeladen mitzufeiern. Im Anschluss an die zwölf heiligen Nächte kamen die drei Göttinnen vorbei – noch im Mittelalter kannte man sie als die drei Bethen, Ambeth, Wilbeth, Worbeth – und segneten jedes Haus für das kommende Jahr, ehe dann der starke goldborstige Eber des gütigen Freyr das Jahresrad mit seiner Kraft wieder anschob. (Der Jul-Eber lebt weiter in Form des Glücksschweinchens aus Marzipan, das wir einander zum Neujahrsfest schenken.)

Die Wintersonnenwende war den Waldvölkern, den Kelten, Germanen, Slawen und Balten, so wichtig, dass niemand sie davon abbringen konnte. Die Kirche hatte keine Wahl, als die Geburt Jesu in diese Sonnwendtage zu verlegen; Papst Liberius setzte im Jahr 354 nach Christus den 24. Dezember als den offiziellen Geburtstag des Heilands fest. Vorher vermutete man, er sei im Frühling geboren.

Nun sind es auch nicht mehr die drei Göttinnen, die Bethen, welche die zwölf Weihnachtstage zu Epiphanie beenden und die Häuser segnen, sondern die drei Heiligen Könige aus dem Morgenland, Kaspar, Melchior und Balthasar. Damit habe ich keine Probleme. Die heilige, segensreiche Zeit bleibt bestehen, und die Götter sind unsterblich; sie haben nur ihre Erscheinung gewechselt. Nun, im Zeitalter der Fische, erscheinen sie eben in einem christlichen Gewand. Und nichts spricht dagegen, dass wir auch die alten christlichen Weihnachtslieder singen und das »Licht der Welt« und den lieben Gott in der Gestalt des Mariensohns in der Krippe unter dem Tannenbaum verehren.

Irgendwann, wenn alles zu flach, kommerzialisiert und bedeutungsleer geworden ist, werden die Götter wieder ganz andere Erscheinungen annehmen und sich in der Natur und in unserer Seele neu offenbaren.

LICHTMESS-INSPIRATIONEN

Lichtmess, heute kirchlich der Jungfrau Maria geweihte Tag der »Reinigung«, war ein wichtiger Fixpunkt des alteuropäischen bzw. keltischen Jahreskreises. Es hieß, die weiße, von Licht umhüllt strahlende, jungfräuliche Göttin – sie ist die Birkengöttin, die Birgit oder Brigit, die Percht – wandelt über das Land. Wo sie vorüberläuft, keimen die ruhenden Samen, Primeln, Scharbockskraut und Schneeglöckchen erblühen, und der Saftfluss der Bäume beginnt. Wenn sie am Anfang des Monats Hornung erscheint, schauen Dachs und Bär aus ihren Höhlen hervor, und wenn sie blinzeln müssen, weil es zu hell und sonnig ist, ziehen sie sich noch einmal für sechs weitere Wochen in die Erde zurück, denn so lange würde der Winter sich noch halten. Für die Bauern und Gärtner war das wichtig. Sie schauten, wie sich diese Tiere an dem Tag verhielten, denn sie wollten wissen, ob sie mit dem Ackern und Graben bald oder später anfangen können.

In diesem Jahr schien die Sonne – wenigstens hier im westlichen Allgäu. Da meinte ich, ich könne mich getrost noch einige Zeit hinter die Ofenbank legen oder eher: weiterschreiben und Holz sägen. Die Frage allerdings ist, ob diese Bauernregeln noch stimmen. Im Herbst kündigte die üppige Herbstzeitlosenblüte und der Einzug vieler Mäuse ins Haus einen strengen Winter an. Doch was wurde daraus? Der läppischste, mickrigste Winter, den wir hier im Allgäu seit einem Vierteljahrhundert erlebt haben! Heute, am 2. Februar, lief ich durch den Wald, und was sah ich? Eine Schlüsselblume in voller Blüte, blühende Haselzweige, und auf der Weide im Windschatten die frisch grünen, fetten Blätter des Scharbockskrauts! Eigentlich schön: Da braucht man nicht so viel Holz im Herd zu verfeuern (Holzhacken ist viel Arbeit), und im Garten muss man nicht einen Meter Schnee wegschaufeln, um an den restlichen Federkohl, Rosenkohl, Lauch oder die Pastinaken zu kommen. Sogar Feldsalat (Nüsslisalat) kann man ernten.

Aber, fragt man sich, geht das noch mit rechten Dingen zu? Ist das noch normal? Oder ist das die sogenannte anthropogene Klimakatastrophe? Oder gar ein Kollateralschaden verpfuschter Klimakontrollexperimente à la HAARP (siehe Seite 109)? Oder doch El Niño? Ich mache mir da keinen Kopf. Es wird sich wohl um eine Laune Shivas handeln, der da auf dem Weltenberg Kailash, hanfbenebelt, wieder mal nicht merkt, was seine Meditationen so alles anrichten.

Wenn es nach mir ginge, könnte die Klimaerwärmung eigentlich viel schneller gehen, denn dann würde der Meeresspiegel ansteigen und die Berge – auch wo wir wohnen – zu Inseln werden. Dann bräuchten nur noch ein paar Kokosnüsse angeschwemmt zu werden und zu Palmen heranwachsen, und man könnte faulenzend am Strand liegen. Einziges Problem: Wo bekäme man die dazugehörige eisgekühlte Piña Colada oder den Gin Tonic?

Heute haben einige Piepmätze sogar schon fleißig ihre Frühlingslieder gesungen. Also, wer weiß, ob der Winter noch mal Härte zeigen wird? Da wird wohl doch bald das Umgraben, Kompostausbringen, Beeterechen, Säen und Pflanzen beginnen müssen. Ich gärtnere gerne und leidenschaftlich. Es ist so etwas wie eine Meditation für mich, ein Ausgleich zum Sitzen am Computer und dem nervenaufreibenden Herumzappen, dem Zappeln im elektronischen Spinnennetz. Beim Gärtnern sprechen die Elemente mit der Seele, die feuchte duftende Erde, die Regenwürmer, Käfer und Kleinlebewesen, die lebenstüchtig lebenssüchtigen Begleitkräuter, der Sonnenschein und der Regen. Tiefe Kommunikation ist das, jenseits der Worte. Und darüber hinaus dankt es einem der Garten mit nahrhaften Gemüsen, Salaten, Erdäpfeln, leckeren Erdbeeren und Blumensträußen. Er lehrt, dass das Leben sich immer wieder erneuert und selbst nach dem eisigsten Winter sich wieder verjüngt – und dass auch wir Teil davon sind, von diesem Werden und Vergehen. Zugleich aber erlebt man auch die Einmaligkeit einer jeden Pflanze, eines jeden Tieres, eines jeden Tages. Es ist ewig das Gleiche, und dennoch ist jedes Phänomen kostbar einmalig im Hier und Jetzt. Das gilt auch für jeden von uns.

WINTER, ADE!

Winter, ade!
Scheiden tut weh,
Aber dein Scheiden macht,
dass mir das Herze lacht.
Volkslied

Schneeschuhlaufen über Berg und Tal und im Wald tat gut. Doch dann, Mitte März, war die Sonne schon so stark, dass beim Bach, an der Böschung, aus der blanken Erde ein Himmelsschlüssel hervorlugte. Und am übernächsten Tag reckten die Huflattichblüten schon frech ihre strahlenden gelben Köpfe wie kleine Sonnen dem Himmel entgegen. Wenn es so weitergehen würde, wäre die sanfte weiße Decke, die die Gartenbeete bedeckt, im Nu verschwunden und ich armer Gärtner müsste bereits wieder graben und ackern. Dabei war mein Buch noch nicht fertig geschrieben.

Das Schneereich schmolz dahin. Gnadenlos.

Da begegnete mir ein mürrischer Eis-Gnom und lud mich ein, zum Schloss der Schneekönigin mitzukommen. Krisensitzung! Alle Winterwesen waren da, Jack Frost, Raureifbold, Eisbein und Glacé-Zwerg, einige Krähen und die Winterwölfe. »Das Klima erwärmt sich. Die herrlichen Eisgebilde, die Eisblumen an den Fenstern, die Eiszapfen sind bedroht, wie auch die zarten Schneeflocken«, jammerte die Königin, und kristallene Tränen klirrten von ihren Augen. Die weiße Schneeeule wusste warum: »Menschen und Tiere atmen zu viel. Atem ist warm und erhitzt die Atmosphäre.«

»Wir werden das Atmen besteuern«, erklärte ihre Majestät, »und sofort die Eisheiligen rufen, Bonifatius, Pankratius, Servatius und selbstverständlich auch die Kalte Sophie!«

Die brachten zwar noch einen Sturm und eine Kaltfront in der Karwoche, aber ich sah, wie der harte Wintermann seine Koffer packte und zu den Gipfeln der Schweizer Alpen hinüberschielte. Die Frösche im Tümpel feierten schon Hochzeit. Ein bunter Schmetterling landete auf dem Fensterbrett – der erste Schmetterling, den man im Frühling sieht, deutet an, was das kommende Jahr bereithält. Es wird wohl ein buntes Jahr sein. Vögel zwitscherten ihre Lieder. Die Maikätzchen und die Haseln blühten. Scharbockskraut, Giersch, Löwenzahn und Brennnessel zeigten ihre Spitzen und sagten: »Komm, mach dir einen guten, vitaminreichen, die Lebensgeister weckenden Salat, damit dann die Gartenarbeit flott vorangeht.«

Dann höre ich eben mit Schreiben auf, beuge mich dem Willen der Götter und freue mich auf die bunten Eier, die der Osterhase bringen wird.

UNGEDULDIGE GARTENZWERGE

Die sieben Zwerge grummelten und schimpften herum nach Zwergenart. Sogar im Traum erschienen sie mir in der Walpurgisnacht.

»Morgen ist Maientag«, mahnten die Wichteln, »da vermählt sich unsere Königin mit dem Sonnengott. Siehst du nicht, wie alles blüht und grünt! Wie von Zauberhand weggefegt ist der Schnee, und das Grün bricht mit Macht hervor. Da freut sich das Herz, springt vor Freude und tanzt zu den Liedern der Waldvögel. Hörst du die Waldfrösche singen? Sie singen den Maienregen herbei. Schau, die Blüten sprengen ihre Fesseln. Wie Feuer lodern sie aus dem dürren Weidenholz hervor, duften und lassen Bienen und Hummeln summen. Und du, dummer Mensch, sitzt da mit den außerirdischen Elektronenelfen! Komm, trag uns hinaus in den Garten! Lange genug haben wir Zwerge bei euch auf der Kante über dem Küchenherd gesessen. Jetzt musst du pflanzen und säen und ackern, und wir wollen dir dabei helfen.«

So ist es jedes Jahr, am ersten Mai oder besser beim Maivollmond ziehen die Zwerge in den Garten. Und im November, wenn es still und nebelig wird und die Pflanzenpracht verschwunden ist, wollen sie wieder in die warme Stube. Halloween, wenn die Geister umherziehen und die Verstorbenen um milde Gaben bitten, nehmen sie ihre Sitze über dem Herd wieder ein.

Im wonnigen Mai, wenn die Wichteln ausströmen, begann für die Kelten und die europäischen Ureinwohner die lichte Jahreshälfte. Da stellten die Menschen Maibäume auf und tanzten unter ihnen oder unter der Dorflinde:

Hei, unter grünen Linden, da leuchten weiße Kleid,
heija, nun hat uns Kinden, ein End all Wintersleid.

Im November dagegen ist die Sonne schwach, die finstere Jahreshälfte beginnt; da sind die Menschen nicht mehr so ekstatisch, sondern wenden sich nach innen, ziehen sich in ihre Häuser und Hütten zurück und warten auf die Wiedergeburt des Sonnenkindes zur Wintersonnwendzeit.

All das wissen die Zwerge, an all das können sie sich erinnern. Sie sind den Wurzeln nahe, nicht nur den Wurzeln der Bäume und Pflanzen, sondern auch den Wurzelgründen unseres Daseins.

»Alles Quatsch!«, sagt da der beschränkte Verstand. »Das ist doch nur Einbildung«, sagt das reduktionistische Bewusstsein. Aber was wissen die neunmalklugen Reduktionisten? Das Sein ist weiter und tiefer und wunderbarer, als sich das freche Schneiderlein denkt oder überhaupt denken kann.

Zwerge gibt es. Wer die Seelenaugen offen hat, kann sie sehen. Und wer etwas über Heilkräuter, Edelsteine oder Gärtnerkunst erfahren will, sollte sich mit ihnen gut stellen. Die kleinen bunten Tonfiguren, die ich im Mai in den Garten hinaustrage, sind selbstverständlich nicht die Zwerge an sich – ebenso wenig wie eine Marienstatue die heilige Jungfrau, die Mutter Gottes oder die Göttin selber ist. Aber sie helfen, das für die äußeren Augen Unsichtbare sichtbar zu machen; die Figuren sind so etwas wie eine Bildersprache für unsere Seele. Sie weisen auf wirkliche ätherische, seelische Wesenheiten hin, die – jenseits des Vermögens des Verstandes – in unsichtbaren Bereichen tätig sind.

In der Maiennacht feiern die Zwerge und alle anderen Wesen. Da stelle ich ihnen eine Kerze aufs Beet und gieße ihnen etwas Bier. Das bringt Segen in den Gemüsegarten.

OSTARAS SEGEN

Vom Eise befreit sind Strom und Bäche
Durch des Frühlings holden, belebenden Blick,
Im Tale grünet Hoffnungsglück;
Der alte Winter, in seiner Schwäche,
zog sich in raue Berge zurück.
Goethe, *Faust*, Osterspaziergang

Das Jahresrad dreht sich; der Mensch mit all seiner Raffinesse kann es nicht aufhalten. Die Schneemassen, wo sind sie hin? Zwei Meter hoch lag das Weiß hier auf dem Berg, und der Wald sieht aus, als wären Riesen durch ihn hindurch gestampft; überall vom Schneebruch abgebrochene Äste und umgestürzte Bäume. Und nun liegt nur noch ein kleines Häufchen Schnee an der Nordseite vor dem Haus, übrig geblieben von einer Dachlawine.

Ja, es ist Frühling. Die holde Freya hat ihren Schlüsselbund hervorgeholt – gelbe Schlüsselblumen – und das Himmelstor aufgeschlossen, sodass der Lenz mit Vogelgesang, Maikätzchen, Haselkätzchen, Gänseblümchen und anderen Frühlingsblumen Einzug halten konnte.

Es ist Frühling. Die Frösche haben im Tümpel hinter dem Haus schon Hochzeit gefeiert und ihre klumpigen Laichballen abgelegt. Ich freue mich auf die niedlichen Kaulquappen, auch auf die Frösche und Kröten, die dann nachts den Garten nach jungen Schnecken und anderen wenig willkommenen Krabbelwesen absuchen. Aber dann sehe ich, wie zwei fette, schnatternde Stockentenpaare den Laich wegschnäbeln. Ich gönne es den frechen Enten nicht, denn sie kommen aus der Stadt, vom Stadtpark unten im Tal, wo sie den ganzen Winter von freundlichen Omas und anderen gut meinenden »Tierfreunden« mit alten Semmeln und Brot gemästet wurden. Die brauchen meine kleinen Fröschlein bestimmt nicht! Da wünscht man ihnen den ewig hungrigen Meister Reinecke an den Hals.

Auf den kahlen Weiden glänzen nun die speckig-grünen Blätter des Scharbockkrauts. Solange dieses Hahnenfußgewächs nicht blüht, kann man die vitaminreichen Blätter mit in den Frühlingssalat geben. Es heißt Scharbockskraut, weil es den Scharbock, den Skorbut, vertreibt. Der junge Löwenzahn ist nun auch besonders lecker; er regt die Drüsen an und vertreibt die Wintermüdigkeit. Und dann ist da noch der wunderbare Bärlauch, der saftige junge Giersch, Wildkresse, Schafgarbenblätter und andere Wildkräuter, die es wert sind, für Suppe, Pfanne oder Salatschüssel gesammelt zu werden.

Unten im Tal steht der Schwarzdorn (Schlehe) schon in Blüte. Das schwarze, dornige Holz der Schlehe ist plötzlich in eine schneeweiße Blütenpracht getaucht. Für die Kelten war es ein Zeichen, dass die dunkle Göttin des Winters sich nun in eine Lichtgöttin verwandelt hatte. Bei den Germanen hieß die junge Göttin Ostara (angelsächsisch *Eostrae*). Ihr Name geht auf das urgermanische **austron* zurück und bedeutet etwa »aus dem Osten kommendes strahlendes Morgenlicht«. Frühlingsfeuer begrüßen die Göttin, Frauen sammelten nun die »neun« Frühlingskräuter; es war eine der Göttin geweihte Kultspeise, die mit der grünen Kraft des Lebens verbindet. Schon in vorchristlichen Zeiten bemalte und verzierte man die frischen Eier, und die Hasen symbolisierten die aufbrechende Lebensfreude und Fruchtbarkeit.

Umzüge und Prozessionen gehörten zu dem Frühlingserwachen. Mensch und Tier umwandelten, singend und lärmend, grüne Zweige oder Kränze tragend, rechtsläufig im Uhrzeigersinn, im Einklang mit der Bahn der Sonne, die Weiden und Felder. Das Freudenfest wurde von der Kirche auf das Fest der Opferung und Auferstehung des Heilands, »des Lichtes der Welt«, übertragen, behielt in den germanischen Ländern aber seinen Namen: Ostern. An diesem Tag, der auf den Sonntag, nach dem Vollmond, welcher der Tagundnachtgleiche folgt, ging man gerne in die erwachende, grüne Natur. Das kann man heute auch noch tun. Aber aufgepasst, dass kein schwarzer Pudel euch dabei in die Quere kommt.

NIMM DIR ZEIT

Der Winter ist vergangen, es blüht der Maien Schein,
Ich seh' die Blümlein prangen, des ist mein Herz erfreut.
Altes Volkslied

Es scheint so, als ob sich all die zeitsparenden Maschinen, die unsere Zauberlehrlinge erfunden haben, immer schneller drehen. Derweil wir Menschen uns im Hamsterrad abhetzen, kleidet sich die Birke in helles Grün, auf den Wiesen leuchtet der Löwenzahn wie goldene Sonnen, und zart ätherisch blüht das rosafarbene Wiesenschaumkraut; Butterblumen glänzen beim Bach, Vögel jubilieren, Bienen summen im Weißdorn, und Hummeln brummen nektarsaugend in den blauen Günsel- und den purpurnen Gundermannblüten. Sollte man da nicht anhalten, die Elektronik mal abschalten, die Frühlingsluft tief einatmen, die Schuhe ausziehen und barfuß laufen, die Schönheit bewundern und besingen?

Die erwachenden Pflanzen nehmen unseren Gesang und unsere Bewunderung wahr; unsere Freude und unser Staunen ist Nahrung für »das grüne Volk«. Und sie danken es uns, nicht nur indem sie besser wachsen und gedeihen, sondern auch, indem sie uns heilende Kräfte zukommen lassen, indem sie unsere Seele fröhlicher machen und unserem Geist helfen, wieder zur Mitte zu finden. Auch wenn man in der Großstadt lebt, kann man ganz bewusst immer wieder für einen Moment innehalten und es dem Gänseblümchen oder der Biene in der Blume erlauben, heilende Bilder in unsere Seele hineinzuzaubern.

Die Osterzeit ist ein gesegnetes »morphogenetisches Feld«, das unsere Vorfahren einst mit Flurumgängen, frischem Grün, Blumen und bunt gefärbten Ostereiern feierten. Es ist die Zeit, in der die lichtvolle Göttin Ostara über die Erde wandelt; die Zeit, in der die Sonne drei Freudensprünge macht und die Welt sich wieder erneuert, die Zeit, in der fromme Christenmenschen die Auferstehung des Heilands – des Lichts der Welt – feierten. Die Karwoche wäre also eine gute Zeit, die Geschwindigkeit zu drosseln und mit Hilfe der erwachenden Natur wieder zu sich selbst zu finden.

Für alle Workaholics, die das Malochen, Schuften und Rennen im Hamsterrad nicht lassen können, noch ein kleines Goethe-Zitat:

Mein Rat ist daher, nichts zu forcieren und
alle unproduktiven Tage und Stunden lieber zu vertändeln
und zu verschlafen,
als in solchen Tagen etwas machen zu wollen, woran man später
keine Freude hat.

Gespräche mit Johann Peter Eckermann, 11. März 1828

EIN UNGEWÖHNLICHES SONNWENDFEST

Die Sommersonnenwende ist das Gegenstück zur Wintersonnenwende. Beide heiligen Zeiten wurden einst zwölf Tage lang gefeiert. Während die Menschen im Winter die Innigkeit pflegten und in tiefer Stille die Wiederkehr des Lichts, die Geburt des Sonnenkindes wahrnahmen, trieb es sie zur Sommersonnenwende hinaus in die freie Natur und in die freudige Ekstase, in den Höhenflug der Seele.

Am 21. Juni, dem Tag der Sonnenwende, oder am Tag des heiligen Johannes am 24. Juni war es allgemeiner Brauch, ein großes Feuer zu entzünden, zu feiern, tanzen, singen, schmausen, Holunderküchlein zu essen und nur mit einem Gürtel aus Beifuß bekleidet über die Glut von der einen Jahreshälfte in die andere zu springen. Der Sprung ist gesund: Alle unguten, dunklen Astralwesen, die sich in der Aura eingenistet haben, werden versengt und fallen ab. Und die Heilkraft der mittsommerlichen Heilpflanzen – der »Johanniskräuter« Arnika, Hartheu, Schafgarbe, Lindenblüten, Holunderblüten, Braunelle und wie sie alle heißen – wird gesteigert, indem man den Kräuterbüschel ans Johannisfeuer hält, sodass sie die Feuerkraft aufnehmen können.

Auch wir feiern das Fest jedes Jahr auf diese Weise, denn das tut der Seele gut, verbindet mit dem kosmischen Reigen und mit den Ahnen, die das seit undenklichen Zeiten ebenso so machten. Im Jahr 2014 konnte ich es allerdings nicht so feiern, denn ich befand mich gerade auf einer Tour im schönen Österreich. Thomas Rolin vom ThoR-ZentruM hatte mich zu einer Reihe Vorträge und Kräuterwanderungen eingeladen. Am Abend der Sonnenwende befanden wir uns in der Wiener Neustadt. Es fing an zu dunkeln, als der Vortrag »Natur im Wandel« beendet war. Es war mild, und überall in den Gassen waren Leute unterwegs, alle in Party-Stimmung, aber nicht wegen dem archaischen Fest, sondern wegen der Fußball-WM in Brasilien. Auf der Party-Meile vor den Bars und Bistros lungerten die Fans herum, tranken und schauten dem Spiel per *Public Viewing,* wie es heute heißt, zu. Deutschland gegen Ghana. Ein heißes, verbissenes Spiel, die Jungs von Yogi Löw hatten ganz schön zu rennen. Wir tauchten ein in ein dunkles, verrauchtes Lokal, bestellten ein kühles Bier und starrten auf die Großleinwand. Im Hintergrund Gequatsche, Gelächter, Technomusik und blinkende bunte Lichter. In dieser Atmosphäre war es leicht, das kosmische Ereignis – die Sonne in ihrem Gang über den Zenit – zu vergessen. Während ich den Kickern zuschaute, sprach mich ein junger Mann, der als Kellner jobbte, an. Er habe mich erkannt, er sei Botanikstudent und habe meine Bücher gelesen. Er wäre lieber draußen in der Natur, sagte er, müsse aber in dem Lokal bis vier Uhr morgens arbeiten. Das Studium, erzählte er, sei interessant, auch nehme er sich Zeit, um mit den Pflanzen so zu meditieren, wie er es in einem meiner Bücher gelesen habe. Besonders in das Johanniskraut, das er liebe, habe er meditativ hineingelauscht. Dabei sei ihm ein Pflanzenlied geschenkt worden – so eine Art *Ikaros,* wie es die Amazonas-Indios nennen. Während die Übertragung des Spiels im Hintergrund plärrte und angetrunkene Fußballfans johlten, sang er mir – eher schüchtern – das Lied vor:

Hartenau, Johanneskraut,
Du gold'nes Blut der Sonne.
So man dich nur kurz erschaut,
Durchflossen wird von Wonne.

Für die Indianer ist ein solches Lied ein persönliches Geschenk des Pflanzengeists. Das hatte ich auch von Bill Tallbull, dem Cheyenne-Pflanzenschamanen erfahren. Es ist wie ein Schlüssel zum Wesen der Pflanze: Jedes Mal, wenn man es singt, verbindet man sich erneut mit diesem Wesen und kann es um Hilfe bitten. So ein Lied ist wie eine Telefonnummer, die einem ein Freund gibt; wenn man die Nummern richtig eintippt, dann entsteht die Verbindung.

Ein Sonnenlied, mitten in der Sonnwendnacht! Die heilige Zeit hatte mich plötzlich wiedergefunden und das in einem düsteren, lauten Lokal. Auf einmal wurde das Fußballspiel zu einem Mysteriendrama, zum Ausdruck des kosmischen Geschehens: Die schwarze Mannschaft rang gegen die weiße, das aufsteigende Sonnenjahr gegen das absteigende. Ein hartes, heiß umkämpftes Spiel war das, und endete unentschieden, zwei zu zwei.

In den Tagen zuvor hatte ich eine Kräuterwanderung und einen Vortrag im Waldviertel, in Sprögnitz, wo lokale Waldbauern die Firma Sonnentor mit feinsten Biokräutern beliefern. Die Firma hat eine strahlende, lachende Sonne als Logo. Der Gründer, der »Kräuterflüsterer« Johannes Gutmann, hatte uns freundlich in Empfang genommen. Auch diese Begegnung erschien nun im Nachhinein, nachdem ich in der Bar das Kraftlied gehört hatte, als geheimnisschwangere Chiffre. Sonnentor! Und Johannes! Der Geist des Mittsommers offenbarte sich mir da in der Gestalt des Kräutermanns. Wieder einmal wurde ich gewahr, dass die göttlichen Urbilder sich ständig wandeln und immer anwesend sind; sie huschen durch die Erscheinungen, auch wenn wir es heutzutage in unserer prosaischen Welt kaum mehr wahrnehmen und auch immer wieder vergessen.

So hatte ich trotz allem doch die Sonnenwende erlebt. Das Sonnwendfeuer werde ich nachholen können, denn schließlich dauert diese heilige Zeit volle zwölf Tage.

HERBST

Herbst – aus dem altgermanischen *harbista* (engl. *harvest*) – bedeutet Erntezeit: Äpfel und Birnen hängen reif an den Bäumen, die Kohlköpfe sind dick und rund, und das Wurzelgemüse kann im Wettlauf mit den Wühlmäusen aus dem Boden gegraben werden.

Die Sonne verliert an Kraft, sie sinkt in die niederen Tierkreiszeichen, es wird neblig, trüb, kühl und von Tag zu Tag dunkler. Gut zu wissen, dass es mal eine Sonnenwende geben wird. Wenn man diese Gewissheit nicht hätte, gäbe es von irgendwelchen Dummköpfen sicherlich Computer-Projektionen, die mit Zahlenstatistik beweisen, dass es messbar immer kälter wird und, wenn es so weiter ginge, die Erde zum Eisball erstarren und das Leben zum Stillstand kommen würde – es sei denn, wir würden genügend finanzielle Mittel zur Verfügung stellen, um die Welt global in Brand zu stecken, um damit dem drohenden Kältetod entgegenzuwirken. Zum Glück aber können wir uns an die Vergangenheit erinnern, um die Zukunft – das auf uns Zukommende – zu erkennen.

Im Herbst zieht sich die Lebenskraft – die mit der Sonne verbundene ätherische Bildekraft – zurück. Kräuter welken, Blumen verblühen, das bunt gefärbte Laub fällt zu Boden und wird von Pilzen und Kleinlebewesen zersetzt und verdaut. Der Abbau ist in vollem Gang. Für die Pilze ist es die hohe Zeit; sie heben ihre bunten Fruchtkörper über den modrigen Boden empor und entlassen Abermilliarden Sporen zum Hochzeitsflug. Auch für die Pilzsammler ist es eine hohe Zeit. Und bei meinen Streifzügen finde ich allerlei Leckerbissen, die in Topf und Pfanne landen: Fichtenreizker, Maronen, Rotfußröhrling, Großer Schirmling, Flaschenbovist – das sind die Gesellen, die ich immer wieder am 1. Oktober, zu meinem Geburtstag, auf meinen Streifzügen finden kann.

Immer kürzer werden nun die Tage, Nebelschleier huschen über den Berg. Die kahl gefressene Weide und einige alte Kuhfladen erinnern an die Rinderherden, die hier den Sommer verbracht haben. Ab und zu fährt noch ein Holzlastwagen vorbei, vollgeladen mit den Baumstämmen, die Timber Jack und Harvester dem Wald entrissen haben.

Wenn der Nebelmonat November anfängt, mache ich eigentlich immer Schluss mit der Arbeit in der äußeren Welt. Nach einem geschäftigen Jahr voller Vorträge und Kräuterseminare tut es gut, sich zurückzuziehen. Ähnlich dem Bären, der sich nach seiner Höhle sehnt, sehne ich mich nach der stillen Jahreszeit, nach Schnee, nach dem Einstieg in die Traumzeit, nach den Göttern, die während der Winterweihenächte so nahe kommen. Diese Zeit war auch für die Kelten das Jahresende und der Beginn eines neuen Zeitraums. Im November, nach *Samhain* (Halloween), wenn die Totengeister umgehen, nahm das Kräutersammeln und Ernten ein Ende. Danach waren die Pflanzen *pukka* (tabu), dann gehörten sie den Geistern, den Pucks oder Kobolden. In den dunklen Wintertagen reift unsichtbar das neue Jahr heran, das dann im Februar, zur Lichtmesszeit, wie ein neugeborenes Kind das neue Licht erblickt. Auch unser Geist braucht die Stille, die Dunkelheit, die Abgeschiedenheit der winterlichen Weihenächte, damit neue Ideen und Visionen, die uns führen, heranreifen können. Auch wir sind Teil des natürlichen, mit der Sonne verbundenen Rhythmus, auch wenn wir es in einer Zeit der Hektik und Elektronik leicht vergessen.

KUNTERBUNTES

Lieber mit der Wahrheit fallen,
als mit der Lüge siegen.
Augustinus

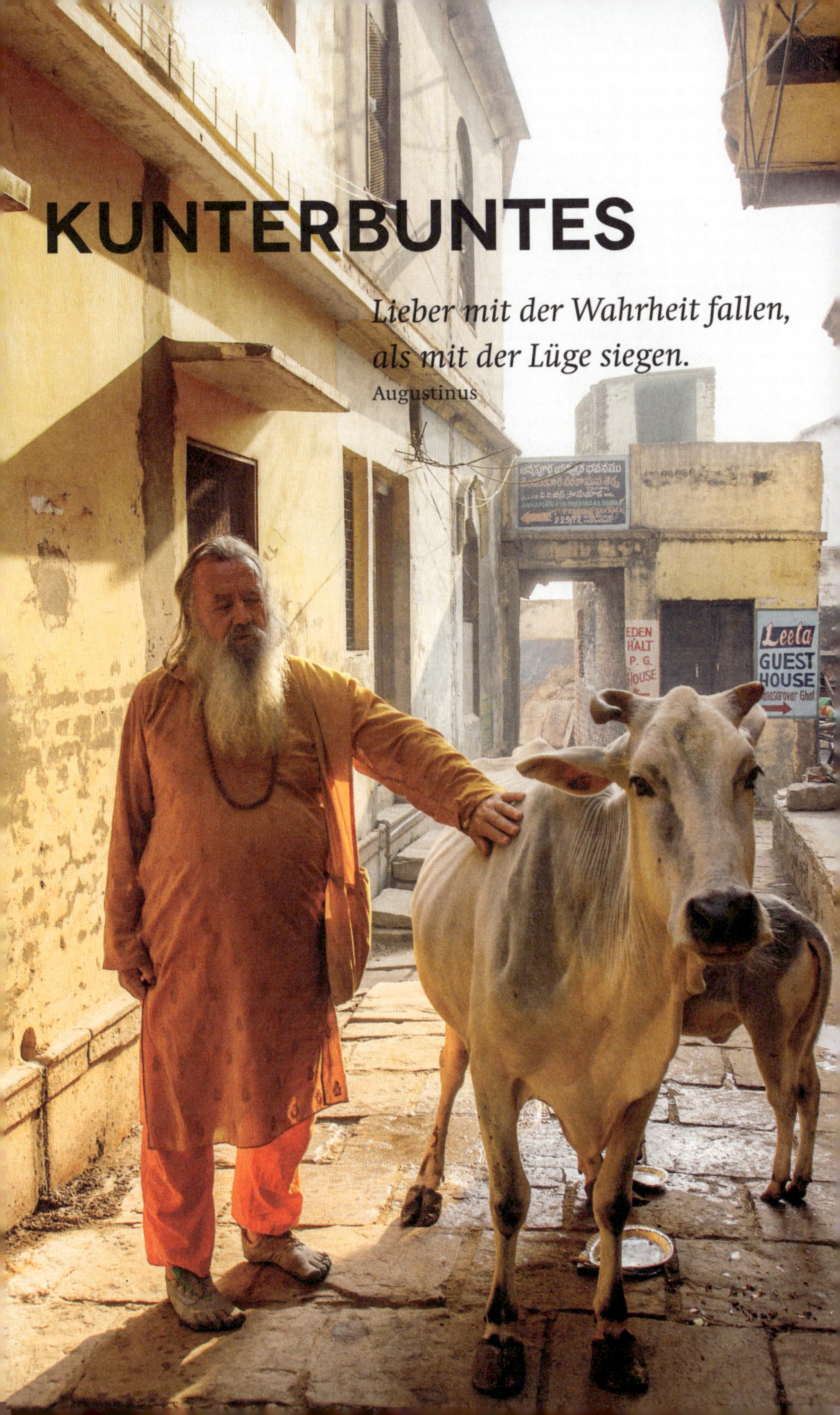

MÄRCHEN: NAHRUNG DER SEELE

Wenn die Märchen verstummen,
verdunkelt sich unser Lebensweg!
Wolfdietrich Siegmund, Tiefenpsychologe

Kinder hungern nach Märchen. Märchen sind Seelennahrung für sie. Märchen sind Botschaften aus den anderen Dimensionen des Seins. Die Welt ist nämlich mehr, viel tiefer und weiter als das, was unser alltäglicher Verstand und unser ängstliches Ego uns vorspiegelt. Auch wir sind mehr als das, was unser flüchtiges Dasein in einer materiellen Dimension vermuten lässt. Wir sind Lichtwesen, Seelen, auf einer Reise durch diese irdische Dimension. Die Märchen erinnern uns an unser wahres Wesen. Sie sind eine Landkarte, ein Kompass für die Seele. Sie bringen auf bunte, bildhafte Weise in Erinnerung, was wir in unserem Alltag so leicht vergessen. Kinderseelen, den Nachklang himmlischer Welten noch in sich tragend, verstehen die Märchen – insofern diese echt sind und nicht nur erdachte Fantasiegebilde. Der verwunschene Königssohn und die von einer bösen Stiefmutter geschundene Königstochter stellen niemand anderes dar als unsere eigene göttliche Seele, die sich in einer verzauberten, stiefmütterlichen Welt zurechtfinden muss.

Deswegen sind auch für Erwachsene Märchen heilsam. In früheren Zeiten erzählte man solche Geschichten am Abend am warmen Herd im Kreis der Familie. Der Feierabend war die segensvolle Zeit, wenn das Tagwerk ruhte und man sich dem Geistigen zuwendete. Jung und Alt, Kinder und Erwachsene lauschten dann gebannt, was die Alten, die Großmütter und Großväter, denen das Leben Weisheit geschenkt hatte, vortrugen.

Märchen sind vielschichtig. Sie auf unterdrückte sexuelle Wünsche und infantile Fantasien zu reduzieren, wie es freudianische Psychoanalytiker gerne tun, oder in ihnen Dokumente klassengesellschaftlicher Ausbeutung zu erkennen, wie man es von marxistischen Soziologen kennt, tut ihnen Unrecht. Märchen sind, wie es das mittelhochdeutsche Wort *maere* ursprünglich bedeutete, »Kunde, Bericht«. Es handelt sich um eine wahre Kunde aus übersinnlichen Dimensionen. Noch für Martin Luther hat es in dem Weihnachtslied diese Bedeutung: »Vom Himmel hoch, da komm ich her. Ich bring euch gute neue Mär; der guten Mär bring ich so viel, davon ich singen und sagen will.« Diese

Mär ist also kein Lügenmärchen, sondern bezieht sich auf das höchste spirituelle Mysterium, die leibliche Geburt des Göttlichen.

AUCH DIE STADT IST EIN NATURLEBENSRAUM

Stadt und Land stellen nicht wirklich eine Polarität dar, ebenso wenig wie Nutzpflanzen und Unkräuter. Diese Gegenüberstellungen sind nicht real, sie existieren vor allem als Denkstruktur in unseren Köpfen. Die urbane Welt, die Stadt, ist genauso ein Naturraum wie eine Wüste, ein Garten, ein Forst, ein Wald, ein See oder eine entlegene Bergeshöhe. Überall gibt es Pflanzen- und Tierleben, das seiner spezifischen Mitwelt bestens angepasst ist.

Oft werde ich von verschiedenen Organisationen eingeladen, einen Workshop, ein Seminar oder eine Pflanzenwanderung zu halten. Die Veranstalter schildern dann voller Begeisterung, dass sich der Ort auf dem Land befinde, weit abseits jeder Stadt. Meistens bin ich dann eher enttäuscht, denn die vermeintliche ländliche Idylle entpuppt sich als ökologisch verarmt. Mal ist es intensiv bewirtschaftetes Ackerland mit Maismonokulturen, wo Glyphosat und andere Agrarchemikalien die Begleitkräuter samt Insekten ausgemerzt haben und wo bis an den Rand der asphaltierten Straße gepflügt wurde. Oder man hat es mit gegüllten, monotonen Grünflächen zu tun, wo höchstens noch Löwenzahn und Stumpfblättriger Ampfer als »Unkräuter« gedeihen. Und der sogenannte Wald, der an die Weide oder das Feld grenzt, stellt sich oft als ein artenarmer Fichtenforst heraus. Da veranstalte ich meine Wildpflanzen- und Kräuterexkursionen doch lieber in der Stadt.

Städte und Industrielandschaften bestehen aus vielen verschiedenen, heterogenen Mini-Biotopen: Hinterhöfe, Schutthalden, stillgelegte Bahngeleise, verlassene Schrebergärten, Grünanlagen, Friedhöfe und andere Areale, die sich als Standorte oder Rückzugsgebiete für Pflanzen und Tiere eignen. Wegen Staub, Abgasen und dem Wärmespeichervermögen der Gebäudefassaden sind urbane Ballungsgebiete im Durchschnitt mehrere Grad wärmer als das umliegende Land. Die für Großstädte typische Dunstglocke ermöglicht es Fauna und Flora, darunter vielen Neophyten aus südlicheren Regionen, zu gedeihen. In den Häuserschluchten Stuttgarts etwa überleben seit fünfundzwanzig Jahren Papageien aus Mittelamerika den Winter und vermehren sich gut (angeblich ist diese Art in ihrer Heimat sogar vom Aussterben bedroht). Auch wärmeliebende Pflanzen, die man kaum im ländlichen Raum finden würde, wie zum Beispiel Bilsenkraut, Mäusegerste, Sommerflieder, der Götterbaum aus China oder das Franzosenkraut aus Peru gedeihen neben selten gewordenen einheimischen Kräutern in städtischen Ökosystemen. Viele dieser Pflanzen bieten Insekten und Vögeln Nahrung; viele sind phytotherapeutisch wirksam (vorausgesetzt, man sammelt sie an sauberen Orten, etwa in Hinterhöfen, und an Stellen, wo Hunde und Katzen sie nicht »düngen«).

Wenn man sich nicht von den Schaufensterauslagen, den Werbetafeln, der modischen Kleidung der Passanten oder den oft als Statussymbol dienenden Autos ablenken lässt und seine Aufmerksamkeit den verschiedenen Kräutlein zwischen den Platten des Gehwegs, dem Gebüsch, den Topfpflanzen und Stadtbäumen zuwendet, bietet die Stadt interessante Naturerlebnisse. Man entdeckt in den Mauerritzen leuchtend gelb blühendes Schöllkraut oder den rosa blühenden Stinkenden Storchschnabel; dann weiß man, dass es Ameisen waren, welche die mit einem süßen, eiweißhaltigen Anhängsel (Elaiosom) versehenen Samen dorthin verschleppt haben. Oder man entdeckt ein zartes, keck aus dem harten Beton hervorbrechendes, hellgrünes Löwenzahnpflänzchen, wo man es nicht erwartet hätte. Wenn das nicht Mut macht! Wie Lao-Tse sagte: Das junge Leben ist stärker als das, das starr und verhärtet ist. Hier und da entdeckt man einen schillernden Käfer, eine Raupe oder eine seltene Blume. Auch Eichhörnchen, freche Spatzenpaare oder kluge Krähen sorgen für Unterhaltung. So wird ein Spaziergang in der Stadt zu einem Zwiegespräch mit der Natur, zu einem Erlebnis der echten Biophilie.

DER BLUTMOND

In der Nacht zum 27. Juli 2018 war am Himmel ein Ereignis zu beobachten, dessen Zeuge man nur einmal im Leben wird. Der Vollmond wanderte durch den Kernschatten der Erde. Düster und ockerrot, als sei er mit Blut übergossen, erhob sich Luna über dem Horizont. Eine Stunde und 43 Minuten dauerte das Spektakel.

Sommerglut

Auf den Fersen des Mondes folgte der Mars: Auch er, rot wie Blut, rot wie Feuer und ebenfalls in Opposition zur Sonne. Der Feuerplanet befand sich in diesen Tagen in maximaler Erdnähe, weswegen er sogar heller als Jupiter – der sonst der hellste Wandelstern ist – leuchtete. Zudem war er rückläufig, das heißt, er drehte in diesen Wochen eine Schleife am Himmel. Wenn ein Planet rückläufig ist, sich also in die entgegengesetzte Richtung seiner normalen Bahn bewegt, dann überwiegen – so die alten Astrologen – seine negativen Eigenschaften. Schon die Babylonier, die den Planeten den »Feuergott mit feuerspeiendem Mund« nannten, meinten, dass es heiß und trocken werde, wenn er erdnah und rückläufig ist, dann komme es zu Waldbränden, Dürre und schlimmstenfalls Fieberseuchen und Blutvergießen.

Heute glauben wir das nicht mehr. Dennoch gibt es zu denken, denn vor fünfzehn Jahren, im August 2003 stand der Mars ebenfalls in Opposition zur Sonne; er war rückläufig und der Erde so nahe, wie seit 57 000 Jahren nicht mehr. Da schmachtete die Erde wie auch diesmal unter einer Hitzewelle, die Wälder im Mittelmeerraum und in Nordamerika brannten, die Ernte verdorrte auf den Feldern, die Flüsse verzeichneten einen Wassertiefstand, und die Städte wurden zu Glutöfen.

Ich kann mich daran gut erinnern, denn ich machte damals mit meinem Hund eine Wanderung am Bodensee vorbei hinauf zum Säntis. Der Bodensee, um einen Meter unterhalb des normalen Pegels gefallen, erwärmte sich dermaßen, dass die Fische an Sauerstoffmangel litten, und der kleine Gletscher unterhalb des Säntisgipfels schmolz stärker als sonst.[102] War diese Hitzewelle nun die Folge der anthropogenen (menschenverursachten) Klimaerwärmung, oder sind da, wie die Astrologen seit altbabylonischen Zeiten sagen, kosmische Faktoren im Spiel, wie eben das Nahekommen des feurigen Planeten? Wissenschaftler sehen da keine Kausalität, sondern eher einen Zufall. Für Carl Gustav Jung weisen solche »Zufälle« auf ein anderes, nicht kausales Gesetz hin, nämlich auf das der bedeutenden Erscheinungszusammenhänge, der Synchronizität.

---

102 Die Wanderung habe ich in dem Buch *Streifzüge am Rande Midgards* (Koha Verlag, 2014) beschrieben.

Süße Beeren und wenig Schnecken

Wie damals, 2003, brachte auch dieser heiße Sommer nicht nur Nachteile. Trotz Trockenheit gedieh unser Garten sehr gut. Wenn man eine sorgfältige Humuspflege betreibt, dann behält der Boden seine Feuchtigkeit länger. Und wenn man nicht ständig gießt, sind die Pflanzen gezwungen, ihre Wurzeln tief in die unteren Bodenschichten zu treiben. (Ständiges Bewässern verwöhnt die Pflanzen, sie machen flachere Wurzeln in der Erwartung eines täglichen Gusses.) Selbstverständlich ist auch das Hacken oder Mulchen des Bodens wichtig, denn das unterbricht den Verdunstungsdruck, also die Kapillarbewegung der Wassermoleküle von unten nach oben.

Wegen dem heißen, trockenen Wetter gab es keinen Schneckenfraß, alles blühte üppig, sodass die Bienen, Schmetterlinge und Käfer sich an Nektar und Pollen laben konnten. Im Flachland im Norden war die Trockenheit verheerend, aber nahe den Alpen gab es eine Rekordernte an Beeren, besonders süß und schmackhaft waren sie. Die Obstbäume hingen so voll von Früchten, dass mitunter die Äste brachen. Auch für die Winzer war es ein besonders gutes Jahr. Einen Jahrhundertwein würde es geben.

Zecken

Allgemein macht man die wegen des Klimawandels milderen Winter für die vermehrte Anzahl von Zecken (Holzböcken) verantwortlich. Das ist jedoch nur eine Theorie. Eine andere plausible Sichtweise besagt, dass bei mildem Wetter die Zecken aktiv bleiben und nicht wie bei gefrierenden Temperaturen in die Winterstarre gehen; bei ununterbrochener Aktivität erschöpfen sie sich, vergeuden ihre Energie und sterben schließlich. Vielleicht ist auch das gegenwärtige massive Vogelsterben in Europa für die Zunahme der Holzböcke verantwortlich. Agrargifte und Pestizide sowie die eintönigen Monokulturen zur Alimentierung der Biosprit- und Biogasanlagen dezimieren die Ackerinsekten ebenso wie die Vögel. Hinzu kommen möglicherweise die große Zahl an Hauskatzen und der Verkehr. Auch die Windturbinen schreddern nicht nur Vögel und Fledermäuse, sondern ebenfalls die Fluginsekten.[103] Die Zahl der brütenden Vogelpaare nahm in den letzten Jahrzehnten um 300 Mil-

103 Wissenschaftliche Studien des Deutschen Zentrums für Luft- und Raumfahrt (DLR) belegen, dass Windturbinen in Deutschland jährlich rund 1200 Tonnen Insekten töten – das sind durchschnittlich 5 bis 6 Milliarden am Tag.

lionen ab. Viele dieser Vögel haben Zecken auf ihrem Speiseplan, und wenn sie als Kontrollfaktoren fehlen, vermehren sich die lästigen Blutsauger eben.

SENIORENENTSORGUNG UND GEN-FARMEN

Es war Sommer. Der Garten brauchte Pflege. Die Waldarbeiter hatten Buchen gefällt, da konnte ich mir das Abfallholz holen. Während ich also gemütlich gärtnerte, rief meine Schwester aus Illinois an: Unsere Mutter, sechsundneunzig Jahre alt, sei gestürzt, hätte sich sieben Rippen gebrochen und sei nun im Pflegeheim. Wer weiß, wie lange sie noch zu leben hätte; wir sollten sofort kommen.

Also, ab in die USA. Die alte Frau war im Rollstuhl, sonst aber fit und geistig wach. Das Heim, in dem wir sie vorfanden, gehört zu einer Pflegekette namens *Genesis,* ein Zwei-Milliarden-Dollar-Unternehmen mit Niederlassungen in mehreren Bundessaaten, ein gewinnorientierter Konzern wie McDonalds oder Walmart, spezialisiert auf die »Massenhaltung« von Alten. Statt Rinder, Hühner oder Schweine eben alte Menschen. Die Oma fühlte sich da wie im Gefängnis, entmündigt und seelenlos abgefertigt. Bald würden ihr ihre Ersparnisse ausgehen, dann müsste sie ihr Haus verkaufen. Auch dies ein weiteres Beispiel, wie im heutigen Amerika Großkonzerne immer mehr das Leben der Menschen bis ins kleinste Detail bestimmen. So wird zum Beispiel in den Familien kaum mehr gekocht: Konzerne wie McDonalds, Burger King, Arbeys Beef, Taco Bell, Pizza Hut usw. kochen für die Massen. Ähnlich in der Landwirtschaft: Familienfarmen gibt es kaum mehr; Agrarkonzerne, Saatgut-Multis, Chemie- und Ölgiganten beherrschen die Erzeugung von Nahrungsmitteln. Im Mittleren Westen, wo es einst richtige Bauernhöfe mit Kühen, Ponys für die Kinder, Schweinen, Hühnern, Truthähnen, Gemüsegärten, Obstbäumen, Getreidefeldern und Weiden gab, sieht man nun endlose Monokulturen mit genverändertem Mais und Soja. Kein »Unkraut« wächst zwischen den Reihen – alles wird mit Totalherbiziden (Glyphosat) weggeputzt. Wenige Insekten sind zu sehen – nicht nur wegen des Versprühens der Gifte mittels Flugzeug und Hubschrauber, sondern auch wegen der Einschleusung von *Bacillus-thuringiensis*-Genen in das Erbgut der Mais- und Sojapflanzen. Insekten, die von den Pflanzen fressen, oder Bienen, die deren Pollen sammeln, sterben. Die Straßenlampen werden nachts kaum mehr von Faltern und Käfern umschwirrt; die Windschutzscheiben der Autos bleiben sauber. Auch die Abermillionen von Leuchtkäfern, die einem Feuerwerk gleich nachts durch die lauen Lüfte des Mittleren Westens tanzten, sucht man vergebens.

Zwischen den Maiswüsten sieht man hier und da die verlassenen, eingefallenen Häuser und Scheunen der einstigen Familienfarmen – wenn sie nicht schon wegplaniert wurden, um den Monstermaschinen freien Manövrierraum zu lassen. Die einst blühenden kleinen Ortschaften, die ich noch aus meiner Jugend kannte, verwandeln sich in Geisterstädte. Wo einst Gaststätte, Geschäfte, Werkstätten, Läden und Kinos florierten, bleiben nur noch Tankstellen und Fast-Food-Restaurants. Konzerne haben die Macht an sich gerissen. Sie beherrschen zunehmend die Politik, die Medien, die Erziehung. Die Bevölkerung, abgelenkt und kleingehalten durch endlose Unterhaltung, scheint diesen neuzeitlichen Feudalismus kaum wahrzunehmen. In Europa ist diese Entwicklung noch nicht ganz so weit fortgeschritten, aber wir sind auf dem bestem Weg dazu.

Diesem unseligen Zeitgeist kann man sich anpassen, darin gar Karriere machen oder aber das Notwendige – das »Not wendende« – tun, indem man der Erde und dem Leben treu bleibt, nämlich:

- Artgerechte Tierhaltung und biologische Landwirtschaft unterstützen; lokal und jahreszeitgemäß einkaufen; wo möglich Nahrung selber anbauen, auch wenn es ein kleiner Garten ist oder gar nur ein Balkon; das eigene Saatgut züchten.
- Auf die Gesundheit achten, die eigene und die der Familie und Freunde; sich mit natürlichen Heilmitteln – Sonne, Wasser, Erde und der Fülle heilender Kräuter – bewusst und vorbeugend behelfen, anstatt sich den »Gesundheits«-Konzernen auszuliefern.
- Netzwerke mit Freunden und Familie aufbauen, anstatt sich dem Staat oder staatlich sanktionierten Konzernen zu überantworten, sodass Kinder Schutz und liebevolle Führung genießen und die Alten von ihren Familien betreut werden können.

Es ist Zeit, unser Leben wieder in unsere eigenen Hände zu nehmen. Und wer das tut, sollte sich zweier Dinge gewiss sein: der Macht des Karmas (die Verkettung sämtlicher Taten) und der Tatsache, dass in unseren Herzen ein göttliches Selbst lebt, das – wenn wir es zulassen – uns die notwendige Kraft und Eingebung gibt. Diese Gedanken kamen mir bei dem Kurzbesuch im amerikanischen Mittelwesten.

AN DER HAVEL

Brandenburg im Herbst. Die beiden genialen Alchemisten Jörg und Ralf – sie stellen unter dem Firmennamen Sensatonics wahrhafte Zaubertränke her – hatten mich eingeladen, ein Pflanzenseminar zu veranstalten. Der Ort befand sich am Götzer Berg, nahe der Havel, einige Kilometer westlich von Berlin. Der mit Kiefern bewachsene »Berg« mitten im flachen, sandigen Land ist eine 108 Meter hohe Moräne eines ehemaligen eiszeitlichen Gletschers, dennoch macht er – auch für jemanden, der aus den Alpen kommt – Eindruck.

Hier hat die Natur ebenfalls ihre Reize. Pflaumen und Äpfel hingen vollreif an den Ästen halb verwilderter Obstbäume, und die Wege des Villenparks, in dem die Veranstaltung stattfand, waren mit Bucheckern übersät.

»Es müssen ja gute Zeiten sein, wenn keiner es für nötig hält, diese kostbaren Gaben der Natur aufzusammeln«, kommentierte ich, die Hungerjahre der Nachkriegszeit im Sinn.

»Nein, es sind gar keine guten Zeiten, es geht uns gar nicht gut«, antwortete ein junger Mann. Er meinte es ernst. Zwar seien die Supermärkte voller bunt verpackter Waren, aber es herrsche so etwas wie eine seelische Hungersnot. »Wie soll sich unsere Generation zurechtfinden? Wie können wir wissen, was wahr und was unwahr ist bei dieser Überflutung mit Informationen, Daten, Fakten? Wie kann man die Wahrheit von gefälschten, verdrehten, getürkten, von kommerziellen und politischen Interessen gesteuerten Desinformationen unterscheiden? Woran soll man sich da orientieren?«

Er hatte recht. Die Menschen werden irre gemacht. Das Unmittelbare und Naheliegende verblasst, und der Kopf wird mit AIDS-, SARS-, Vogelgrippe-, Schweinegrippe-Panik, Klimahysterie, Terrorismusangst, Sport- und Prominententratsch vollgestopft. Voll mit lauter Halbwahrheiten. Heißt es aber nicht: Die halbe Wahrheit ist die ganze Lüge?

Wo soll ein Mensch da Halt finden? Auch der Mensch braucht feste Wurzeln wie ein Baum, wenn er wachsen und gedeihen will. Wer kann uns in dem Wirrwarr von abstrakten und beunruhigenden Informationen am besten den Weg weisen, wenn nicht die wurzelnden Wesen selbst, die Pflanzen! Seit Jahrmillionen fest in Mutter Erde verankert, Sonnenlicht, Sonnenkraft atmend, im Einklang mit den Jahresrhythmen. Überhaupt, die Natur, die ursprüngliche, die uns in unserem Menschwerden seit Urzeiten begleitet, kann uns wieder Mitte und Zuversicht geben: Der Himmel oben, der Erdboden unter den Füßen, die beständig ihre Bahn ziehende Sonne und der Mond, der ewige Sternenhimmel, das rauschende Meer, Gewitterstürme und Regenbögen, die Wälder und Auen, Fische, Vögel und Tiere, die Elemente, das Feuer – sie waren schon unseren steinzeitlichen Ahnen treue Begleiter. Sie sind das offenbarte Göttliche.

Besonders die Bäume können uns Helfer sein. Das alte indogermanische Wort für Baum (insbesondere für die Eiche) ist **deru*. Im Deutschen ist es erhalten in Wörtern wie Holun*der*, Wachol*der*, Flie*der*, Rüs*ter* (Ulme) oder Affol*der* (Apfelbaum), im Englischen als *tree* (Baum); und der *Druide* (keltisch *dru* für »Baum, Eiche« und *wid* für »weise«) war derjenige, der die Weisheit der Bäume besitzt. Das Wort ist übrigens verwandt mit »Treue«, »trauen« und »Trost« – Bäume verkörpern das Wahre, das Bewährte; es ist nichts Falsches an ihnen, sie geben Trost. Ebenfalls verwandt mit diesem indogermanischen Wortstamm ist *Dharma* aus der Sanskritwurzel *dhri* (tragen). Dharma bedeutet der wahre, bewährte Weg, der einen trägt, der richtige Weg, dem man vertrauen kann, der einem treu bleibt.

Der Baum ist für viele Kulturen die Mitte des Seins, das Tor zu den tieferen Dimensionen. Bäume können unsere weisen Lehrer, unsere Gurus sein, wenn wir uns die Zeit nehmen, ihnen zu Füßen zu sitzen, die Gedanken abzuschalten und in die Tiefe zu lauschen.

Die heutige Zeit imaginiert das Universum als einen äußerst komplizierten, kybernetisch vernetzten Mechanismus. Der Mensch meint, er könne alle Prozesse dieses Systems in Computermodellen erfassen und sie auf Grundlage dessen auch manipulieren, regulieren und vermeintlich »verbessern«, etwa das Klima steuern, Vererbungslinien beliebig mischen und künstliche Biotope errichten. *Geoengineering* und *bioengineering* wird das genannt.

Abgeschnitten von ihren Wurzeln haben die Menschen Angst. Wer von Angst getrieben wird, träumt von Kontrolle. Carl Djerassi, der Chemiker, der verschiedene insektenvernichtende Pestizide entwickelt hat und als Erfinder der Antibabypille bekannt ist, sagte einmal in einem Interview, er lehne die Vorstellung ab, »alles Natürliche sei per se gut. In Deutschland werden viel mehr natürliche Heilmittel genützt als anderswo. Alles Natürliche gilt hier automatisch als gut, obwohl die Natur im Großen und Ganzen überhaupt das Gefährlichste ist. Die Vorgänge in der Natur liegen außerhalb der menschlichen Kontrolle.« Totale technologische Kontrolle, totale Überwachung, Sicherheit!

Dazu möchte ich die Aussage eines alten australischen Ureinwohners stellen, die der Ethnologe A. P. Elkin aufzeichnete: »Heute reden und handeln manche jungen Aborigines neunmalklug, sie haben die Vision nicht mehr, weil sie dieselbe Angst haben wie die Weißen. Das kommt daher, weil sie nicht in den Busch gehen und sich selbst ernähren können wie ich. Ich weiß, wo alle Wurzeln und Beeren und Früchte sind. Wer nicht weiß, wie man selbst Essen finden und sich ernähren kann, fürchtet sich wie ein kleines Kind, das seine Mutter verloren hat, und mit dieser Angst verlässt ihn die Vision der Geistwelt!«

Wie aber kann unser beschränkter Verstand je das tiefe Mysterium erfassen? Wie können wir es überhaupt wagen, dieses Mysterium verbessern zu wollen? Dr. Frankenstein hat es versucht und dabei nur ein zerstörerisches Monster geschaffen. Dazu das weise Wort des taoistischen Meisters Lao-Tse:

Unheil aber droht dem, der das Leben fördern will mit Gewalt.
Nicht gewaltig, gewalttätig nenne ich den Geist,
der zwingen will die Kräfte des Lebens.
Kraft missbrauchen bringt Verfall.
Das heißt: dem Tao (der Natur) widerhandeln.
Wer ihm zuwiderhandelt, endet früh.

Tao Te King, 29

In Wirklichkeit leben wir in einer heiligen, magischen Welt. Um uns darin wiederzuerkennen, bietet die freie Natur Hilfe an. Sie stammt aus derselben Quelle wie wir – aus dem göttlichen Urgrund. Hier, in dem eher einsamen, leicht verwilderten Schwemmland der Havel, ist es gut möglich, sich dessen wieder gewahr zu werden. Die Landschaft ist teilweise noch sehr natürlich. Man sieht Störche und Kraniche; am blauen Himmel kreisen Fischadler. Erlenbrüche, abgetrennte Flussarme, die sich im Laufe der Zeit zu Teichen und Sümpfen voller Lurche, Frösche, Libellen und Wasservögel verwandelten, seltene Pflanzen und dicke, alte umgestürzte, vermooste Weidenbäume, bieten dazu die Gelegenheit.

Die Havel ist ein wunderbarer Fluss. Er erinnert an einigen Stellen an den Mississippi. Tatsächlich wurde hier vor nicht allzu langer Zeit ein »Tom Sawyer und Huckleberry Finn«-Film gedreht. Ein guter Ort, um Inspirationen zu empfangen.

WARUM RITUALE?

Im Namen der wissenschaftlichen Rationalität verwarfen die Philosophen der Aufklärung die religiösen Mythen und den Aberglauben. Sie wollten das Denken von Irrationalitäten und Zauberhandlungen befreien. Ihr Bemühen hatte teilweise Erfolg: Sie hinterließen eine seelisch erkaltete, entmythologisierte Welt, in welcher die Natur zum Gegenstand – also etwas, was uns entgegensteht – degradiert wurde, zum Objekt, das es zu vermessen und zu analysieren galt. Die Götter, Elfen, Zwerge und Naturgeister, die ein Ausdruck der Beseeltheit der Natur sind, mussten verschwinden. Mit dem Feuer und dem Wasser, den Bäumen und Bergen konnte man nicht mehr reden, so wie es Kinder und Naturvölker tun. Der (westliche) Mensch wurde einsam und verlor seine Heimat. Man wähnte sich den »primitiven« Naturvölkern, die noch an so etwas glaubten, überlegen.

Allmählich aber merken wir, dass uns etwas fehlt, dass wir spirituell blind geworden sind. Dieser Zustand ist gefährlich; auch gefährlich, weil wir dadurch leicht Scharlatanen, machthungrigen sogenannten »spirituellen Meistern« und sektiererischen Kultfunktionären auf den Leim gehen können, die einem alles Mögliche vormachen. Am besten wendet man sich wieder der Natur zu. Pflanzen und Tiere sind noch mit dem geistigen Urgrund verbunden. Schamanen und Medizinleute der Indianer und Sibirier, die indischen Sadhus und die Weisen der Naturvölker sagen uns, dass Erde und Himmel und alles, was dazwischen ist, beseelt, durchgeistigt und ansprechbar ist, dass man mit Tieren, Pflanzen und sogar den Steinen Zwiesprache halten kann.

Wie macht man das? Erstens durch Innehalten, indem wir aus dem schnell fahrenden Zug der Zeit und aus der Enge des Alltags mal aussteigen. Indem wir schauen und lauschen, was unsere Umwelt für uns bereithält. Aber wie kann man das tun? Die noch mit der Natur und ihrem Wesen verbundenen Menschen sagen uns, dass Naturrituale uns dabei helfen können.

Was aber versteht man unter einem Naturritual? Es ist nicht ein schöngeistiger Glaube, sondern es handelt sich um effektive Techniken, die die Menschen seit der alten Steinzeit kennen und anwenden. Dazu gehören:

1. Wiederholender **Gesang** (Mantras, *chanting*); er vermag die rastlose mentale Denkaktivität vorübergehend zur Ruhe zu bringen.
2. **Räuchern** mit natürlichen Pflanzensubstanzen. Beifuß, Wacholder und Mariengras gehören zu den ältesten Räuchermitteln der nördlichen Halbkugel. Der Rauch bestimmter aromatischer Kräuter wirkt auf das limbische System, in dem die Urinstinkte verankert sind.
3. Das Entzünden von **Feuer** und das Gießen von **Wasser** hat etwas Archetypisches an sich. Aus Feuer und Wasser, den beiden entgegengesetzten Urelementen – das Heiße und das Kühle, das Männliche und das Weibliche –, ist nach alter euroasiatischer Überlieferung die Schöpfung entstanden.
4. Ein geeigneter Ort in freier Natur: ein Fels, eine Quelle oder ein alter **Baum**. Der Baum wird während des Rituals zum Weltenbaum, zum Mittelpfeiler des Universums; seine Wurzeln reichen in die Tiefen bis zum Reich der Frau Holle, und sein Wipfel berührt den Himmel. Er stellt die senkrechte (magische) Dimension des Seins dar.
5. Das **Umwandeln** (Zirkumambulation) des Baumes oder des sakralen Orts muss immer sonnenläufig, also im Uhrzeigersinn, geschehen
6. Ein **Stein** – Indianer nennen ihn »Großvater Stein« – am Fuße des Baumes ist ein Fokus des Handelns. Wasser kann feierlich über den Stein gegossen werden (ähnlich wie beim *Shiva Lingam*) und blutrotes **Ocker**pulver (Eisenoxidrot) kann darauf gestreut werden. Ocker, rote oder rotgelbe Erdfarbe, wurde schon seit den Neandertalern in sakralen Handlungen verwendet.
7. Das Ritual hat seine eigene Zeit. Oft sind es die Geister selbst, die einem sagen, die ein Zeichen geben, wenn es Zeit ist, das Ritual zu beenden: Ein Milan schwebt vorüber, ein Rabe krächzt, ein Hund bellt plötzlich, oder in der Wildnis heult in der Nähe ein Wolf.

Mit einer Technik, die diese Elemente enthält, kann man Schritt für Schritt aus dem Bewusstseinsmodus des Alltags aussteigen und das Tor zur Wahrnehmung verborgener Dimensionen öffnen. Die Naturgeister antworten, sie machen sich bemerkbar, indem zum Beispiel plötzlich ein Wind aufkommt oder sich ein wildes Tier zeigt.

Im Alltag rauschen wir durchs Leben wie auf einer Autobahn. Die Feinheiten der Pflanzen- und Tierwelt, die Käfer und die bunten Schmetterlinge können wir so nicht mehr wahrnehmen. Wenn wir sie sehen wollen, müssen wir das Tempo herunterschalten und anhalten. So kann man sich ein Ritual ungefähr vorstellen: Es ist eine Methode, um herunterzuschalten und anzuhalten, um auf diese Weise in Resonanz mit den Geistern der Natur und unserer Mitwelt zu kommen.

Bei einem richtig durchgeführten Ritual merken wir, dass sich unser Bewusstsein verändert, öffnet und erweitert. Rituale werden veranstaltet, um sich in Einklang zu bringen mit dem Sein. Das Wort *Ritual* (lat. *ritus*) ist verwandt mit dem Sanskritwort *rita* (kosmische Ordnung, Wahrheit); die deutschen Wörter *richtig*, ge*recht*, *Recht*, auf*recht* und *recht*schaffen gehören zu dieser Wortgruppe.

Rituale sollten nicht gemacht werden, um etwas zu bekommen oder um Geister zu beschwören. Man kann das zwar tun, aber es kann auch Unglück anziehen oder Schaden bringen. Der Cheyenne-Medizinmann Elkshoulder sagte mir: »Rituale bewirken immer etwas in der spirituellen Welt. Wenn sie nicht rein sind, kommen sie auf denjenigen zurück, der sie veranstaltet; dessen Pferde können sterben oder die Kinder werden krank.«

Also, nicht vergessen: Rituale sind da, um dem Universum zu danken, um die Seele mit dem Göttlichen in der Natur zu verbinden, um sich in Einklang mit der kosmischen Ordnung (und unserem wahren Selbst) zu bringen!

DIE ERDE IST KEINE MASCHINE

Es war aufregend, als man zur Zeit des großen Physikers Isaac Newton (1646–1725) entdeckte, dass die Planeten in ihren Bewegungen und Umlaufbahnen mechanischen Gesetzen folgen, dass Mars, Jupiter, Saturn, Venus und die anderen Wandelsterne nicht Götter waren, die sich nach eigener Willkür bewegten, sondern stoffliche Kugeln, die den Naturgesetzen der Schwer- und Schwungkraft folgten. Das Bild einer bunten Götterwelt, die in der Renaissance noch ihre kosmischen Dramen aufführte, stürzte in sich zusammen. Der Philosoph René Descartes (1596–1650) erklärte unverfroren, dass auch die Körper der Tiere und Menschen im Grunde genommen nichts anderes seien als clever konstruierte Roboter, die materiellen, chemischen und mechanischen Gesetzen gehorchen: Gelenke sind Hebel, die Lungen Luftbälge, das Herz eine Saug- und Druckpumpe, die Blutbahnen ein Röhrensystem, die Nieren Filter und so weiter. Und da Tierkörper seelenlose Mechanismen seien, hätten sie keine Gefühle, man könne sie also zum Zweck der wissenschaftlichen Untersuchung aufschneiden, ätzen, vergiften, ohne sie vorher betäuben zu müssen. Descartes' Zeitgenosse Francis Bacon (1561–1626), der »Vater der Experimentalwissenschaft«, dem es darum ging, Macht über die Natur zu erlangen, befürwortete ebenfalls solche Vivisektionen. Selbstverständlich folgt nach dem neuen Credo auch das Wachstum der Pflanzen rein mechanischen Gesetzen.

Die fortschrittlichen Philosophen der Zeit glaubten, Gott habe die Welt erschaffen, so wie ein Uhrmacher einen tickenden Chronometer zusammenbastelt. Nachdem der kosmische Konstrukteur die Weltenuhr gebaut und aufgezogen hatte, zog er sich von seinem Werk zurück. Die Welt tickt nun vor sich hin, bis ihr die Energie ausgeht. Der ferne Gott, der *Deus ex machina,* greift nicht ein; Wunder gibt es nicht. Wahrer Gottesdienst besteht darin, die Naturgesetze als die Gedanken Gottes, die der Schöpfung zugrunde liegen, zu erforschen. Diese Weltsicht machte Schule, sie galt als modern; sie war der eiserne Besen, mit dem die Fantasiegespinste und der kindlich primitive religiöse Aberglaube rigoros weggekehrt werden konnte. Man hat diese materiell-technische Weltanschauung zwar laufend verfeinert und justiert, aber im Grunde genommen hat sie bis heute nicht an Gültigkeit verloren. Auch der Jahrhundertphysiker Stephen Hawking war noch vollkommen von ihrem Geist besessen.

Im 19. Jahrhundert ergänzte man die mechanistische Anschauung, indem man das Bild der Dampfmaschine zur Erklärung des Energiehaushalts in das Modell mit aufnahm. Und im 20. Jahrhundert begann man das Hirn als eine Art Biocomputer zu verstehen, der den Bioroboter Körper kybernetisch steuert. Die »Seele« galt nun als ein subjektives Phänomen; sie wurde zur Psyche, die auf Grundlage von vernetzten Neuronen, Synapsen und den Gehirnstoffwechsel beeinflussenden chemischen Verbindungen funktioniert. Noch immer behandeln die Ärzte ihre Patienten wie Mechaniker ein kaputtes Auto. Die Teile sollen wie geschmiert funktionieren, und wenn nicht, kann man sie notfalls ersetzen – etwa indem man die Herzpumpe oder die Nierenfilter operativ austauscht.

Und Gott, den kosmischen Uhrmacher, den konnte man eigentlich vergessen. Er gilt inzwischen lediglich als eine psychologische Projektion. Nicht er hat uns erschaffen, sondern wir ihn.

Raumschiff Erde

Auch unser heimatlicher Planet wurde jüngst zur Maschine erklärt. Der als Visionär geltende Ingenieur Richard Buckminster Fuller definierte die Erde (1963) als ein Raumschiff (*Spaceship Earth*), ein Fahrzeug, dass mit 2,1 Millionen Kilometer pro Stunde ziellos durchs All rast. Bisher hatte die Menschheit ohne Verständnis und sorglos auf diesem Planeten gehaust. Aber wie jede Maschine ist dieses Raumschiff anfällig, es braucht Ingenieure, Mechaniker und Wartungspersonal. Was Fuller da sagt, ist ein Freibrief für *Geoengineering*, für massive Eingriffe in die geobiologischen und biochemischen Kreisläufe der Erde.

Die Frage ist jedoch: Verstehen wir diese Kreisläufe wirklich? Oder sind die Befürworter dieser verwegenen Eingriffe lediglich selbstgefällige Zauberlehrlinge, wie sie Goethe in seinem bekannten Gedicht beschreibt, die ihre Fähigkeiten überschätzen und letzten Endes die Kontrolle verlieren?

Ich bezweifle, dass ein Modell, das die Erde als ein hoch kompliziert konstruiertes Fahrzeug definiert, der Wirklichkeit gerecht werden kann. Im Grunde genommen ist es ein simplifizierendes, abgestumpftes Weltbild, das dem Universum Seele und Geist abspricht. Die Erde ist keine Maschine. Sie gleicht eher einem lebenden Organismus. Das wussten die traditionellen Völker schon immer: Es ist die Mutter Erde (Terra Mater) – Demeter, die römische Tellus, Frau Holle, die Großmutter oder die Alte, von der die Indianer sprechen, die slawische Mat Zemlija, die vedische Prithivi, die Gattin des Himmels und Mutter aller Lebewesen. Nicht nur lebt sie, sondern hat auch Bewusstsein und Gefühl; sie ist die Weltenseele.

Es war der Atmosphärenphysiker James Lovelock (geboren 1919), der 1982 auf Grundlage empirisch wissenschaftlicher Forschung wiederentdeckte, dass sich die Erde, die Biosphäre, wie ein anpassungsfähiger, selbstorganisierender, lebender Organismus verhält. Um die Lebendigkeit der Biosphäre hervorzuheben, benannte er sie nach der altgriechischen Erdgöttin *Gaia*. Auch wenn Esoteriker den Begriff begeistert aufnahmen, wollte Lovelock damit nichts Mystisches sagen, sondern lediglich, dass sich die Erde wie ein Lebewesen verhält.

Ein Organismus ist dadurch charakterisiert, dass er ein sinnvoll organisiertes Ganzes darstellt, dass er imstande ist, ein sich wandelndes homöostatisches Gleichgewicht aufrechtzuerhalten und dass er Selbstheilungskräfte besitzt. Der menschliche Organismus hat zum Beispiel die Fähigkeit, die Körpertemperatur von 37 Grad Celsius stabil zu halten, auch wenn die Umgebung heißer oder kälter ist. Der Salzgehalt des Blutes, ebenso der Blutzuckerspiegel und das Säure-Basen-Gleichgewicht (zwischen pH 7,37 und 7,45) werden durch Rückkoppelungsmechanismen konstant gehalten. Bei Infektionen und Verwundung kommen Selbstheilungsprozesse in Gang, die das ursprüngliche (gesunde) Gleichgewicht wiederherstellen. Man braucht nur sein eigenes Auto, die Waschmaschine oder den Fernseher anzuschauen, dann weiß man, dass Maschinen das nicht können.

Das materialistische, mechanistische Weltbild ist viel zu starr, zu statisch, um dem Verständnis des Organischen gerecht zu werden. Es kann nur das Leblose beschreiben. Das Leben jedoch wandelt sich ständig, es pendelt von Gleichgewicht zu Gleichgewicht. Wer dem mechanistischen Modell verhaftet ist, dem bereitet der Wandel Schwierigkeiten. Alles soll so bleiben, wie es ist: das Klima, die Höhe des Meeresspiegels und, was die Vegetation betrifft, ist da kein Platz für störende Neophyten.

Schauen wir mal einige der ständig stattfindenden dynamischen Selbstregulierungsprozesse näher an, die die Erde zu einem Organismus machen:

- **Temperatur und Klimarhythmen**: Das Klima und die Temperatur der Erde werden innerhalb einer natürlichen Schwankungsbreite konstant gehalten, egal wie viel Energie von der Sonne auf sie einströmt. Vor allem das Meer funktioniert dabei durch den globalen Wasserkreislauf, die thermohalinen Strömungen[104] und die Verdunstung wie ein natürliches Thermostat. Hinzu kommen atmosphärische Faktoren wie Wolkenbildung,

104 Der globale Wasserkreislauf der fünf Ozeane und deren großräumige Umwälzbewegungen mit ihren unterschiedlichen Temperaturen und ihrem unterschiedlichen Salzgehalt (von griechisch *thermós*, »Wärme«, und *halinos*, »Salz«).

ausgleichende Winde und die Schwankungen der Sonnenintensität. Die Vegetation, insbesondere die Wälder, bestimmen einen Großteil der Wasserbewegungen durch die Biosphäre und der Bildung der Wolken mittels Verdunstung von Wasserdampf durch die Blätter. Der Wasserdampf hält einerseits Wärme zurück, andererseits blockiert er einströmende Sonnenenergie. Die Wüsten, die durch unmittelbare Sonneneinstrahlung tagsüber extrem heiß werden, verstrahlen die Wärme nachts ins All, sodass die Temperatur oft nahe dem Gefrierpunkt kommt. Die Atmosphäre ist also kein geschlossenes Glas- oder Treibhaus, in den Wüsten hat sie ihre Fenster sperrangelweit offen. Ohne den schützenden Treibhauseffekt wäre die Erde ein Eisball.

- **Sauerstoff**: Knapp 21 Prozent unserer Luft besteht aus Sauerstoff (O_2). Egal wie viel Eisen verrostet, Nahrung verdaut (oxidiert) wird, Laubstreu verrottet oder wie viel Holz verbrennt, der Sauerstoffgehalt der Atmosphäre blieb dank verschiedener homöostatischer Rückkoppelungen seit einigen Millionen Jahren konstant.
- **Salzgehalt des Meeres**: Gelegentlich äußern Wissenschaftler Bedenken, dass die Meere, in die alle Flüsse münden, im Laufe der Zeit versalzen könnten. Der Salzgehalt blieb jedoch seit rund 250 Millionen Jahren stabil bei 3,5 Prozent. Das Meer braucht also keine Geoengineering-Maßnahmen, um im Gleichgewicht zu bleiben. Teilweise ionisiert das Salz (Natriumchlorid) im Meer, und teilweise setzen Meeresalgen Chlorid (Cl) in die Atmosphäre frei und entfernen so das überschüssige Salz, das in höheren Konzentrationen den Lebewesen nicht bekömmlich ist.[105] Ein weiterer Teil des Natriumchlorids befindet sich in Ablagerungen und Sedimenten.
- **Ozon**: Wenn die Sonnenstrahlen auf die äußerste Schicht der Atmosphäre treffen, wandelt sich der darin enthaltene Sauerstoff (O_2) kurzfristig in Ozon (O_3, dreiatomischer Sauerstoff) um. Die Ozonschicht ist ein notwendiger Teil des Erdorganismus, da sie wie eine Art »Sonnenbrille« lebensfeindliche UV-Strahlen herausfiltert. Im Winter kann sich an den Polen, wo es an Tageslicht mangelt und wo die Einstrahlung nicht direkt, sondern schräg ist, wenig oder kein Ozon bilden. Dann wird die Ozonschicht dünn, oder es bildet sich ein sogenanntes Ozonloch.

So etwas geschieht nicht am Äquator, wo die Ozonschicht am dicksten ist, sondern nur in den dunklen Polarwintern. Wir haben es also mit einem rhythmischen jahreszeitlichen Geschehen zu tun. In den achtziger Jahren versuchte man die Schuld für das Ozonloch auf die Menschen zu schieben; die Ausdünstungen ihrer Kühlschränke würden die Ozonschicht angreifen, hieß es. Sämtliche Kühlsysteme umzurüsten, war für die Wirtschaft ein lukratives Geschäft.

- **Methan**: Methan (CH_4) gilt als berüchtigtes Treibhausgas. Reisanbau, Rinder- und Tierzucht (Kühe rülpsen Methan), Lecks in russischen Gasleitungen, Biogasanlagen und Sümpfe gelten als notorische Methanquellen. Um das Klima im Sinne des Kyoto-Protokolls zu retten, beschloss Neuseeland eine Methanausscheidungssteuer[106] – eine »Furzsteuer« (*fart tax*), wie es der neuseeländische Volksmund nennt – für Rinder und Schafe. Eigentlich ist das unsinnig, denn Methan reichert sich in der Atmosphäre nicht an; es bleibt zwischen 320 und 720ppb[107] im Gleichgewichtszustand. Methan wird in der Atmosphäre von Hydroxcyl-Radikalen (OH-) angegriffen und wieder zu CO_2 und H_2O abgebaut (oxidiert). Nach rund zehn Jahren verschwindet es aus der Atmosphäre.
- **Kohlendioxid in der Luft**: Egal wie viel CO_2 Vulkane und der Stoffwechsel von Bodenbakterien an die Luft abgeben, der Kohlenstoffanteil (um die 0,03 bis 0,04 Prozent der Luft) blieb über lange Zeiträume innerhalb eines bestimmten Schwankungsgrades relativ stabil. Je mehr Kohlenstoffdioxid (CO_2) in die Luft

105 Chlor gehört zu den berüchtigten Fluorchlorkohlenwasserstoffen (FCKW, halogenierte Kohlenwasserstoffe), die in der Stratosphäre durch UV-Strahlen in Chlor- bzw. Fluorradikale zerlegt werden und die schützende Ozonschicht angreifen. Nicht alle sind menschengemacht. Wie Forscher des Instituts für Umwelt-Geochemie der Technischen Universität Göttingen berichten, sind mittlerweile über 3500 natürliche halogenierte Verbindungen bekannt, die entweder von Bakterien, Pilzen, Algen, Insekten und anderen Organismen hergestellt werden oder durch abiotische Prozesse bei Vulkanausbrüchen, Waldbränden, Gesteinverwitterung oder der Zersetzung von abgestorbenem Pflanzenmaterial entstehen. Fast jede Woche wird eine neue Chlorverbindung aus der Natur beschrieben. Es dauert dreißig bis fünfzig Jahre, bis sie in der Atmosphäre abgebaut sind. Da diese natürlichen Prozesse seit dem Erdaltertum stattfinden, scheint ein noch kaum verstandenes dynamisches Gleichgewicht dieser Stoffe mit dem Ozon in der Stratosphäre zu bestehen.

106 Agricultural Emissions Research Levy (2003). Diese Steuer bringt dem neuseeländischen Fiskus jährlich fast 5 Millionen US-Dollar ein.

107 ppb = parts per billion (Teile pro Milliarde).

gerät, umso mehr davon nehmen die Pflanzen auf. Sie brauchen es, um die Kohlenstoffketten, aus denen ihr Körper besteht, aufzubauen; in anderen Worten, sie wachsen dadurch schneller und besser und binden gleichzeitig den Kohlendioxid-Überschuss. Sobald weniger von dem Spurengas vorhanden ist, wachsen sie langsamer.

- **Versauerung der Meere:** Wie das Blut im menschlichen Mikroorganismus bleibt das Meereswasser basisch (alkalisch) innerhalb eines Spielraumes von pH 7,6 bis pH 8,5. Aufgrund von Computermodellen befürchtet man heute jedoch, dass aufgrund der Erhöhung des CO_2-Gehalts der Luft das Meereswasser versauern (acidifizieren) könnte, denn Kohlendioxid ist bekanntlich hochgradig wasserlöslich und bildet im Wasser Kohlensäure (H_2CO_3). Das ist eine leichte Säure mit einem pH-Wert von 5,7 bis 6,0, die auch den Sprudel oder das Selterswasser erfrischend und prickelnd macht.[108] Einige Klimaaktivisten befürchten, dass eine Zunahme an Kohlensäure im Meereswasser die kalkskelettbildenden Meeresorganismen – unter anderem Muscheln, Schnecken, Napfmuscheln, Korallen und Kalkalgen, die ihre Schalen und Gehäuse aus Kalziumkarbonat ($CaCO_3$) aufbauen – gefährden und sich ihre kalkhaltigen Außenskelette auflösen könnten. Überhaupt käme es dadurch zu einem Massensterben im Meer. Es gibt jedoch andere Faktoren – Kalksteinfelsen, Flüsse, die alkalireiche Lösungen ins Meer transportieren, alkalischer Vulkanstaub –, die puffernd wirken und für ein relativ stabiles Säurebindungsvermögen (Alkalinität) der Meere sorgen. Im frühen Kambrium, vor mehr als fünfhundert Millionen Jahren, lag der CO_2-Gehalt der Atmosphäre zwischen 4000 und 6000 ppm, also zehnmal höher als heutzutage (400 ppm). Auch damals versauerte das Meer nicht, sondern die Schalentiere und Mollusken traten ihren evolutionären Weg an.

Eine große Rolle im CO_2-Haushalt spielt auch das kalkhaltige Meeresplankton. Diese Mikroalgen nehmen gelöstes Kohlenstoffdioxid aus dem Wasser auf, binden es in ihren Kalkschalen, und wenn sie sterben, lagern sie es in Sedimenten auf den Meeresböden ab; dadurch tragen sie ebenfalls zur Regelung des CO_2-Gehalts der Atmosphäre bei.

CO_2 ist zu einem hohen Grad wasserlöslich. Das Meer enthält fünfzigmal so viel von diesem Spurengas wie die Lufthülle der Erde. Wenn die Ozeane, die mehr als zwei Drittel der Erdoberfläche bedecken, durch erhöhte Sonneneinwirkung (Sonnenflecken, Sonnenwind) wärmer werden, geben sie – wie der Sprudel in der Flasche – mehr CO_2 ab; wenn durch verminderte Sonneneinstrahlung das Klima kühler wird, nehmen sie vermehrt Kohlendioxid auf.

Da die Meere so riesig sind, geschieht das Aufwärmen oder Abkühlen im Vergleich zur Atmosphäre mit einer Zeitverzögerung von mehreren hundert Jahren – im Durchschnitt achthundert Jahre. Der gegenwärtige Anstieg an CO_2 in der Atmosphäre ist vermutlich weniger die Folge menschlicher Aktivität, sondern eher die Nachwirkung der mittelalterlichen Warmzeit (mittelalterliches Klimaoptimum), wo es weltweit bis zu zwei Grad wärmer war als heute. Auch hier haben wir es mit Rhythmen zu tun, wie sie ein lebendiges System ausmachen.

Der britische Astrophysiker und Wetterexperte Piers Corbyn erklärt zum Thema Kohlendioxidverringerung und -sequestrierung (Aufnahme und Einlagerung): »Das Hinzufügen oder Wegnehmen von CO_2 hat keinen Effekt. Wenn Sie CO_2 aus der Atmosphäre entfernen, dann wird mehr CO_2 aus dem Meer aufsteigen. Und wenn man der Atmosphäre mehr CO_2 hinzufügt, dann wird es vom Meer absorbiert. So sind all diese Überlegungen [zur Sequestrierung] kompletter, illusionärer Unfug. Wenn man wirklich das Klima verändern will, dann ist das ziemlich schwer. Denn dann müsste man die Sonnenaktivität ändern oder die Sonnenpartikel daran hindern, auf die Erde zu treffen. Das ist nicht zu machen.«[109]

Wu wei

Wir sehen: Die Natur ist selbstregulierend, sie heilt sich selber. Auch mit der Dummheit ihrer Menschenkinder wird sie wohl fertig werden.

Vielleicht sollten wir uns entspannen. Vielleicht ist die Natur Trägerin eines, tiefgründigeren und komplexen Bewusstseins, das wir trotz kompliziertester elektronischer Rechenmaschinen nie völlig begreifen können. Mittelalterliche Gelehrte sahen in der Weisheit der Natur das

108 Viele Menschen trinken heutzutage lieber das mit Kohlendioxid versetzte, prickelnde Mineralwasser (Sprudel), als gewöhnliches stilles Wasser.

109 https://kenfm.de/tagesdosis-2-8-2019-entlarvung-der-co2-juenger-podcast/

Wirken der kosmischen Sophia (griechisch *sophos*, »klug, weise«); die Chinesen nannten die Natur *Tzu Jen* (»aus sich selbst heraus«, »natürlich, nicht künstlich«). Der Mensch braucht nicht einzugreifen, sie zu zwingen und zu verändern; er soll mit ihr in Harmonie leben. Der taoistische Begriff *Wu wei* bedeutet: »Es braucht nichts getan zu werden«, der Mensch soll sich lediglich einstimmen und in Fluss gehen. Denn:

Während ich still dasitze und nichts tue
wird es Frühling,
das Gras sprießt,
die Wolken ziehen dahin.

Das ist natürlich eine ganz andere Einstellung als die Angst und Panikmache, die wir heute erleben. »Euer Haus brennt!«, wird da verzweifelt geschrien. Oder: »Wir haben nur noch fünf Jahre (oder zwölf Jahre) bis zur globalen Katastrophe«, wenn wir das Klimagift CO_2 nicht verringern.[110]

Geoengineering bietet Lösungen zur Reduktion des CO_2: Zu den klugen Vorschlägen zur Abkühlung der Erde gehört das Ausbringen von 55 000 Aluminiumspiegeln in die Erdumlaufbahn oder das Einbringen von 100 000 Tonnen Schwefelstaub in die Atmosphäre. Andere Zauberlehrlinge erwägen die Düngung der Meere mit Eisenstaub und Phosphor, um CO_2-fressende Algenblüten zu erzeugen; künstliche »Bäume« sollen das Klimagas aufsaugen und künstliche »Vulkane« Schwefeloxide oder Aluminiumpartikel in die Atmosphäre verteilen. Auch von Maßnahmen zur Bevölkerungsreduktion wird gesprochen.

Die Klimapanik, die diesen Maßnahmen zugrunde liegt, basiert weniger auf empirischen Messungen, sondern vor allem auf Computerprojektionen und -modellen. Die Vorhersagen sind meistens inkorrekt; sie lassen sich auch nicht im Sinne Karl Poppers falsifizieren. »*Garbage in, garbage out*«, kommentierte ein Freund, der Computerexperte ist. Man könne sich fast genauso gut eines Kristallkugelorakels bedienen! Ja, man sollte vorsichtig sein mit Computerprojektionen. Wenn man Daten zur aktuellen Vermehrungsfähigkeit eines einzigen Fliegenpaares als Vektor einspeist, hätte das Insektenpaar innerhalb eines Jahres 191 010 000 000 000 000 000 Nachkommen. Aber das geschieht nicht, weil unzählige andere Vektoren das verhindern. Ebenso mit den sogenannten Neophyten, die – wie es Computerprojektionen voraussagen – ganze Landschaften erobern und die einheimische Vegetation verdrängen. Auch das entspricht nicht der Wirklichkeit.

Also weder Panik noch Geoengineering und hektischer Aktionismus sind angesagt, sondern eher das *Wu wei:* Der Mensch muss nicht eingreifen! Wir sollten mehr Vertrauen in den göttlichen Seinsurgrund haben. Oder wie der Kabarettist und Schauspieler Wolfgang Neuss dichtete: »Die Erde läuft gut, wie sie läuft (...) seit Milliarden Jahren.«

EIN WUNDERSAMES MOLEKÜL

Ich bin beileibe kein Klimaleugner. Niemand kann mir erzählen, dass keine Klimaerwärmung stattgefunden hat. Ich kann mich noch gut an meine Kindheit kurz nach dem Krieg in der sowjetischen Besatzungszone erinnern, als bei uns zuhause in der Küche Eiszapfen von der Decke hingen, da es weder Kohle noch Holz zum Heizen gab. Als ich fünf Jahre alt war, flüchteten wir in den Westen, nach Oldenburg. Dort waren die Kanäle, Gräben und der Haaren-Fluss jeden Winter zugefroren; man konnte kilometerweit schlittschuhlaufen. Und dann in Amerika, in den fünfziger Jahren, wenn im Winter die arktische Luft über das Land fegte, war ebenfalls alles fest zugefroren, und Schnee, über einen Meter hoch, bedeckte wochenlang den Erdboden. Heute ist es anders. Wer aber kann wirklich sagen, wohin es mit dem Klima geht?[111]

---

110 Al Gore, ehemaliger US-Vizepräsident, warnte in seinem mit dem Oscar ausgezeichneten Film *An inconvenient Truth* (2006): »Wenn nichts gegen CO_2 unternommen wird, erreichen wir in zehn Jahren den *point of no return,* den Kipppunkt, an dem es kein Zurück mehr gibt.« Er prophezeite (2008), dass der Nordpol in fünf bis sieben Jahren völlig eisfrei sein würde; »die Eisbären werden ertrinken; eure Kinder werden nicht wissen, was Schnee ist«. Der Meeresspiegel werde bis dann um fünf Meter steigen, viele Küstenregionen würden überflutet, Inseln würden verschwinden. Nun, im Jahr 2020, gibt es trotzdem noch Eis am Nordpol, Florida und viele Küstenregionen sind nicht verschwunden, und die Eisbärpopulation gedeiht prächtig. Al Gore stieg mit seinem Hedgefonds in den CO_2-Zertifikathandel ein und hat inzwischen über zweihundert Millionen Dollar daran verdient. Gore, der Verbindungen zum Ölkonzern Occidental Petroleum hat, ist den Ethnologen kein Unbekannter; er unterstützte einen Gesetzesentwurf, der es Occidental Oil und Shell erlauben sollte, in Nordkolumbien, auf dem Stammesgebiet der U'wa Indianer, nach Öl zu bohren. Die Indios, denen das Erdöl als Blut der Mutter Erde gilt, drohten mit Massenselbstmord, wenn das geschähe. Die Ölkonzerne halten sich bedeckt, was die Kohlendioxid-Emissionen betrifft; sie wollen den Verkauf des nichterneuerbaren Rohstoffs eher drosseln, dafür aber umso teurer verkaufen.

111 Die Luft- und Raumfahrtbehörde der USA (NASA) erkennt einen gegenwärtigen Trend zur Abkühlung des Klimas aufgrund einer Periode nachlassender Sonnenaktivität. Kaltzeiten wie das Maunder-Minimum (1645–1715) in der Kleinen Eiszeit korrelieren mit Zeiten geringerer Sonnenfleckenaktivität.

Ich würde auch nie bestreiten, dass die Verbrennung von Milliarden Tonnen Kohlenwasserstoff (Kohle, Erdöl, Erdgas) und die Abgase der Industrie Auswirkungen auf das Wettergeschehen haben. Jeder, der mich kennt, weiß, dass ich kein Freund der gegenwärtigen Überindustrialisierung und Ressourcenverschwendung bin. Ich habe genügend verseuchte Flüsse gesehen, nicht nur in Indien und anderswo in Asien, sondern auch in meiner sächsischen Heimat, wo in dunkelsten DDR-Zeiten die Pleiße biologisch tot, ölig und grau dahinfloss. Das Roden und Abbrennen der tropischen Wälder, die 150 Millionen Tonnen Plastikabfall, die im Pazifik treiben – all das ist kriminell. Über die Gefahren von Herbiziden, Pestiziden (etwa Neonicotinoide) und Fungiziden im Landbau habe ich viel geschrieben. Elektrosmog, WLAN und Mobilfunkstrahlung machen mir zu schaffen. Schon immer fand ich die nächtliche Lichtverschmutzung, schlimm.[112]

Es ist ein ermutigendes Zeichen, wenn junge Menschen gegen diese Missstände protestieren, anstatt sich nur für triviale Unterhaltung und Konsum zu interessieren. Die Rohstoffe der Erde sind nicht unendlich, wir sollten nachhaltig und vorsichtig mit ihnen wirtschaften. Und überhaupt sollten wir mit unseren Brüdern und Schwestern, den Pflanzen und Tieren, den Kindern der Mutter Erde, liebevoll umgehen. Die gegenwärtig grassierende Behauptung jedoch, dass Kohlendioxid ein Klimakiller und ein verheerendes Treibhausgas sei und – wenn wir nicht sofort etwas dagegen tun – den unmittelbaren Hitzetod der Erde verursachen werde, scheint mir absurd. Bei Bildern vom dichten Smog in Peking oder Delhi denkt man heutzutage sofort an CO_2. Für das, was man da sieht, sind jedoch Ruß, Feinstaub und Rauch der Industrieabgase samt Schadstoffen wie Schwefeloxid, Ozon, Kohlenmonoxid, Stickstoffoxide, ätzende und oxidierende Substanzen verantwortlich, übrigens auch der angewehte Staub der Gobiwüste (beziehungsweise der indischen Tharwüste), nicht aber das harmlose, geruchlose, relativ reaktionsträge, ungiftige[113] und unsichtbare Spurengas CO_2.

Pflanzennahrung

In meinem Botanikstudium lernte ich, dass CO_2 die Nahrung für alle Pflanzen ist, auch für das Plankton im Meer. Die Pflanzen wiederum sind Nahrungsquelle für alle anderen Lebewesen, für Tiere, Bodenorganismen und Pilze. Pflanzen und Cyanobakterien allein vermögen es, die Kraft der Sonne zu nutzen, um damit Kohlenstoff-Assimilation (Photosynthese) zu betreiben. Das heißt, sie können Zucker (Glukose) und andere organische Stoffe (Stärke, Fette, Zellulose und so weiter) synthetisieren, indem sie Wasser (H_2O) mit CO_2 verbinden. Bei diesem Vorgang, sondern sie Sauerstoff (O_2) als »Abfall« ab, ein Gas, das für uns heterotrophe Lebewesen[114] das Lebenselixier ist. Anders gesagt, die Pflanzen spalten das CO_2 und behalten das C (Kohlenstoff) für sich, um ihre Körper damit aufzubauen; das O_2 (Sauerstoff) schenken sie den Tieren zum Atmen. Sauerstoff und Kohlendioxid ergänzen einander wie Yin und Yang. Ohne Kohlendioxid gäbe es kein Leben auf der Erde. Das müsste eigentlich jedes Schulkind wissen.

Für unseren Körper ist Kohlenstoffdioxid nicht bloß ein wertloses Abfallprodukt des Stoffwechsels, das wir über die Atmung entsorgen. Wie der russische Arzt Konstantin Buteyko (1923–2003) zeigen konnte, hilft CO_2 in den Lungen bei der Abgabe des Sauerstoffs an das Blut und an die Zellen. Wenn Menschen unter Stress stehen, atmen sie zu viel, sie hyperventilieren, wobei der wohltuende Effekt des Kohlendioxids gedämpft wird.

Für Rudolf Steiner (1864–1925) galt Kohlenstoff (Karbon) als das wichtigste gestalt- und formgebende Element in der Natur.[115] Aus Kohlenstoffketten und -verbindungen bauen die Pflanzen ihre Körpersubstanz auf und halten damit die Sonnenenergie fest. Bei der Verdauung, der Atmung, der Kompostierung oder beim Verbrennen von Holz wird diese festgehaltene Sonnenenergie wieder befreit (oxidiert). Auch beim Menschen, so Steiner, wirkt die gestaltgebende Kraft dieses Elements. Aber im Gegensatz zu den Pflanzen kommt diese Bildekraft weniger in der Gestaltung der physischen Form zum Ausdruck, sondern in der Bildung von inneren Bildern (Imaginationen) und Denkstrukturen. In den Atemübungen des indischen Yoga wird – ähnlich wie bei Übungen, die Konstantin Buteyko entwickelt hat – CO_2 in den Lungen zurückge-

---

112 Siehe Storl, W.-D.: *Das Herz und seine heilenden Pflanzen*, Aarau und München: AT Verlag, 2009, Neuauflage 2020

113 Ungefähr 6 Prozent Kohlendioxid in der Atemluft bewirken beim Menschen Bewusstlosigkeit; 8 Prozent führen zum Tode. Die Wirkung geht nicht auf eine Giftigkeit zurück, sondern beruht auf einer Verdrängung des Sauerstoffs.

114 Im Gegensatz zu autotrophen Lebewesen (Pflanzen), die sich von anorganischen Stoffen ernähren können, benötigen heterotrophe Lebewesen (Tiere, Pilze) andere Lebewesen als Nahrung.

115 Steiner, Rudolf: *Geisteswissenschaftliche Grundlagen zum Gedeihen der Landwirtschaft*, Vorträge, gehalten in Kobertwitz bei Breslau vom 7. bis 16. Juni 1924, Dornach, Schweiz: Rudolf Steiner Verlag, 1975, S. 66

halten. Ein Überschuss an CO_2 macht es leichter, geistige Informationen (von lateinisch *in,* »in«, und *forma,* »Gebilde, Gepräge, Gestalt«) im Bewusstsein festzuhalten.

Es gab Zeiten, etwa im Erdaltertum (Paläozoikum), da war der Kohlendioxidgehalt der Atmosphäre mindestens zehnmal so hoch wie heute.[116] Die mit CO_2 gut versorgten Pflanzen wuchsen damals entsprechend vitaler und üppiger. Schachtelhalme und Palmfarne wurden so groß wie unsere heutigen Fichten im Forst. Die Pilze, Insekten und andere abbauende Lebewesen schafften es kaum, die riesige Biomasse zu verdauen, sodass sich die pflanzlichen Überreste im Laufe der Zeit teilweise in Kohleablagerungen verwandelten. Geschadet hat der hohe Anteil des Kohlendioxids in der Atmosphäre nicht; auch die Tiere, darunter unsere biologischen Vorfahren, gediehen prächtig.

Dass damals CO_2 in höheren Konzentrationen vorhanden war, zeigen unter anderem fossile Blätter: Sie haben weniger Spaltöffnungen (Stomata) auf ihrer Unterseite als die heutige Vegetation. Durch die Stomata atmen die Pflanzen, nehmen Kohlendioxid auf und geben Sauerstoff und Wasserdampf ab. Heutzutage, wo weniger CO_2 in der Luft vorhanden ist als im Erdaltertum, Erdmittelalter oder noch im frühen Tertiär, sind die Pflanzen gezwungen, mehr Spaltöffnungen zu bilden und mehr Wasser zu verdunsten (transpirieren), um an das begehrte Spurengas zu kommen. Man könnte es so deuten: Die Zunahme der Spaltöffnungen ist Zeichen der Erstickungsangst der heutigen Pflanzen. Wie William Happer, emeritierter Professor für Physik an der renommierten Princeton University, sagt, ist die heutige Vegetation mit 380 bis 400 ppm[117] unterversorgt. Unter 150 ppm bricht die Photosynthese zusammen, die Pflanzen sterben und mit ihnen das Leben auf dem Planeten.

Mehr CO_2 in der Luft erlaubt es den Pflanzen, ihre Stomata öfter geschlossen zu halten und die Transpiration zu drosseln.[118] Das bedeutet, sie benötigen weniger Wasser und können trockenere Regionen besser besiedeln. In den letzten Jahren wurde die wüstenhafte Sahelzone wieder grüner – nicht wegen zunehmendem Regen, sondern vor allem wegen der gegenwärtigen Zunahme an Kohlendioxid in der Atmosphäre.

Als in der Mitte des Tertiärs – im Miozän, vor rund zwanzig Millionen Jahren – die Temperaturen allmählich fielen und sich die Eiszeiten ankündigten, erfanden einige Pflanzengattungen eine effizientere Methode der Photosynthese, nämlich den sogenannten C4-Weg (C4-Photosynthese). Diese moderneren Pflanzen, zu denen Hirse, Mais, Zuckerrohr, Hanf und viele der gewöhnlichen Ackerunkräuter gehören, können mit etwas weniger CO_2 in der Luft haushalten. Die altmodischeren C3-Weg-Pflanzen, zu denen viele Getreide, Raps, Zuckerrüben und Reis gehören, reagieren besser auf einen verdoppelten Kohlendioxidgehalt in der Luft, besonders wenn es wärmer ist.

Auch Gärtner wissen, wie gut CO_2 ihren Zöglingen tut. Wenn sie den Kohlendioxidgehalt in ihren Gewächshäusern verdoppeln, wachsen die Pflanzen zügiger; die Biomasse nimmt um 15 bis 30 Prozent zu, sie können Wasser effizienter nutzen und gedeihen besser bei Trockenstress. Zudem erleiden sie weniger Schädlingsbefall, das Wurzelwerk ist besser ausgebildet, und die Fortpflanzungsrate ist erhöht. Unzählige empirische Experimente bestätigen das.[119]

Die erwähnten Spaltöffnungen befinden sich auf der Unterseite der Blätter. Warum? Weil CO_2 anderthalbmal (1,5-mal) schwerer ist als Luft. Da die Luft durch Wind und Bewegung verwirbelt wird, sammelt sich das Kohlendioxid jedoch nicht am Boden, es sei denn in Brunnen, Gärkellern, Höhlen, Grotten, Gruben oder Stollen, wo es windstill ist. Deswegen nahmen die Steiger im Bergbau einen Kanarienvogel oder eine brennende Kerze mit in die Tiefen, denn diese würden sterben oder ausgehen, wenn das unsichtbare, geruchlose Gas in zu hoher Konzentration vorhanden ist. Dass CO_2 in die Atmosphäre aufsteigt und wie in einem mit Glasdach versehenen Treibhaus die Sonnenwärme herein-, aber nicht entweichen lässt, stimmt nicht ganz. Es stimmt zwar, dass CO_2 infrarote Strahlung (Wärme) absorbiert, aber das in der Luft vorhandene Kohlendioxid ist größtenteils gesättigt, und nimmt kaum mehr viel zusätzliche Wärme auf. Außerdem kann man die Atmosphäre nicht wirklich mit einem geschlossenen Treibhaus vergleichen. Es sind

---

116 Der gegenwärtige Stand des CO_2 von 400 ppm in der Luft ist im durchschnittlichen Vergleich mit der niedrigste seit 250 Millionen Jahren.

117 ppm bedeutet *parts per million*. In Bezug auf die Atmosphäre bezieht sich die Angabe auf die Zahl der Kohlendioxidmoleküle pro Million atmosphärischer Moleküle.

118 Kutschera, Ulrich: *Physiologie der Pflanzen*, Berlin: LIT-Verlag, 2019; S. 443ff.

119 Der Kohlendioxidgehalt in unserem Blut ist höher als in der Atmosphäre: Forscher schließen daraus, dass sich die Gattung Homo entwickelte, als mehr CO_2 in der Luft war. Ein Ergebnis von Experimenten (MK Ultra) des amerikanischen Militärs war die Feststellung, dass sich mit etwas mehr Kohlendioxid in der Luft der Mensch besser fühlt, entspannter ist und weniger an Schmerzen leidet. Auch mit Kohlensäure versetzte Getränke wie Champagner, Sekt und Sprudel haben eine anregende Wirkung.

vor allem Wasserdampf und Wolken, die eine schützende Decke bilden; sie halten Sonnenwärme zurück und bescheren uns die heutige globale Durchschnittstemperatur von plus 15 Grad Celsius. Gott sei Dank! Denn ohne diesen »Treibhauseffekt« wäre die Erde ein Eisball mit einer Durchschnittstemperatur von minus 18 Grad Celsius. Außerdem sind die Fenster des Treibhauses offen. Jede Wüste strahlt nachts Wärme zurück ins All.

Spurengas

Kohlendioxid ist ein Spurengas. Die irdische Lufthülle besteht aus 78 Prozent Stickstoff (N), 21 Prozent Sauerstoff (O_2), 1 Prozent Argon (Ar) und lediglich 0,04 Prozent CO_2. Das ist nicht viel. Von diesen 0,04 Prozent – also 400 Luftmoleküle von 1 Million – kommen 97 Prozent aus natürlichen Quellen: Bodenorganismen (Pilzen, Bakterien, Insekten), Vulkanen, Geysiren, Verrottungs- und Verwesungsprozessen, aus dem Meer, von Waldbränden und so weiter. Lediglich 3 Prozent haben einen anthropogenen, also menschengemachten Ursprung. Das heißt, von den 400 ppm gehen 12 ppm der CO_2-Moleküle auf das Konto des Menschen und seiner Industrie zurück.[120] Diese zwölf Moleküle pro eine Million sollen Ursache für die Klimaerwärmung sein! Kann man das wirklich glauben?

Wo kommt das Kohlendioxid her? Atmosphärenphysiker geben folgende Quellen an: Meere entlassen um die 90 Gigatonnen (Gt)[121] oder 44 Prozent pro Jahr; Bodenorganismen dünsten 59 Gt oder 29 Prozent aus, die Atmung der Landorganismen macht mit 50 Gt 24 Prozent aus; der Mensch und seine Industrie sind verantwortlich für 5,5 Gt oder 3 Prozent. Insekten erzeugen weltweit hundertmal mehr Kohlendioxid als der Mensch und seine Industrie.[122] Diese Angaben sind wohl allgemein korrekt, dennoch ist der Kohlendioxidgehalt relativ schwer zu messen,[123] und in einem sogenannten postfaktischen Zeitalter, in dem die Wirklichkeit als »kulturelle Konstruktion« definiert wird, gibt es eben leider »alternative Fakten« – ein Babylon widersprüchlicher Fakten. Wie soll sich der Laie da auskennen, wie soll er zu einer vernünftigen Schlussfolgerung kommen?

Seit dem späten 18. Jahrhundert, dem Zeitalter der wissenschaftlichen Aufklärung, als man mit genauen Messungen begann, ist die Kohlendioxidmenge in der Atmosphäre rapide angestiegen und steigt weiter an. Zugleich stieg die globale Temperatur an. Dafür, so folgerte man, kann nur die Industrie, die Verbrennung der fossilen Energieträger (Kohle, Braunkohle, Erdgas, Erdöl) verantwortlich sein. Da bestehe eine absolute Korrelation. Aber Vorsicht! Man sollte *Korrelationen*, das gleichzeitige Auftreten von Phänomenen, nicht mit *Kausalitäten* verwechseln. Früher glaubte man, Störche bringen die Kinder. Man könnte folgern, weil es weniger Störche gibt, gibt es weniger Kinder. Wissenschaftlich ist das aber ein Fehlschluss, da kein kausaler Zusammenhang besteht; es handelt sich eher um eine Korrelation.

Unsere Kohlendioxidemissionen haben sicherlich eine Auswirkung auf das Klima. Aber es gibt seriöse Wissenschaftler, wie etwa den Astrophysiker Nir Shaviv von der Hebräischen Universität in Jerusalem oder Richard S. Lindzen, emeritierter Atmosphärenphysiker am MIT (Massachusetts Institute of Technology), die den Einfluss des menschengemachten CO_2 für relativ gering halten. »Klimawandel hat es immer schon gegeben«, so Professor Shaviv, »(...) der CO_2-Ausstoß spielt dabei nicht die größte Rolle, sondern die periodische Sonnenaktivität.«[124] Lindzen und Shaviv sind nicht allein mit ihren Bedenken. Am 26. September 2019 unterschrieben fünfhundert Wissenschaftler die *European Climate Declaration*, mit dem Statement: »*There is no climate emergency.*« (Es gibt keinen Klimanotstand).[125]

Es gibt eine andere Möglichkeit, um die gegenwärtige Zunahme an Kohlendioxid in der Luft zu erklären: Eisbohrkerne aus der Antarktis zeigen, dass in den letzten 800 000 Jahren der Kohlendioxidanstieg in der Atmosphäre immer mit einem Anstieg der Temperatur einherging. Al Gore und Wissenschaftler des Weltklimarats IPCC folgerten daraus, dass es das CO_2 ist, welches die Erwärmung des Klimas verursacht. Aber

---

120 Von den 12 anthropogenen CO_2-Molekülen (pro 1 000 000) gehen wiederum 2,2 Prozent auf die Industrie der BRD zurück; das sind 0,264 CO_2-Moleküle (also ein gutes Viertel eines einzigen Moleküls pro Million). Wenn man mittels Kohleausstieg und Verbot sämtlicher Verbrennungsmotoren die CO_2-Emissionen der mitteleuropäischen Industrienationen halbiert, hätte das einen kaum messbaren Effekt auf das Klima. Einige Klimaaktivisten haben das erkannt, sagen aber, jemand müsse doch anfangen und – ganz im Sinne von: »Am deutschen Wesen soll die Welt genesen« – als Vorbild dienen.

121 Eine Gigatonne (Gt) entspricht einer Milliarde Tonnen.

122 Blüchel, Kurt G.: *Der Klimaschwindel*, München: Bertelsmann, 2007, S. 51

123 Die CO_2-Konzentration schwankt. In unseren geografischen Breiten ist im Sommer weniger von dem Spurengas in der Luft als im Winter und tagsüber weniger als nachts. Der Grund dafür ist, dass die Pflanzen im Sommer und tagsüber das Kohlendioxid photosynthetisch verbrauchen.

124 Shaviv, Nir, in: *Weltwoche*, Zürich, Nr. 41, 9. Oktober 2019

125 https://clintel.nl/wp-content/uploads/2019/09/european-climate-declaration.

wenn man die Daten genauer anschaut, verhält es sich umgekehrt: Erst steigt die Temperatur, dann folgt ein CO_2-Anstieg. Warum das? Weil CO_2 hoch wasserlöslich ist und das Meer, wie beim Sprudel, mehr Kohlensäure entlässt, wenn es wärmer wird. Warme Meere geben mehr CO_2 ab, kalte Meere nehmen dagegen mehr auf. Anders gesagt, erst kommt die Erwärmung, dann folgt der Anstieg von CO_2! »Mehr Sonnenlicht, Feuchtigkeit und Temperatur sind für das globale Ökosystem Vorbedingung einer Kohlendioxiddüngung und nicht, wie vielfach angenommen, eine Folge.«[126] Dabei ist Wasserdampf ein wichtiger Klimaregulator. Al Gore liegt mit seiner Behauptung, dass das Spurengas die Erwärmung auslöst, falsch. Es ist anders herum; der Klimapapst zäumt das Pferd vom Schwanz her auf.

Nun ist es tatsächlich so, dass sich das Klima rhythmisch verändert. Während der Zeit des römischen Imperiums war es warm; man spricht von einem Klimaoptimum.[127] Als das Wetter dann, kosmisch bedingt, kühler wurde, löste es die Völkerwanderung aus. Die nördlichen Barbarenvölker hungerten und suchten Ackerland weiter im Süden; derweil stürmten die Steppenvölker (Hunnen) vom Osten heran, weil die Weideflächen dort trockener und magerer wurden.

Erst um 700 n. Chr. beruhigte sich das Wetter, es wurde wieder wärmer. Im karolingischen Zeitalter und im Hochmittelalter, von 700 n. Chr. bis 1300, herrschte ein neues Klimaoptimum; die Temperaturen waren ein bis zwei Grad wärmer als heute. Die Bevölkerung wuchs, Städte wurden gegründet. Wein konnte bis Schottland, Preußen und Südskandinavien angebaut werden. Zur Zeit Hildegard von Bingens wuchsen im Rheinland Kastanien, Mandeln und Feigen. Und die Wikinger besiedelten das grüne Grönland, wo sie bis 1403 – da wurde es wieder kälter – Ackerbau betrieben. Ihre Siedlungsreste kommen heute wieder unter den abtauenden Gletschern zum Vorschein.

Wenn das Klima wärmer wird, sprudelt mehr Kohlensäure aus dem Meer. Aber da das Meer so riesig und tief ist, dauert es mehrere Jahrhunderte – im Durchschnitt achthundert Jahre –, bis sich die Wassermassen genügend aufwärmen und im Zuge des globalen Wasserkreislaufs vermehrt Kohlendioxid freigeben. Die gegenwärtige Zunahme des CO_2 in der Luft, so der englische Astrophysiker Piers Corbyn, sei also vor allem die Folge der mittelalterlichen Warmzeit. Für Corbyn ist die Sonnenaktivität der wichtigste »Klimamotor«. Sonnenwind, moduliert durch den Mond, wirkt auf das Magnetfeld der Erde und treibt die

Strahlströme (*jet streams*) an. Wenn es viele Sonnenflecken oder magnetische Stürme auf der Sonne gibt, strahlt mehr Energie auf die Erde und die anderen Planeten. Bei weniger Sonnenflecken wird es kühler. Der Klimawandel beruht also nicht allein auf dem lebensnotwendigen Spurengas, er ist vor allem kosmisch bedingt.

Ich weiß, dass ich mich in der heutigen Zeit mit diesem Thema weit aus dem Fenster hinauslehne. Aber ich habe tiefes Vertrauen in die Weisheit der Natur – tieferes Vertrauen als in fragwürdige Computermodelle –, und ich sehe mich sozusagen als Anwalt der Pflanzen. Um die angeblich bevorstehende Klimakatastrophe zu verhindern, planen Geo-Ingenieure die sogenannte Sequestrierung des Kohlendioxidgases. CCS (*carbon dioxid capture and storage*) ist die offizielle Bezeichnung für das Entziehen des CO_2 aus der Atmosphäre und dessen dauerhafte Einlagerung in unterirdischen Lagerstätten. Diese Hightech-Geoengineering-Maßnahme ist unglaublich teuer.[128] Vielleicht wäre es besser, Maßnahmen zu ergreifen, um sich dem Klimawandel anzupassen, anstatt zu versuchen, ihn zu beherrschen. Das CCS-Projekt erinnert mich an die närrischen Schildbürger, die mit Ach und Krach ein Rathaus bauen, aber dabei die Fenster vergessen, sodass es drinnen stockfinster ist. Da entscheidet der Rat, das Tageslicht in Säcken einzufangen und so wie Wasser in Eimern hineinzutragen. Der Klügste unter ihnen mahnt, das Licht am Mittag zu sammeln, da dann die Sonne am hellsten scheint.

Dem »grünen Volk« – so nannte der Cheyenne-Medizinmann Tallbull die Pflanzen – die Luft zum Leben wegzunehmen, ist vor allem eine lebensfeindliche, ja man kann sagen, dämonische Idee. Woher kommen überhaupt solche Ideen? Im heutigen Zeitalter, in dem das Ego die letzte Instanz ist, glauben wir, wir seien es selber, die die Gedanken produzieren. Aber für traditionelle Völker und auch noch in der christlichen Mythologie gibt es Wesenheiten, die uns Gedanken einflößen, Götter,

---

126 Maxeiner, Dirk: *Hurra, wir retten die Welt*, Berlin: wjs-Verlag, 2007, S. 93

127 Der karthagische König Hannibal (247–183 v. Chr.) konnte die damals gletscherfreien Alpen mit 50 000 Mann, 9000 Reitern und 37 Elefanten überqueren und Rom von Norden her angreifen.

128 54 Milliarden Euro (54 000 000 000) soll die von der deutschen Bundesregierung 2019 beschlossene Klimarettung den Steuerzahler kosten. Das sogenannte Klimapaket ist eigentlich eine weitere Steuer, mit der der verschuldete Staat den gebeutelten Steuerzahler belastet. Die Indianer konnten es einst nicht fassen, als weiße Siedler Grund und Boden und dann später Wasser kauften und verkauften; nun hat man es geschafft, mittels Emissionszertifikathandel auch die Luft zu besteuern.

die uns mit heilenden Botschaften inspirieren, sowie Dämonen, die uns Gedanken einflüstern, die uns in Angst und Panik versetzen können. Die alten Griechen kannten die sogenannten Titanen, lebenshassende und lebensfeindliche, aber äußerst intelligente Söhne und Töchter des Chaos, welche die Götter in die Tiefen verbannten, damit Friede und Harmonie auf der Erde einkehren konnten. Die Idee, der Vegetation den Kohlenstoff wegzusperren, kommt mir wie eine der titanischen Verführungen vor.[129]

REVITALISIERUNGSBEWEGUNGEN[130]

> *Wen die Götter vernichten wollen,*
> *den machen sie zuerst wahnsinnig.*
> Euripides

Eingebungen, Visionen, Intuitionen und Inspirationen – nicht nur die kühle Ratio, Berechnungen und Überlegungen drücken soziokulturellen Prozessen ihren Stempel auf. Die Frage ist, woher kommen diese Eingebungen? Entstehen sie in unseren Hirnwindungen; sondert das Gehirn Gedanken ab wie die Niere Urin, wie es der Materialist Ludwig Büchner (1824–1899) behauptete? Sind es hohe Engelwesen, die uns Inspirationen geben, oder etwa die Ahnen? Sokrates sprach von seinem persönlichen *Daimonion*, der ihm seine Ideen bescherte. Sind es die Geister der Natur, die Tierwesen, die Pflanzen oder auch die Berge, Flüsse und Wälder, wie es etwa bei den Indianern heißt? Oder können es auch menschenverachtende, lebenshassende Entitäten sein, wie etwa die Titanen, die Feinde der Götter und das Gezücht des Chaos, von denen die antiken Mythen berichten? Sind es, wie Rudolf Steiner lehrte, verführerische, schillernde luziferische Wesenheiten oder kalte, unbarmherzige ahrimanische Geister, die den Menschen ihre Gedanken, Ideen und Visionen einflößen?

Das sind anthropologische Fragen. Wer immer die uns beeinflussenden Geister sind, an ihren Früchten wird man sie erkennen. Wir sollten in unserer Mitte bleiben und genau prüfen, woher unsere Eingebungen kommen. Die Freiheit des Menschen besteht darin, dass er die Macht besitzt, diesen Wesenheiten das Tor ins Dasein zu öffnen oder ihnen den Zutritt zu verwehren. Danach haben die Menschen keine Kontrolle mehr über sie.

Hier wollen wir uns mit der Rolle der Visionäre und Propheten befassen, die diese im kulturanthropologischen Zusammenhang spielen.

Gesellschaft auf der Suche nach Erneuerung

Manchmal gerät eine Gesellschaft in eine Sackgasse. Verlorene, verheerende Kriege, Besetzungen durch fremde, feindliche (koloniale) Truppen, Seuchen, anhaltende Hungersnöte, Naturkatastrophen und andere erschütternde Ereignisse können den Glauben an die eigenen überlieferten Erklärungsmuster und an die sinnstiftende Kraft der kulturellen Symbole aushöhlen, und einen Zustand zur Folge haben, den Sozialwissenschaftler als kollektive »kognitive Dissonanz« bezeichnen. Unter solchen Umständen können Grundbedürfnisse kaum mehr befriedigt werden. Nichts macht mehr Sinn; die Menschen fühlen sich ohnmächtig und wissen nicht mehr, an was sie glauben sollen; es ist, als hätten die Götter, Ahnen und alle guten Geister die Welt verlassen. Die Gesellschaftsordnung löst sich auf. Unzucht, Verwahrlosung, Drogen- und Alkoholexzesse, Gewalttaten und andere soziologische Verzerrungen nehmen Überhand. Ein Zustand der *Anomie* – so nannte es der Soziologe Émile Durkheim – entsteht. Menschen werden von Zukunftsangst getrieben, geraten in Panik, sind unzufrieden und erleiden individuellen Stress.

Solche Situationen erfordern eine kollektive Neuorientierung. Die dynamischen sozialen Prozesse, die dabei in Gang gesetzt werden, werden oft begleitet von aggressiven, ekstatischen oder religiösen Wallungen. Außenseitern erscheinen diese Wallungen fast immer als gefährlich, bizarr oder irrational. Diese Transformationsprozesse werden meistens missverstanden und fordern Gegenreaktionen – Bestrafung, Sanktionen, Meidung, Repressionen – heraus.

Solche Krisenzeiten sind der Nährboden für visionäre charismatische Persönlichkeiten, für Alleserklärer und spirituelle Führer, die mit meist irrationalen Heilsbotschaften in Erscheinung treten. Diese Propheten müssen nicht besonders intelligent sein, nur überzeugend. Oft behaupten sie, die Heilsbotschaft von den Ahnengeistern, den Göttern,

---

129 Zum Thema Titanen siehe auch meinen Beitrag »Titanische Illusionen« in: *Lucy's Rausch*, Solothurn, Nr. 8, Herbst 2018, S. 26–30

130 Eine Kurzversion dieses Artikels erschien als »Aspekte kultureller Revitalisation. Utopische Gemeinschaften« in: *Verlorene Paradiese*, hrsg. von Peter Rusterholz und Rupert Moser, Berner Universitätsschriften, Band 48, Bern/Stuttgart/Wien: Haupt Verlag, 2004

von Gott oder der Vorsehung empfangen zu haben. »Ihr seid schuld für die Missgeschicke, die ihr erleidet. Tut Buße, folgt der Heilsbotschaft und ändert euer Leben, wenn ihr gerettet werden wollt. Die Zeit ist knapp, das Tor zur Umkehr steht nicht lange offen, der Punkt, an dem es kein Zurück (*point of no return*) mehr gibt, steht unmittelbar bevor«, so lautet die Botschaft, die sich dann oft wie ein Lauffeuer unter den verwirrten Menschen ausbreitet und zu Massenbewegungen und schließlich zur Neuordnung des kulturellen Lebens führt.

Irokesen, Geistertänze und Sekten

Soziokulturelle Prozesse dieser Art wurden in den fünfziger und sechziger Jahren vor allem von den Ethnopsychologen Anthony F. C. Wallace[131] und dem Kulturanthropologen Ward H. Goodenough[132] untersucht und als Revitalisierungsbewegungen (*revitalization movements*) definiert. Weston La Barre, der vor allem die Geistertanzbewegung der unter extremem Kulturschock und Akkulturationsdruck leidenden Prärieindianer untersuchte, spricht von Krisenkulten (*crisis cults*). Das Verdienst von Wallace ist es, dass er diese Prozesse nicht nur als ein rein religiöses Phänomen begriff – auch wenn sie sich ausgiebig religiöser und sakraler Symbole bedienen –, sondern als ein oft wiederholtes, universelles soziokulturelles Muster deutete.

Als Ausgangspunkt für die Theorie der Revitalisierungsbewegungen diente Wallace eine Feldstudie der Handsome-Lake-Bewegung bei den Irokesen.[133] Diese Indianer hatten es als mächtige Kriegerkonföderation und als Verbündete der Briten vermocht, zweihundert Jahre lang die Besiedlung der Gebiete jenseits des Alleghenigebirges durch Europäer zu verhindern. Nach dem amerikanischen Unabhängigkeitskrieg brandschatzte auf Befehl George Washingtons General John Sullivan (1740–1795) im Herbst und Winter 1778/79 vierzig irokesische Dörfer, zerstörte sämtliche Maisvorräte, fällte die Obstbäume und tötete alle Schweine. Hungersnot, Entbehrung, sozioökonomischer Zusammenbruch sowie die Flucht vieler Irokesen nach Kanada folgten. Orientierungslosigkeit, materielle Entbehrung und die Unmöglichkeit, weiterhin das tradierte Rollenverhalten beizubehalten – Frauen als Gärtner, Männer als Krieger und Jäger –, führte unter den Mitgliedern des Stammes zu extremem persönlichem Stress. Streit, Alkoholismus, Verwahrlosung und Hexerei – Letzteres als typisches Zeichen des gesellschaftlichen Zusammenbruchs – waren die Folge. Unter diesen Umständen empfing der dem Alkohol verfallene Seneca-Häuptling Handsome Lake (1735–1815) in einem Nahtoderlebnis eine übersinnliche Vision, die nicht nur seinem persönlichen Leben neuen Inhalt gab, sondern ein utopisches Modell zur Neuintegrierung der Gesellschaft beinhaltete. Vier Engel, Botschafter des Großen Geistes, erschienen ihm, brachten eine neue Lehre und erkoren ihn zum Propheten. Er ordnete sein Leben und begann dem demoralisierten Volk das gute Wort (*Gaihwijo*) zu predigen. »Die Welt wird enden, wenn ihr meiner Lehre nicht folgt«, verkündete er.

Sündhaftes Verhalten – hier machte sich der Einfluss der pietistischen, pazifistischen Quäker bemerkbar – wie Alkohol trinken, Promiskuität, Abtreibung, Kartenspiel, Streit, Müßiggang, Glücksspiel und das Tanzen zur Musik der Fiedel wurde verboten. Hexer, die man für viele Missstände verantwortlich machte, wurden verfolgt und mitunter getötet. Der Prophet predigte das »innere Licht«; auch ein »Gott« und ein Teufel mit Hörnern – Imaginationen, die die Irokesen vorher nicht kannten – wurden Teil der Lehre. Als Teil der Neuorganisation sollten die matrilinearen Clans zugunsten der Kernfamilie, bestehend aus Vater, Mutter und Kindern, aufgelöst werden. Anstelle des gemeinsamen Langhauses, in dem der gesamte Matriclan lebte, sollte jede Familie ihr eigenes Haus haben. Wie die Weißen sollten sie im Sinne einer protestantischen Arbeitsethik fleißig Ackerbau und Viehzucht betreiben.

In einer zweiten Vision erschienen ihm Jesus und George Washington. Diese warnten: »Dein Volk wird sterben, wenn es den Pfad der Weißen befolgt.« Daraufhin wurde das Geisterfest im Mittwinter, die Medizingesellschaften und andere traditionelle Zeremonien beibehalten, nicht aber die mutterrechtlichen Clans und ihre Langhäuser wiederbelebt. Handsome Lake verstand es, mit dem Akkulturationsdruck, der von amerikanischen Kolonialisten und Missionaren ausging, und mit dem Widerstand der Traditionalisten in den eigenen Reihen fertigzuwerden.

---

131 Wallace, Anthony F. C.: »Revitalization Movements«, in: *American Anthropologist* 58 (1956): 264–281

132 Goodenough, Ward Hunt: *Cooperation in Change*, New York: Russell Sage Foundation, 1963

133 Friedrich Engels und Karl Marx waren von diesen Indianern beeindruckt; sie sahen in ihnen ein Beispiel der kommunistischen Urgesellschaft, denn die Irokesen kannten weder Privatbesitz noch Kapital; die matrilinearen Clans lebten gemeinschaftlich in Langhäusern, und das Ackerland gehörte den Frauen des jeweiligen Clans. Siehe auch Storl, W.-D.: *Wir sind Geschöpfe des Waldes*, München: GU Verlag, 2019, S. 263f.

Im Gegensatz zu dem deskriptiven und oft moralisierenden Ansatz vorhergehender Völkerkundler oder Geisteswissenschaftler, die den »Chiliasmus« oder »Millenarismus«[134] zum Thema hatten, sieht Wallace die umstürzlerischen, chaotisch-dramatischen Ereignisse, die eine solche Bewegung charakterisieren, keineswegs bloß als einmalige, zufällige oder beispiellose Entwicklung. Dank der Methode der vergleichenden Ethnografie lassen sich analysierbare Abläufe mit klar unterscheidbaren Phasen erkennen. Die symbolischen und ideologischen Inhalte einer Revitalisierungsbewegung sind zwar kulturspezifisch vorgegeben, aber der Verlauf der gesellschaftlichen Neugestaltung folgt einem erkennbaren Muster. Dabei ist es egal, ob der Prozess der Revitalisierung bei einer relativ kleinen indigenen Ethnie wie den Irokesen stattfindet oder in makrosoziologischen, ganze Nationen betreffenden Zusammenhängen wie etwa die Massenbewegungen in Mitteleuropa und Osteuropa nach dem Ersten Weltkrieg, als die Kaiserreiche zusammenbrachen und infolge von wirtschaftlichem Elend, Hungerblockaden, Geldentwertung, Nihilismus und bürgerkriegsähnlichen Wirren charismatische Führerpersönlichkeiten (Thälmann, Hitler, Dollfuß, Lenin, Trotzki, Stalin, Mussolini) mit Visionen gesellschaftlicher Neugestaltung hervorbrachten.

Voraussetzung für Revitalisierung

Wie schon angedeutet, ist der Zerfall der sozioökonomischen Basis und des soziokulturellen Konsenses die Voraussetzung für die Entstehung utopischer Gesellschaften. Dieser Zustand der Normlosigkeit äußert sich in zunehmenden gesellschaftlichen Spannungen, Unzufriedenheit, Unsicherheit und Widersprüchen in Bezug auf Rechte und Pflichten im sozialen Rollenverhalten – etwa zwischen den sozialen Schichten oder innerhalb der Familie zwischen Mann und Frau, Kindern und Eltern. Rapider gesellschaftlicher Wandel und angsterregende Neuerungen (*culture lag*) stellen alles, von der Selbstdefinition des Einzelnen bis hin zur Erklärung der Welt insgesamt, in Frage.

Ethnologische Beispiele für diesen normlosen Zustand – hervorgerufen durch verheerende Kontakte mit Kolonialmächten, durch Siedler- und Missionarspolitik, durch Kriegskatastrophen oder durch die Zwänge des globalen Marktes, der autarke Lebens- und Wirtschaftsweisen zerstört – gibt es zur Genüge. Bekannt sind *nativistische* (auf indigene Wurzeln zurückweisende) und *utopistische* (von neuartigen Zukunftsmodellen angeregte) Revitalisierungsbewegungen, die sich als Antwort auf die gesellschaftliche Notlage bilden. Beispiele sind die Geistertanzbewegung der Prärieindianer gegen Ende des 19. Jahrhunderts[135], die Cargo-Kulte in Melanesien oder auch diverse politisch-religiöse Kulte in Afrika, von dem islamischen Madhi-Aufstand im Sudan bis hin zur Mau-Mau-Bewegung in Kenia.

Auch Europa kannte solche irrationalen Bewegungen. Die römische Spätantike, eine Zeit der Dekadenz und des Verfalls der staatstragenden überlieferten Religion, brachte zahlreiche orgiastische, synkretistische und apokalyptische Kulte und Sekten hervor, darunter auch die Frühchristen. Sie alle boten dem desorientierten Volk eine neue Vision an. Es war die Endzeitsekte der Christen, die schließlich als Sieger hervorging und den soziokulturellen Konsens der westlichen Welt für die nächsten zweitausend Jahre bestimmte.

Als Antwort auf Klimaturbulenzen, Pest, Hunger, Syphilisepidemie, Aufstände und Verlust biblischer Autorität schossen im 16. Jahrhundert Ketzer- und Sektengruppierungen, auch Endzeitsekten, die das Tausendjährige Reich Christi auf Erden herbeisehnten, wie Pilze aus dem Boden. Auch sie lassen sich im Rahmen der Revitalisierungstheorie betrachten. Im Kontext dieser Zeitepoche schrieb Sir Thomas More seinen Entwurf einer perfekten futuristischen Gesellschaft (*De optimo rei publicae statu deque nova insula Utopia*, 1516), dem wir den Begriff »Utopie« als Gesellschaftsmodell verdanken.

Hintergrund dieser gesellschaftlichen Turbulenzen war das Klima: Das Wetter wurde unbeständiger, die Winter wurden kälter. Die

134 Chiliasmus oder Millenarismus bedeutet die Erwartung des Tausendjährigen Reiches oder die Wiederkunft Christi.

135 Nachdem die stolzen Prärieindianer von der US-Kavallerie besiegt und ihre Nahrungsgrundlage, die riesigen Büffelherden, von professionellen, staatlich besoldeten Bisonjägern bis an den Rand des Aussterbens abgeschlachtet worden waren und die überlebenden Indianer in Reservate gezwungen wurden, wo sie nicht mehr eigenständig überleben konnten, waren sie reif für eine Revitalisierungsbewegung. Diese ließ auch nicht lange auf sich warten. Ein Medizinmann vom Stamme der Payute, Wovoka (1856–1932), hatte während einer Sonnenfinsternis (1. Januar 1889) eine Vision. Die Indianer, so erfuhr er während seiner Entrückung, sollten ununterbrochen trommeln und tanzen, dann würden die Toten auferstehen und ebenso die verschwundenen Büffelherden. Jesus würde als Indianer zurückkommen. Die Botschaft verbreitete sich unter mehreren der demoralisierten Stämme. Überall tanzten und trommelten die Indianer, sogenannte »Geisterhemden« tragend, stundenlang zu langsamen, tranceinduzierenden Rhythmen. Die Siedler und das Militär wussten nicht, was sie daraus machen sollten, sie fühlten sich bedroht. Die Kavallerie schritt ein; dabei kam es u. a. auch zum Massaker von Wounded Knee (Dezember, 1890).

Ackerbaufläche verringerte sich, Missernten und Hungersnöte folgten; die Immunsituation der Menschen verschlechterte sich, es kam zu Seuchenzügen. Wegen der feuchten, kalten Sommer wurde das Getreide von Pilz und Rost befallen, der Roggen vom Mutterkornpilz. Die Bauern buken trotzdem ihr Brot aus dem befallenen Roggen; aufgrund der kapillarverengenden Wirkung des Pilzes wurden die Finger und Zehen nicht mehr richtig durchblutet, sie verfärbten sich braun, faulten und fielen schließlich ab. Mutterkorn enthält, wie der Schweizer Chemiker Albert Hofmann entdeckte, Lysergsäurediethylamid (LSD), was bei den Betroffenen wahrscheinlich Wahnvorstellungen auslöste – es war, als hätte der Teufel die Höllentore aufgesprengt. Man nannte den Zustand Sankt-Antonius-Feuer und rief den heiligen ägyptischen Einsiedler an, denn dieser hatte einem Dämonensturm erfolgreich widerstanden. Die Gemälde von Hieronymus Bosch und Matthias Grünewald geben einen Eindruck von den Schrecken der damaligen Zeit. Auch die Bilder Peter Bruegels von tief vereisten Landschaften in den Niederlanden zeugen von der sogenannten Kleinen Eiszeit.

Wahrlich eine böse Zeit! Der Staat und die Kirche wussten, warum es so war: Das Volk war schuld! Mit seinem sündigen Verhalten hatte es den barmherzigen Gott dermaßen erzürnt, dass er gezwungen war, sie zu bestrafen. Buße war angesagt, Ablass musste gezahlt werden. Geißler schleppten sich damals durch die Städte und schlugen sich mit Ruten und Peitschen bis aufs Blut, um Gott zum Erbarmen zu bewegen. Besondere Schuld aber traf die Hexen, die, den Eingebungen des Teufels folgend, Unwetter brauten, die Ernten verderben und Säuglinge sterben ließen. Die Inquisition machte sich daran, die heimlichen Übeltäter durch Bespitzlung und Denunziation ausfindig zu machen, Geständnisse zu erzwingen und die Täter – es waren vor allem Frauen – dem Feuer anheimgeben. Das Hab und Gut der Delinquenten konnte dann von der Kirche eingezogen werden.

Auch in der Neuen Welt entstanden im vorrückenden, anarchischen Grenzgebiet (*American Frontier*) des 19. Jahrhunderts unter den europäischen Siedlern unzählige Weltuntergangssekten, spirituelle Bewegungen und utopische Gemeinschaften – Second Awakening, Temperance Movement, Shakers, Mormonen, Milleriten, Adventisten, Spiritualisten, Perfektionisten und andere.[136] Auch diese folgen den Mustern typischer Revitalisierungsbewegungen.

Die utopische Vision

Die erste Stufe ist eine Erneuerung des sozialen Konsenses oder des »Kulturlabyrinths« – Wallace spricht diesbezüglich von der »*reorganisation of the cultural mazeways*«. Diese nimmt, wie erwähnt, ihren Anfang mit der Erscheinung eines charismatischen Verkünders einer meist synkretistischen Botschaft, welche die Wiederherstellung des persönlichen wie auch gemeinschaftlichen Heils in Aussicht stellt. Die neue Doktrin wird übersinnlich sanktioniert durch Gott, durch Ahnen, Totengeister, mythische Tiere oder auch Kulturheroen (wie etwa bei der amerikanischen Spiritualistenbewegung, deren Prophet Andrew Jackson Davis von dem Geist Dantes, Emanuel Swedenborgs, Goethe, Jesus, Buddha und Platon besucht wurde); oft sind es Engelwesen, wie bei Mohammed, dem der Erzengel Gabriel erschien, oder bei dem Propheten der Mormonen, Joe Smith, dem sich der Engel Moroni zeigte; beim nationalsozialistischen Führer war es die »Vorsehung«, und heute sind es oft Außerirdische aus fernen Galaxien oder auch, im säkularen Kontext, überzeugende »Wissenschaftler«.

Voraussetzung für den Erfolg der neuen Synthese ist, dass die Botschaft des Visionärs aufgenommen, verbreitet und kommuniziert wird. Der Mechanismus dafür ist nach Wallace eine Massenhysterie (*hysterical social contagion*), welche die Betroffenen »ansteckt« und in einen quasi hysterischen Zustand versetzt. Unter den Bekehrten formieren sich fanatisierte »Aktivisten der ersten Stunde«, die im soziologischen Jargon eines Eric Hoffer[137] auch als »wahrhaft Gläubige« (*true believers*) bezeichnet werden. Wichtig in dieser Phase ist auch die Gerüchteküche, die Flüsterpropaganda, die in Zeiten der Anomie und Orientierungslosigkeit auf fruchtbaren Boden fällt.

Eine Hauptrolle in der Verbreitung der Botschaft spielen die zweitrangigen Führer – Wallace nennt sie *Lieutenants* (Leutnants) –, die Prediger und Propagandisten. (Beispiele: Paulus bei den Urchristen, Abu Bakr im Islam, Trotzki bei den Bolschewiken, Brigham Young bei den Mormonen, Goebbels bei den Nationalsozialisten, der Schamane Tenskwatawa, der dem Shawnee-Kriegshäuptling Tecumseh zur Seite stand,

---

136 Storl, W.-D.: *Shamanism among Americans of European Origin. A Case Study in Diffusion and Convergence*, Dissertation, Universität Bern, 1974

137 Der amerikanische Philosoph Eric Hoffer (1902–1983) gilt als einer der besten Analytiker von (faschistischen) Massenbewegungen. Sein Buch *The True Believer* (1951) ist ein soziopsychologischer Klassiker.

usw.) Heutzutage spielen Presse, Funk und Fernsehen und noch mehr die neuen elektronischen Medien eine wesentliche Rolle bei der Verbreitung der heilsbringenden Doktrin eines charismatischen Führers.

Im Zuge der neuen Botschaft kommt es zu massenhaften hysterischen Erscheinungen. Die Menschen werden – wie Gustave Le Bon[138], Begründer der Massenpsychologie, hervorhebt – mitgerissen und befinden sich in einem emotionalisierten, impulsiven Zustand; sie sind nicht mehr für kühle, sachliche, logische Argumente zugänglich. Sündenböcke, Feinde der Neuordnung und Leugner der Heilsbotschaft werden ausgemacht, geächtet, verfolgt und oft grausam bestraft.

Es kommt zu Massenkundgebungen, Aufmärschen und Demonstrationen. Oft wird marschiert, getrommelt, gesungen oder euphorisch getanzt, wie etwa beim Geistertanz (*ghost dance*) der Prärieindianer oder bei der »Tanzwut« im Mittelalter, wo bis zur Erschöpfung getanzt wurde. Zur Massenhysterie gehören Phänomene wie »Reden in Zungen« (Glossolalie) bei den Erweckungssekten, Besessenheitsanfälle, »Levitationen« (wie bei der Maharishi-Mahesh-Yogi-Sekte) und kollektive Halluzinationen. Einige der Neubekehrten erleiden dramatische psychosomatische Ausfälle, wie etwa Lähmung, Taubheit, abnormale Körperempfindungen (Paräthesie), Blutschwitzen (Stigma) oder wie bei Paulus eine plötzliche Erblindung. Diese Leiden werden dann auf wundersame Weise durch Handlungen der Kultfunktionäre, durch Berührung mit Fetischen oder auch durch übersinnliche Interventionen spontan geheilt. Es geschehen Zeichen und Wunder, die den Wahrheitsgehalt der prophetischen Botschaft angeblich unter Beweis stellen. Kometen und markante astronomische Konstellationen nehmen Bedeutung an. Die Weissagungen des visionären Kultführers gehen, in den Augen der Anhänger, auf wunderbare Weise in Erfüllung.

Einige Beispiele zur Illustration dieser irrationalen oder nach Wallace »halluzinogenen« Phase der Revitalisierung: Bei den Spiritualisten, einer nordamerikanischen Bewegung, deren zentrales Anliegen die Kommunikation mit den Verstorbenen war, kam es zu einer landesweiten Welle von »Geisterklopfen«. Die Toten meldeten sich mit Klopflauten – ähnlich der gerade erfundenen Morse-Telegrafie –, die von Medien gedeutet wurden. Später kamen noch »Materialisationen« hinzu: Geister ließen Blumen, Edelsteine und andere Gegenstände (Apporte) materialisieren.[139] Bei den Mormonen geschah als Zeichen des göttlichen Wohlgefallens mitten in der Wüste Utahs ein »Möwenwunder«: Als eine Heuschreckenplage die Ernte zu vernichten drohte, erschienen wie aus dem Nichts als Antwort auf inbrünstige Gebete diese Seevögel und vertilgten die Heuschrecken. Einst gaben Scientologen bekannt, dass es einem »Clear« oder »Operating Thetan« (einem fortgeschrittenen Anhänger der Lehre des Sektengründers Ron Hubbard, der seine seelischen Blockaden eliminiert hat) möglich sei, ausgefallene Zähne wieder nachwachsen zu lassen.

Die Konsolidierungsphase

Nach den eher bunten, chaotischen, von Wundern und Ekstase geprägten Anfängen einer solchen Bewegung kommt es zur Phase der Konsolidierung. Die Konvertiten werden nun organisiert. Anstelle der spontanen, emotionellen Ergriffenheitserlebnisse tritt die Ritualisierung und Routinisierung. Periodische Feste und organisierte Massenveranstaltungen, *Revivals*, Versammlungen, Kundgebungen, *Chautauquas*[140] und *Festivals* legen die Routine, die »Parteilinie« und die »wahre Lehre« fest. Aktivisten, Funktionäre und ähnliche Rollenträger organisieren das Leben der Gläubigen nach festgelegten Richtlinien. Es wird der Versuch unternommen, die »reine Lehre« im Alltag zu verwirklichen und zugleich Ketzerei zu unterbinden. »Revisionisten« und Abweichler werden bestraft – »die Revolution frisst ihre Kinder«. Oft werden die Anhänger uniformiert – wie etwa durch das Tragen von Malas und orangefarbener Kleidung bei den Anhängern des Bhagwan Sri Rasjneesh.

Alles wird erneuert. Es gibt diätetische Vorschriften – etwa vegetarische Ernährung, Rohkost, Paläodiät usw. – und bestimmte Nahrungsmitteltabus. Eine »neue« Landwirtschaft soll die Nahrungsbedürfnisse besser befriedigen als herkömmliche Anbaumethoden: Beete und Felder werden anders angelegt, etwa spiralförmig, mit einem Liebesnest in der Mitte zwecks Hervorbringen von tantrischer Energie wie bei einigen Permakultur-Enthusiasten in kalifornischen New-Age-Kommunen. Es wird anders gedüngt, etwa mit Terra preta durch verkohlte organische Abfälle, eine Methode, die lediglich in den Amazonaswäldern,

---

138 Der französische Arzt und Kulturwissenschaftler Gustave Le Bon beeinflusste mit seinem Klassiker *Psychologie des foules* von 1895 (dt. *Psychologie der Massen*) die europäische intellektuelle Elite von Sigmund Freud bis hin zu Max Weber.

139 Siehe Storl, W.-D.: *Shamanism among Americans of European Origin*, Universität Bern, Inauguraldissertation, 1974, S. 16f.

140 Eine Chautauqua, ein Begriff aus Zeiten der nordamerikanischen Erweckungsbewegungen (19. Jh.), bezeichnet ein Massentreffen zur weiteren Festigung einer bestimmten Lehre.

wo es keine Humusböden wie in den nördlichen Breitengraden gibt, Sinn ergibt. Auch in den anthroposophischen Kommunen, in der biologisch-dynamischen Landwirtschaft wurde anders gedüngt und zwar mit »feinstofflichen Präparaten«, die den Pflanzen »planetarische Bildekräfte« vermitteln sollen.[141]

Neues Rollenverhalten wird praktiziert, etwa bei den Irokesen, wo der Prophet Handsome Lake die Männer mit in die landwirtschaftliche Produktion einbezog, die vorher ein Bereich weiblicher Tätigkeit gewesen war. Zu weiteren Erneuerungen gehört meist ein neuartiges Schul- und Erziehungssystem für die Kinder, etwa das von fortgeschrittenen Totengeistern inspirierte »Lyceum« bei den Spiritualisten. Eine neue Gesundheitslehre und Medizin, die sich im Gegensatz zu dem herkömmlichen, konventionellen Heilsystem definiert; eine neuartige, aus dem Übersinnlichen gechannelte, das heißt medial empfangene, von Geistwesen offenbarte oder vom Kultführer mit spiritueller Energie (*Mana* oder »Power«) aufgeladene *Materia medica* wird propagiert.

Meistens kommt es in diesem Stadium zur Gründung von Modellkommunen, in denen die »wahre Lehre« praktisch verwirklicht werden soll. Neues sexuelles Rollenverhalten – etwa »freie Liebe« (Spiritualisten), Polygynie (Mormonen), geschlechtliche Abstinenz (Shaker-Sekte), Lesbianismus (Wolf Creek Commune in Südoregon) oder andere Formen des Geschlechtslebens – werden normativ.

Auch die Architektur wird zum Indikator des Aufbruchs in ein neues Zeitalter. Gebäude bekommen eine runde oder oktogonale Form, wie es bei verschiedenen amerikanischen Sekten der Fall war; manchmal werden scharfe Kanten und Ecken abgeschnitten oder abgerundet, wie in der anthroposophischen Bauweise; die Behausungen können auch monoton, klotzig, funktional wie etwa in der sozialfaschistischen Städteplanung des 20. Jahrhunderts gestaltet werden; oder man lebt als »Alternative« in Tipis oder Jurten, in Gemeinschaftshäusern, in geodätischen Kuppelbauten oder was auch immer als normativ definiert wird.

141 Storl, W.-D.: *Der Kosmos im Garten*, Aarau: AT Verlag, 2001, S. 293–312

Anpassung an Widerstand

Der konkrete Versuch, die neue Lehre, die Botschaft des Propheten zu verwirklichen, stößt häufig auf den Widerstand der Vertreter der alten Ordnung und der etablierten Interessen, auf die Reaktionen der nicht konvertierten Teile der Bevölkerung oder gegebenenfalls auf Bestrafungsaktionen der (z. B. kolonialen) Behörden. Eine ganze Skala von negativen Sanktionen ist möglich. Diese reichen von Verspottung, Bußgeldern, Ausweisung, Verfolgung, Hinrichtung, Straflagern bis zum Genozid. Von den Anhängern der neuen Heilslehre werden diese Drangsale als »Prüfungen« der Auserwählten durch Gott oder andere Schicksalsmächte gedeutet.

Die möglichen Antworten der Bewegung auf den auf sie ausgeübten Druck kann verschiedene Formen annehmen:

1. Militanter, bewaffneter Widerstand.
2. Vermeidung des Konflikts durch Ausweichmanöver, etwa durch Auswandern oder sich Abschotten.
3. Rückzug aus den vorgegebenen Dogmen und Praktiken.

Die Mormonen, eine religiöse Gemeinschaft, die Anfang des 19. Jahrhunderts unter den chaotischen Umständen der amerikanischen Siedlerbewegung entstand, geben ein Paradebeispiel der verschiedenen Anpassungsmöglichkeiten gegen Widerstände ab. Die Lehre des Propheten Joseph Smith (1805–1844) wendete sich gegen den Staat, verwarf Banken, Geldwirtschaft und Militärdienst. Tanz, Drogen (Tabak, Schwarztee, Kaffee), Sport und Theater und sexuelle Perversionen, insbesondere die Onanie, wurden verboten. Im Gegensatz zur Monogamie der dominanten Gesellschaft wurde Polygamie beziehungsweise Vielweiberei (Polygynie) propagiert. Die Glaubensbekenntnisse aller Kirchen seien, so Joe Smith, »ein Gräuel in den Augen Gottes«. Es ist kein Wunder, dass die Praktiken und Lehren dieser »Heiligen der Letzten Tage« auf heftigsten Widerstand, auch den der staatlichen Behörden, stießen und dass es bei den Anhängern zu einer immer weiter nach Westen führenden Fluchtbewegung kam. Joe Smith wurde 1844 inhaftiert und von einer das Gefängnis stürmenden Lynchmeute erschossen. Brigham Young (1801–1877), Smiths Nachfolger als »Seher, Prophet und Offenbarer«, führte die militante Sekte in das damals jenseits der territorialen Grenze der Vereinigten Staaten liegende Große Salzseetal in Utah, wo das »Neue Jerusalem« entstehen sollte.

Die Phase der Anpassung an Widerstände ist entscheidend für die Zukunft eines Revitalisierungsprozesses. Sie kann, wie die Madhi-Revolte in Sudan, der indianische Geistertanz oder auch – im großen Format – wie die nationalsozialistische Bewegung oder der »Steinzeitkommunismus« Pol Pots in Kambodscha, durch massive militärische Reaktionen zum Erliegen gebracht werden. Oft nimmt das Ende einer solchen Bewegung dramatische, ja, apokalyptische Dimensionen an. Die Siedlung der Davidianer, die das Reich des israelischen Königs David in Waco, Texas, wiedererrichten wollten und die US-Gesetze ablehnten, wurde 1993 von den Behörden 51 Tage lang belagert, dann mit Panzern gestürmt und endete in einem Flammeninferno, wobei 86 Sektierer umkamen. Die Jamestown-Sekte, eine amerikanische Modellgemeinschaft, die sich in Guayana niedergelassen hatte und einen »apostolischen Sozialismus« predigte, endete im November 1978 mit Massenselbstmord, wobei 909 Mitglieder umkamen, nachdem sie mit Zyankali versetzte Brause (*Kool-Aid*) getrunken hatten.

Institutionalisierung der kulturellen Revitalisierung

Wenn die vorhergehende »heiße« Phase der Revitalisierungsbewegung nicht an inneren Widersprüchen oder äußeren Widerständen zerbricht und ausgeschaltet wird, dann geht sie allmählich in die Routinisierung und Institutionalisierung über. Es kommt zur »Abkühlung«, zur Anpassung, Öffnung und Normalisierung; die Übertreibungen und Ausschweifungen werden abgemildert. Die überzogene Sprache und das ritualisierte Verhalten werden allmählich den ehemals abgelehnten Normen wieder angeglichen.

Als zum Beispiel das Mormonenterritorium nach einigen Scharmützeln unter die Herrschaft der US-Behörden kam, begann der Rückzug von den exponierten Lehren und Praktiken. Eine neue göttliche Offenbarung (1890) verbot die Vielweiberei; eine weitere Offenbarung in den 1960er Jahren, der Zeit der Bürgerrechtsbewegung, erlaubte es Schwarzen, die bisher als minderwertig galten, der »Kirche der Heiligen der Letzten Tage« beizutreten.[142] Die Mormonen sind inzwischen ein ökonomischer Interessensverband und eine Glaubensgemeinschaft unter vielen in den Vereinigten Staaten geworden.

Die Anhänger des baptistischen Predigers William Miller (1782–1849), die einst, am 22. Oktober 1844, in Erwartung der Wiederkunft Christi, weiß gekleidet und Lichter tragend, die Hügel erstiegen, mauserten sich schließlich zu einer ganz normalen protestantischen Freikirche.

Auch die Spiritualisten, unter denen ich ein Jahr lang als ethnologischer Feldforscher gearbeitet hatte, gaben ihre kommunalistischen Gemeinschaften auf und leben inzwischen wie andere Bürger.[143] Besitz wurde wieder privatisiert, die »freie Liebe« wich puritanischen Moralvorstellungen, Geistheilung wurde größtenteils zugunsten der konventionellen Medizin aufgegeben, die Geisterbeschwörungen finden nun als Teil eines quasi christlichen Gottesdienstes lediglich sonntags statt, und das »Lyceum«, das ambitionierte alternative Schulsystem, degenerierte zur einfachen Sonntagsschule für Kinder.

Auch die in größeren Dimensionen stattfindende kommunistisch-sowjetische gesellschaftliche Erneuerung, die Russland oder China erschütterte, hat sich wieder vollkommen in Richtung eines Gleichgewichtszustandes (*steady state*) entwickelt. Schon mit Nikita Chruschtschow erfuhr das bolschewistische Experiment eine Milderung, bis dann Mikael Gorbatschow diesem ein Ende bereitete. Im Reich der Mitte herrscht offiziell noch die kommunistische Partei mit der Doktrin der marxistisch-maoistischen Erneuerung der Gesellschaft und dem Ziel der Erschaffung eines neuen »sozialistischen Menschentypus«, aber die gegenwärtige Situation ist weit von den revolutionären Anfängen und den Exzessen und Ausschreitungen der maoistischen Kulturrevolution entfernt.

Zwei visionäre Mädchen

Ein tragisches Beispiel einer fehlgeschlagenen Revitalisierungsbewegung ereignete sich beim Volk der Xhosa in Südafrika. Zwischen 1779 und 1879 gab es immer wieder Konflikte mit fremden Eindringlingen. Zuerst kamen die mit Pferden und Schusswaffen ausgerüsteten *Voortrekker* (Buren); es folgten mehrere Kriege gegen die Briten und auch gegen die aus dem Norden ins Stammesland eindringenden schlagkräftigen Armeen der Zulus unter Führung Shakas, dem »Napoleon Afrikas«. Neun

---

142 Schwarze galten den Mormonen als Nachkommen des Noah-Sohnes Ham, dessen Söhne »zum Dienen bestimmt waren« (1. Mose 9, 24–25), was ehemals als Rechtfertigung für die Sklaverei ausgelegt wurde.

143 Storl, W.-D.: *Mein amerikanischer Kulturschock*, München: Kailash, 2017, S. 262–308; siehe auch Storl, W.-D.: *Shamanism among Americans of European Origin*, Universität Bern: Inauguraldissertation, 1974

verheerende, verlustreiche Auseinandersetzungen (»Kaffernkriege«) waren es insgesamt. Hinzu kam der kulturelle Druck durch die christlichen Missionare.

Wegen der ständigen Konflikte konnten sich die Xhosa nicht, wie es erforderlich war, um die Landwirtschaft kümmern. In der Mitte des 19. Jahrhunderts hatten sie sich zwar mit modernen Feuerwaffen aufrüsten können, aber Dürre, Viehseuchen und Rinderdiebstahl und dazu die Taktik der »verbrannten Erde« verschlechterten das Los des Stammes. Sie glaubten, vor allem Hexerei (*Mbuti*) sei für die Seuchen und das Elend verantwortlich. Immer wieder traten Medizinmänner hervor, die vorgaben, mit ihrer Zaubermacht feindliche Kugeln in Wasser verwandeln oder die Krieger unverwundbar machen zu können.

In dieser schwierigen Zeit ging einmal ein fünfzehnjähriges Mädchen namens Nongqawuse (1841–1898) Wasser holen. Als sie ihren Krug füllte, schaute sie ins Wasser des Gxara-Flusses, wo sie die Gesichter der Ahnen erblickte und ihre Stimmen hörte. Diese Geister verkündeten, alles würde wieder gut werden; die Toten würden wieder auferstehen, alle würden jung und schön sein; gesunde Rinder und fruchtbare Felder würden sich materialisieren. Krieger würden aus dem Schilf hervortreten und die Feinde ins Meer treiben. Aber es brauche ein Opfer seitens der Xhosa; sie sollten alle ihre verhexten Rinder schlachten und ihre ebenfalls verhexten Getreidevorräte vernichten. Dann würde das Wunder geschehen, und zwar in den Morgenstunden des 17. Februar 1857. Die Stammesältesten, Häuptlinge und Medizinmänner traten zusammen, um zu beraten und zu prüfen, ob die Vision des Mädchens echt war oder ob es sich lediglich um eine trügerische Vorstellung handle.

Der britische Gouverneur der Kapkolonie, Sir George Cathcart (1794–1854), der einen blutigen Feldzug gegen die Xhosa geführt hatte, war gerade im Krimkrieg gefallen – das hatten andere Seher kurz vorher richtig vorhergesagt. Also schien die Ahnenwelt in Bewegung zu sein. Die Stammesführer entschieden, dass die Vision des Mädchens echt sei; sie verordneten die Schlachtung des Viehs und die Vernichtung der Ernten. Die Mehrzahl der Xhosa befolgten den Befehl. Aber am verhießenen Stichtag geschah nichts. Weder die Ahnen noch gesunde Rinder erschienen. Wie konnte das sein, fragte man sich, und hatte die Antwort schnell parat. Es war wegen den zehn Prozent der Bauern, die die Wahrheit der Vision leugneten und sich geweigert hatten, ihr Vieh zu schlachten und ihre Hirse und ihr Sorghum zu vernichten. Ihr

Unglaube hätte die Ahnen verärgert. Die Leugner wurden hart verfolgt, einige sogar getötet.

Insgesamt wurden bis zu 400 000 Rinder geschlachtet; rund 70 000 Xhosa verhungerten oder wanderten ab in die Kapkolonie. Das schwächte das »Volk der roten Decken« nachhaltig. Inzwischen haben sich die Xhosa erholt. Nelson Mandela, »der Vater der Regenbogennation Südafrika«, und Bischof Desmond Tutu, der Kämpfer gegen Apartheid, gehören diesem Volksstamm an.

Zwischen Nongquawuse und Greta Thunberg gibt es Parallelen. In Gestalt der kleinen, 2003 geborenen schwedischen Klimaaktivistin erschien ein fünfzehnjähriges Mädchen, das quasi visionär voraussagt, dass die Welt »in zwölf Jahren« enden wird, wenn wir nicht sofort etwas gegen die Klimakrise unternehmen. »Ich will, dass ihr in Panik geratet, dass ihr die Angst spürt, die ich jeden Tag spüre«, verkündete sie, »wir haben keine Zeit.« Um die Welt zu retten, verlangt sie die sofortige Abschaffung der auf fossilen Brennstoffen basierenden Wirtschaftsweise. Kraftwagen und Flugzeuge sollen verboten, die Nahrung auf vegan umgestellt werden, denn Kühe und Schafe furzen und rülpsen das Klimagas Methan. Klimagasemissionen stellten die größte Krise seit dem Bestehen der Menschheit dar, und da die Politik versagt habe, liege es nun an den Kindern, ihre eigene Zukunft in die Hand zu nehmen.

Dass wir sparsamer und vorsichtiger mit unseren Rohstoffen und Ressourcen umgehen müssen, steht außer Zweifel. Die sofortige Abkehr von Verbrennungsmotoren würde jedoch einen Sturzflug des Lebensstandards und für Millionen von Menschen die Gefährdung ihrer Arbeitsplätze bedeuten, und dies zu extrem hohen Kosten. Die vorgeschlagene Dekarbonisierung (von engl. *carbon*, »Kohlenstoff«) und Entindustrialisierung unserer Gesellschaft ist vergleichbar mit dem Abschlachten der Rinder und der Vernichtung der Feldfrüchte bei den Xhosa. Auch hier sind es die Ältesten, die Führer der Gesellschaft, die Politiker, die Leiter der Kirchen und Gewerkschaften, die dem Rat der jungen autistischen Frau – die eigentlich aussieht wie ein zwölfjähriges Mädchen – folgen.

»Schulstreik fürs Klima« stand auf dem Schild zu lesen, mit dem der Teenager schuleschwänzend im Jahr 2018 vor dem schwedischen Reichstag saß. Inzwischen, seit März 2019 demonstrieren 1,4 Millionen Schüler in der westlichen Welt freitags für das Klima. Greta sprach vor sechzig Staatschefs auf dem UN-Klimagipfel, kam auf die Liste der hundert einflussreichsten Persönlichkeiten und wurde in Schweden zur wichtigsten Frau des Jahres gekürt; sie wurde von Christine Laguarde, Chefin des Internationalen Währungsfonds (IWF), von Jean Claude Junker, Papst Franziskus, Emanuel Macron und António Guterres, dem Generalsekretär der UNO, empfangen; sie wurde von Hillary Clinton und Angela Merkel in höchsten Tönen gepriesen, von Exponenten der Unterhaltungsindustrie wie Jane Fonda, Leonardo DiCaprio, Arnold Schwarzenegger – er schenkte ihr ein Tesla-3-Elektroauto –, dem Sänger Bono und anderen »Kämpfern gegen das Establishment« hofiert. Sie bekam den Alternativen Nobelpreis und erhielt den Ehrendoktortitel der Universität Mons (Belgien) – und das allein für das Jahr 2019. Der evangelische Bischof von Berlin, Heiner Koch, vergleicht ihr Erscheinen mit dem Einzug Jesu in Jerusalem und sagt: »Ich möchte jedoch daran erinnern, dass unsere Gesellschaft und auch unsere Kirche von Zeit zu Zeit echte Propheten braucht.«

Inzwischen geht die Verklärung weiter. Viele ihrer jungen Anhänger halten Greta für eine Zeitreisende: Sie soll auf einem Foto, das 1898 gemacht wurde, erschienen sein. Andere meinen, sie komme aus der Zukunft zu uns, um die Erde zu retten. Ihre Mutter behauptet, Greta würde das eigentlich unsichtbare und geruchlose Killergas CO_2 mit bloßen Augen sehen können, sehen, wie es aus den Schornsteinen fließe und die Atmosphäre vermülle.

Vielleicht hat Greta auch etwas Schamanisches an sich, wie es bei Nongquawuse der Fall war. Das Xhosa-Mädchen galt als eine *Sangoma*, eine von Ahnengeistern besessene, »schamanische« Wahrsagerin. Als junges Mädchen litt Greta an Zwangsstörungen, Depression und Essstörungen. Eine schamanische Initiationskrankheit?

Kinder an die Macht

Kinder sind von Natur aus leichter zu indoktrinieren, zu begeistern und zu manipulieren. Sie differenzieren nicht, sie teilen die Welt in Gut und Böse ein. Schon deswegen spielen Jugendorganisationen – etwa die Komsomol-Jugend in der Sowjetunion, die Rote Garde bei Mao, die Hitlerjugend bei den Nationalsozialisten, die FDJ in der DDR und ähnliche Schüler- und Studentenorganisationen – in totalitären Systemen eine wichtige Rolle bei der Durchsetzung eines ideologischen Programms. Auch die Kindersoldaten in Afrika und Asien ließen sich effektiv einsetzen.

Junge visionäre Führer gab es immer wieder. Auch in unserem Kulturkreis. Wie etwa im 13. Jahrhundert, nachdem die Kreuzzüge, die das Ziel hatten, die Heilige Stadt Jerusalem und das Grab Jesu von den sarazenischen Besatzern wieder zurückzuerobern, fehlschlugen. Einem zwölfjährigen Hirtenknaben, Étienne de Cloyes, war Jesus erschienen und sagte zu ihm, wo die Älteren versagt hätten, da würden unschuldige, unbewaffnete Kinder Erfolg haben. Zur selben Zeit erschien der zehnjährige Nikolaus in Köln und predigte, dass ein Kreuzzug der Kinder das Heilige Land befreien könnte. Ein Wunder würde geschehen; wie bei Moses beim Auszug aus Ägypten würde sich das Meer teilen und die Kinderschar trockenen Fußes das Mittelmeer durchschreiten. Aber es kam anders. Der Kinderkreuzzug wurde zum absoluten Desaster. Einige der jungen Kreuzzügler erfroren oder verhungerten schon bei der Überquerung der Alpen; viele von denjenigen, die es weiter schafften, wurden als Knechte und Mägde verdingt und die Mädchen vergewaltigt. Als ein kümmerlicher Rest das Meer erreichte, öffnete sich kein Weg, und kein Gott erbarmte sich ihrer. Einige der Kinder wurden von ruchlosen Seeleuten auf Schiffe gelockt und als Sklaven an die Sarazenen verkauft.

Ende des 15. Jahrhunderts erfasste ein »Fegefeuer der Eitelkeit« die reiche Renaissance-Stadt Florenz. Es war eine kulturelle Säuberungsaktion, ausgelöst durch Girolamo Savonarola (1452–1498), einem Medizinstudenten, der mit dreiundzwanzig Jahren ein Erweckungserlebnis hatte und darauf Mönch und Bußprediger wurde. Wenn die Bürger nicht ihren dekadenten Lebensstil änderten, predigte er, dann würde Gott sie strafen. Am 7. Februar 1497 zwang er die verängstigten Bürger, allen Luxus – teure Kleider, Gemälde, Möbel, Bücher, Musikinstrumente, Spielkarten, Schmuck und Kosmetika – auf einem lodernden Scheiterhaufen mitten auf der Piazza della Signoria zu verbrennen. Eine fanatisierte Kinderpolizei oder Kinderarmee (die *Fanciulli*) half ihm dabei, ähnlich wie die Rote Garde Maos, die Einwohner zu terrorisieren. Die Jugendlichen waren teilweise uniformiert, trugen kleine rote Kreuze und weiße Blusen als Zeichen ihrer Reinheit. Sie zwangen »unsittlich gekleidete« Frauen, ihre Kleider abzulegen, brandmarkten Homosexuelle und bedrohten sie mit dem Tod, falls sie nicht von der Unzucht abließen, und drangen in Wohnungen ein, um diese nach unerlaubten Luxusgegenständen zu durchsuchen. Der geniale Maler Botticelli, dessen bekanntestes Werk die »Geburt der Venus« ist, wurde genötigt, etliche seiner lebensfrohen Bilder in die Flammen zu werfen. Als ein Jahr später die Pest Florenz erreichte, endete der Spuk. Niemand glaubte mehr dem Bußprediger. Savonarola wurde gelyncht und selber auf dem Scheiterhaufen verbrannt.

Auch der Gründer der »Heiligen der Letzten Tage«, Joe Smith, war fünfzehnjährig, als ihm im Wald der Engel Moroni erschien und ihn die auf goldene Tafeln geschriebene neuste Offenbarung Gottes sehen ließ. Der Junge war ein Analphabet, aber der Engel gab ihm zwei Zauberkristalle, mit denen er dieses »Dritte Testament« (das *Buch Mormon*) lesen und dann, hinter einem Vorhang sitzend, diktieren konnte.

Kinder, leicht begeisterungsfähig, können als Rammböcke zur Durchsetzung besonderer Interessen missbraucht werden. Könnte das auch mit den »Fridays for Future«- oder »Extinction Rebellion«-Demonstrationen der Fall sein? Stecken da etwa organisierte, aufwendig finanzierte PR-Kampagnen dahinter, oder sind es tatsächlich spontane Graswurzelbewegungen, hervorgegangen aus der Angst um die Zukunft des Planeten? Es gibt einige Klimaleugner und »Verschwörungstheoretiker« wie etwa den Astrophysiker und Meteorologen Piers Corbyn, den älteren Bruder des Vorsitzenden der britischen Labour-Partei Jeremy Corbyn, die ihre Zweifel an der Spontaneität der Klimabewegung haben. Piers Corbyn ist klassischer Marxist. Er fragt sich, wem es nützt, wenn die gesellschaftliche, politische und ökonomische Machtelite das Klimathema zur Priorität erklärt, obwohl es im Grunde genommen keinen Anlass zur Panik gibt. Die Krise ist seiner Ansicht nach vor allem eine ökonomische: Erstens, die Absatzmärkte sind gesättigt, die Wirtschaft muss angekurbelt werden. Einst war Krieg das beste Mittel, Bedarf anzukurbeln und die Wirtschaft in Schwung zu bringen, aber mit dem destruktiven Potenzial der heutigen Waffen ist das keine so gute Option. Mithilfe einer weltweit geschürten Klimapanik kann man jedoch ganze Industrien umrüsten und neue Märkte – etwa für Wind- und Solarenergie, E-Mobilität, Wärmedämmung usw. – erschließen. Zweitens, der Abbau der auf fossiler Energie beruhenden westlichen Industrie – Stichwort: Dekarbonisierung – erlaubt es den transnationalen Weltkonzernen, die Produktion in die Niedriglohnländer, wo auch Kranken- und Rentenversicherung wegfällt, zu verlagern und dadurch die Profite zu erhöhen. Als Beispiel weist Corbyn auf die einst boomende britische Stahlindustrie hin, die nun nach Indien verlagert ist und dort viel billiger produziert.[144]

Ich bin kein Wirtschaftswissenschaftler und kann Argumente, wie sie Piers Corbyn und andere propagieren, nicht beurteilen. Als Teil des demokratischen Diskurses sollte man sie dennoch genauer in Betracht ziehen.

144 Ähnlich argumentiert Sahra Wagenknecht von der Linken Partei (*Focus* Online, Nr. 29, 2019): »Und der klimaschädliche Ausstoß einer Durchschnittsfamilie, die sich einmal im Jahr eine Flugreise leistet und öfter Fleisch isst, steht in keinem Verhältnis zum klimazerstörenden Effekt der Globalisierung, in deren Rahmen Konzerne ihre Produkte teilweise mehrfach über riesige Distanzen verschiffen, um immer dort zu produzieren, wo die Löhne am niedrigsten und die Standards am schlechtesten sind.«

NACHWORT

POURQUOI FAIRE?

Man fragt mich gelegentlich, warum ich überhaupt Bücher schreibe, warum ich mich mit Pflanzen beschäftige, warum ich gärtnere oder der Heilkunde der Naturvölker und unserer steinzeitlichen Vorfahren nachgehe? Nun, die Antwort ist einfach: Weil es mich interessiert! »Interesse« bedeutet ja wortwörtlich »mitten drin« (lat. *inter*) im »Wesentlichen« sein (lat. *esse*). Alles andere wäre Langeweile, Qual, Stumpfsinn. Unser wahres Interesse ist die Weisung der göttlichen Stimme in uns, die Stimme des *Dharma*, der geistigen Führung, die uns durch das Leben lotst. Dem persönlichen Dharma folgen, heißt, dem zu folgen, was interessant ist – das ist übrigens etwas anderes als einer ablenkenden und irreführenden Faszination auf den Leim zu gehen.

Jeder Mensch hat sein individuelles Dharma, seine aus altem Karma – aus ehemaligen Taten, Worten, Gedanken, Wünschen, Versprechen – hervorgehenden Verpflichtungen, seien sie nun aus diesem Leben oder, wahrscheinlicher, aus früheren Existenzen. Daraus ergibt sich die Lebensaufgabe des Individuums. Auf den Weg in die Verkörperung schenken uns Götter die dafür notwendigen Begabungen – heute würde man eher von »genetischen Veranlagungen« und sozialer Prägung sprechen. Jeder sollte dem eigenen Dharma folgen. Wenn er das tut, gedeihen die Dinge, dann bringt auch harte Arbeit Segen.

Also folge ich meinen Interessen und merke, dass damit mein Leben Sinn hat und Freude macht. Und so bin ich im Reinen mit mir und dem Sein, verdiene meinen Lebensunterhalt, bekomme als Zugabe aus unserem Selbstversorgergarten frisches, gutes Gemüse zu essen, erfahre vieles über die Heilkräfte der Natur und darf es in meinen Schriften mit anderen teilen.

Das Schreiben selbst ist wie eine Meditation für mich, es lässt meinen Geist reisen, und ich freue mich, wenn ich dabei gelegentlich auch andere mitnehmen und begeistern kann.

WOLF-DIETER STORL

Mag. Dr. phil., Kulturanthropologe und Ethnobotaniker. Lehrte als Dozent an verschiedenen Universitäten. Ehrenmitglied der Ethnomedizinischen Gesellschaft AGEM und Dozent bei ETHNOMED, Institut für Ethnomedizin, München. Studienreisen, ethnografische und ethnobotanische Feldforschung. Er hat zahlreiche Bücher publiziert, von denen viele zu erfolgreichen Longsellern wurden. Er lebt auf einem Einödhof im Allgäu.

www.storl.de

Wolf-Dieter Storl im AT Verlag

Ur-Medizin*
Die wahren Ursprünge unserer Volksheilkunde

Wolfsmedizin*
Eine Reise zu den Pflanzenheilkundigen in der Mongolei und Sibirien

Das Herz und seine heilenden Pflanzen*

Wandernde Pflanzen
Neophyten, die stillen Eroberer
Ethnobotanik, Heilkunde und Anwendungen

Borreliose natürlich heilen*
Ethnomedizinisches Wissen, ganzheitliche Behandlung und praktische Anwendungen

Der Kosmos im Garten*
Gartenbau nach biologischen Naturgeheimnissen als Weg zur besseren Ernte

Bekannte und vergessene Gemüse*
Botanik, Geschichte, Heilkunde und Anwendungen

Heilkräuter und Zauberpflanzen zwischen Haustür und Gartentor*

Pflanzen der Kelten*
Heilkunde, Pflanzenzauber, Baumkalender

Pflanzendevas*
Die geistig-seelischen Dimensionen der Pflanzen
Mit praktischen Anleitungen zu Pflanzenmeditationen

Naturrituale*
Mit schamanischen Ritualen zu den eigenen Wurzeln finden

Erkenne dich selbst in der Natur*
Gespräche unter dem Regenbogen

Der Bär*
Krafttier der Schamanen und Heiler

In Zusammenarbeit mit Claudia Müller-Ebeling und Christian Rätsch
Hexenmedizin*
Die Wiederentdeckung einer verbotenen Heilkunst – schamanische Traditionen in Europa

* Auch als E-Book erhältlich.

AT Verlag
Bahnhofstraße 41
CH-5000 Aarau
Telefon +41 (0)58 200 44 00
Fax +41 (0)58 200 44 01
info@at-verlag.ch
www.at-verlag.ch

STICHWORTVERZEICHNIS

4. Auflage, 2021

AT Verlag AG, Aarau und München
Fotos: Lisa Storl, storlmedia.de
Grafische Gestaltung und Satz: AT Verlag, Aarau
Druck und Bindearbeiten: Printer Trento, Trento
Printed in Italy

ISBN 978-3-03902-066-9

Dieses Buch ist auch als E-Book erhältlich.

www.at-verlag.ch

Der AT Verlag wird vom Bundesamt für Kultur
für die Jahre 2021–2024 unterstützt.